一流本科专业建设系列教材·药学专业

药理学实验与学习指导

主　审　沈报春

主　编　周轶平　彭　芳　曾广智

副主编　卿　晨　沈　磊　陶　剑

编　委　（按姓氏笔画排序）

U0199938

王　莹（大理大学）　　　　　　纳　鑫（昆明医科大学）

方春生（大理大学）　　　　　　罗　敏（昆明医科大学）

刘全义（大理大学）　　　　　　周轶平（昆明医科大学）

祁艳艳（云南民族大学）　　　　郑昌博（昆明医科大学）

苏　佳（云南中医药大学）　　　卿　晨（昆明医科大学）

李春艳（大理大学）　　　　　　郭美仙（大理大学）

杨仁华（昆明医科大学）　　　　陶　剑（昆明学院）

何　方（昆明学院）　　　　　　彭　芳（大理大学）

何　波（昆明医科大学）　　　　蒋云涛（云南民族大学）

沈　磊（大理大学）　　　　　　曾广智（云南民族大学）

张雪梅（昆明学院）　　　　　　赖　泳（大理大学）

陈亚娟（昆明医科大学）　　　　熊　勇（云南民族大学）

科学出版社

北　京

内 容 简 介

本书介绍了药理学实验基本知识和实验动物操作基本技能；安排了涉及理论课各章节中需要掌握的重要理论和重要药物的验证性与综合性实验，以及锻炼学生的综合实验能力的设计性实验，可供深入教学或实验技能比赛使用；结合临床病例，编写了常见病的临床用药情景指导，引导学生学以致用，理论联系临床，使其逐步具备指导临床用药的能力。本书还设计了药理学学习指导，配合《药理学》（全国高等学校药学专业第八版规划教材），提供了各章节的自测选择题、简答题和论述题，并附答案及答案解析，帮助学生检验学习效果，掌握学习重点和难点。在附录部分介绍了药理学实验常用的生理机能实验系统、全自动生化分析仪系统及热板仪的使用方法，还附有药理学实验中常用的溶液配制和剂量折算等表格，方便学生查阅。

本书适合于药学、临床医学等医药学相关专业的本科学生使用。

图书在版编目（CIP）数据

药理学实验与学习指导 / 周轶平，彭芳，曾广智主编. —北京：科学出版社，2021.8
一流本科专业建设系列教材·药学专业
ISBN 978-7-03-068674-9

Ⅰ. ①药… Ⅱ. ①周… ②彭… ③曾… Ⅲ. ①药理学—实验—高等学校—教材 Ⅳ. ①R96-33

中国版本图书馆 CIP 数据核字（2021）第 072326 号

责任编辑：李 植 / 责任校对：宁辉彩
责任印制：李 彤 / 封面设计：陈 敬

科学出版社 出版
北京东黄城根北街 16 号
邮政编码：100717
http://www.sciencep.com
北京凌奇印刷有限责任公司 印刷
科学出版社发行 各地新华书店经销
*
2021 年 8 月第 一 版 开本：787×1092 1/16
2022 年 1 月第二次印刷 印张：15
字数：441 000
定价：59.80 元
（如有印装质量问题，我社负责调换）

前　言

药理学是研究药物与机体之间相互作用规律的一门实验性学科，是连接医学与药学、基础医学与临床医学之间的桥梁学科。同时，也是药学各专业学生及医学生的一门专业核心课程。

药理学的理论来自实验，药理学的研究方法离不开实验。药理学实验是药理学教学内容的重要组成部分，既可以对药理学理论进行验证，促进理论和实践相结合，加深学生对理论知识的理解，也有助于培养学生的动手能力和严谨的思维方法，为未来的工作和科学研究奠定基础。随着教学改革的深入，人们对实验教学的重视程度及要求不断提高，一本与理论教材相适应，符合教学大纲要求的实验教材是提高实验教学质量的保证。同时，药理学涉及的药物多、作用机制复杂，学生学习有一定难度，一本和教学内容配套的学习指导可以提高学生的学习效率。

为了适应药理学教学改革的要求，不断提高教学质量，云南省五所开设医药学专业的高等院校药理学教学、科研一线教师，依据多年的教学经验，联合编写了本书。本书由两部分内容组成，第一部分为药理学实验指导，介绍了药理学实验基本知识和实验动物操作基本技能，结合教学进程，选择经典、实用的实验内容，编写了33个验证性和综合性实验，3个设计性实验。既有整体动物实验，又有离体器官和细胞实验；既有定性实验，又有定量实验。同时，结合临床病例，编写了上呼吸道感染等临床常见病的用药情景指导。在巩固和加深基本理论的同时，使学生初步掌握药理学实验的基本方法，具备对药物作用进行观察、比较、分析、综合，以及指导临床用药的能力。第二部分为药理学学习指导，配合《药理学》国家级规划教材，提供了各章节的自测选择题、简答题和论述题，并附答案及答案解析，帮助学生检验学习效果，掌握学习重点和难点。本书适合于药学、临床医学等医药学相关专业的本科学生使用。

本书的编写出版得到了各参编单位领导和教师的大力支持，获得了国家级一流本科专业建设点（药学）项目的资助，同时参考了已出版的有关药理学理论、实验和辅导教材，在此一并致以衷心的感谢！由于编者水平有限，内容难免有不妥之处，恳请广大教师、学生和读者予以批评指正，我们将在使用过程中不断总结、修正和完善。

编　者

2020年4月

目　录

第一部分　药理学实验指导

第一部分　药理学实验指导

第一章　药理学实验基本知识

一、药理学实验的基本目的

药理学实验的目的在于通过循序渐进的常规实验，验证药理学中的重要基本理论，使学生更牢固地掌握药理学理论知识，并掌握实验基本方法；通过综合实验了解较为先进的科研方法和技能，同时培养学生综合分析问题的能力；通过设计性实验，培养学生发现问题、思考问题、解决问题的科学思维及创新能力。药理学实验还培养学生对科学工作严肃的态度、严格的要求、严密的工作方法和实事求是的作风，使学生初步具备对事物观察、比较、综合和解决实际问题的能力。

二、药理学实验的要求

（一）实验前

1. 仔细阅读实验目的、实验步骤、实验基本要求和注意事项。
2. 充分掌握和理解理论知识，结合实验内容，清楚实验基本原理，避免出现差错和意外事故，预测实验中可能出现的情况和发生的问题并制订解决方案。

（二）实验时

1. 为营造良好的学习环境，不得大声喧哗，必须保持实验室安静整洁，实验器材的放置力求稳当、整齐、有条不紊。
2. 以严肃认真的态度按照实验步骤循序操作，准确计算给药量，节约药品，不得进行与实验无关的活动。要注意保护实验动物和标本，要爱护和尊重实验动物，避免与实验内容无关的活动。
3. 实验要认真，有条不紊，分工协作，发挥团队协作精神。仔细、耐心地观察实验中动物出现的各种反应，实事求是地记录现象和结果，并联系课堂讲授内容进行思考。
4. 实验时应独立操作或在教师指导下独立操作，强化训练实验操作基本方法和技能，克服依赖性高、动手能力差等困难。在实验过程中遇到疑难之处，先自己设法解决，如一时无法解决，应向指导教师说明情况，请求指导教师协助解决。对于贵重仪器，在未熟悉其性能之前，不可轻易调试。
5. 实验室内保持安静、整洁。用药后须用原瓶塞塞好，公用药品和器材不可随意挪动。

（三）实验后

1. 将实验用器材清洗擦干，清点整理后放到指定位置。如有损坏、缺少，应及时报告教师，临时借用的器械或物品，实验完成后，清点完毕交负责教师。
2. 存活的动物送回动物房，处死的动物及其他废物丢入指定处所，做好实验室的清洁卫生工作。
3. 认真整理实验记录，经过分析思考，撰写实验报告，按时交给指导教师评阅。

三、药理学实验结果的记录与报告

（一）实验记录

1. 实验记录是撰写实验报告的原始资料，应写在专用的实验记录本上。记录应做到条理分明、文字简练、字迹清楚，不得随意涂改、擦抹。实验课应养成认真写好实验记录的良好习惯。

2. 实验课前应认真预习，将实验名称、原理、实验方法和实验步骤等简明扼要地写在记录本上。

3. 实验过程中要仔细观察实验现象并做详细记录，记录应真实、及时、准确、完整。记录内容包括实验时间，试剂名称、规格和用量，实验方法和具体实验条件（温度、湿度、仪器名称型号等），操作关键步骤及注意事项，实验现象（正常的和异常的），数据和结果等。

4. 可根据实验内容和要求，在预习时事先设计好记录表格或流程图，实验中边观察边填写，应做到条理分明、整洁清楚，便于整理总结。写实验记录时要有严肃认真的态度，不能用任何方式改变或曲解原始结果，不论是预期结果还是非预期结果，均应实事求是地记录。

5. 实验中如发生错误或对实验结果存有怀疑，应如实记录，必要时应重做，不应将不可靠的结果当作正确结果。

（二）实验报告

书写实验报告是实验研究工作的基本功之一，有助于提高综合分析及逻辑思维能力，也可为撰写研究论文打下基础。实验结束后应根据实验结果和实验记录，及时认真撰写实验报告。完整的实验报告至少应包括以下部分：

1. 实验（编号）及实验题目 题目中应包含实验药物、实验动物和实验主要内容，做到简洁、明确、有概括性，字数不宜太多，如"戊巴比妥钠对小鼠催眠作用的半数有效量（ED_{50}）测定"。

2. 实验目的和要求 说明实验的目的、要求及意义所在。

3. 实验原理 简明扼要地叙述实验的原理。

4. 实验材料 包括以下四个方面。

（1）实验动物：列出实验所用实验动物的种类、品系、来源、体重、数量。

（2）实验试剂：列出实验所用试剂或药品的名称、货号、来源、浓度、剂量。

（3）实验耗材：列出实验所用耗材的名称、规格、来源。

（4）实验设备：列出实验所用设备的名称、型号、出厂日期、生产厂家等信息。

5. 实验方法及步骤 实验方法叙述要详细，步骤要清晰，对于一些实验中的关键操作，应注明操作条件和参数，便于他人参考和重复实验。

6. 实验结果 药理实验的结果可分为数据资料和图形资料，前者包括计量资料（如血压值、心率、生化数据等）和计数资料（如阳性反应数或阴性反应数，死亡数或存活数等）。对数据资料应以正确的单位和数值作定量的表示，必要时进行统计学处理，以保证结论有较大的可靠性。为便于分析比较，宜将实验数据根据每个实验的要求整理、归纳、计算、分析对比后用合适的图表形式进行展示（如标准曲线图、实验结果图/表等）。图表要有标题及适当的图注和说明。图形资料包括记录曲线、心电图、脑电图、照片等，整理时要做好标记，内容包括图形标题、时间、地点、室温、动物或标本、给药记号、药量及途径、主要仪器的工作条件等。对较长的曲线可适当裁剪粘贴，但不可漏掉有意义的曲线部分（包括预期及非预期的结果）。

7. 讨论 针对实验观测到的现象与结果，结合理论知识进行分析。一般先描述实验现象，对现象提出自己的看法和推论，然后参照文献资料对出现该现象的机制进行分析。讨论实验结果是否符合理论预期，若不符合预期，应分析其可能的原因。

8. 结论 针对实验中的现象和结果进行分析推理，得出实验结论。

（蒋云涛　曾广智）

四、药理学实验设计的基本原则

药理学是一门实验性学科,通过实验研究来认识药物作用的特点和规律,为研发新药和药物评价提供理论依据。因此,实验设计尤为关键,实验设计是针对实验全过程进行周密安排,制订研究的具体实施方案。好的实验设计能最大限度地减少实验误差,是获得精准可靠实验结论的保证。反之,如果实验设计存在缺陷,就可能造成不必要的浪费,甚至削弱研究结果的价值。实验设计需要兼顾专业设计和统计规划。专业设计需要从专业理论角度来选定具体的科研课题,提出假说,围绕假说制订技术路线和实验方案。专业设计的正确与否是科研成败的关键。专业设计要求把握实验设计的三要素,即处理因素、实验对象及实验效应。进行统计规划时,实验设计应符合对照、随机、重复的实验设计三大原则。下面将对实验设计要素和原则进行介绍。

(一)实验设计要素

1. 处理因素 根据研究的目的,人为施加给实验对象的因素称为处理因素或实验因素。处理因素可以是物理因素,如电刺激、温度、射线、手术等;可以是化学因素,如药物、毒物、缺氧等;也可以是生物因素,如细菌、病毒、真菌等。处理实验对象的目的有两个,一是复制人类疾病的动物模型,观察其发病机制;二是进行实验治疗,观察药物或其他治疗手段的疗效。对处理因素的把握,需要从以下几个方面来考虑。

(1)主要处理因素的确定:处理因素可以为单因素或者多因素。单因素实验仅观察单一因素(如药物)对实验对象作用前后的效应,研究设计简单,便于分析,但相对花费大,效率低。实际上,许多研究是多因素实验。多因素实验是指一次实验同时观察多种处理因素的效应,这种设计能节省时间与经费,其缺点是对实验方案要求高,结果分析难度大。一次实验的处理因素不宜过多,否则会分组过多,使受试对象增多,实施时难以控制;处理因素过少又难以提高实验广度、深度和效率。因此,理想方案需根据实验的目的和实施的可行性来确定关键处理因素,保障重要的处理因素和观测指标没有遗漏,并做好合理安排。

(2)处理因素的水平:处理因素不仅有数目的多少,还有程度水平之分,如电刺激强度、药物剂量等。处理因素水平的选取也是实验设计的重要内容。水平过于密集,实验次数就会增多,不仅不利于研究目的的实现,而且会浪费人力、物力和时间;相反,如果水平过于疏离,不同水平对结果的作用规律就不能真实地反映出来,易于得出错误的结论。在缺乏经验的前提下,应进行预实验或借鉴他人的经验,选取合适的处理因素水平。

(3)处理因素的标准化:处理因素在整个过程中应保持不变,否则会影响实验结果的评价。例如,电刺激的强度(电压或电流、持续时间、频率等)和药物的质量(来源、纯度、生产厂家、批号、配制方法等)应保持一致。

(4)注意非处理因素的干扰:非处理因素又称干扰因素。例如,在比较两种抗高血压药的疗效研究中,处理因素是两种治疗药物,干扰因素可能是年龄、性别等。因此,研究者需要明确各种可能的实验干扰因素,并通过制订严谨的实验方案,有效地预防和控制干扰因素对实验的影响。

2. 实验对象 根据实验对象的不同,药理学实验一般分为体外实验、整体动物实验及临床实验,实验对象分别为动物或人的离体标本(组织、细胞等)、整体动物及人体。选择何种实验对象应充分考虑实验目的、方法、观察指标及各种动物或标本的特点。

3. 实验效应 实验效应是反映处理因素作用强弱的指标,一般是处理前后发生生理或病理变化的客观指标。应尽可能地选用客观性强的指标,在仪器和实验试剂允许的条件下,保证客观指标的特异性和灵敏性。对于半客观或主观指标,一定要事先规定读取数值的严格标准。

(二)实验设计原则

实验设计的三大原则是对照、随机和重复。这些原则是为了避免和减少实验误差,以及取得可靠的实验结论所必须遵循的。

1. 对照原则 要比较就要有对照,以确定处理因素对实验指标的影响。对照原则要求处理组和对照组除了处理因素以外,非处理因素力求一致。对照一般分为阴性对照和阳性对照。

（1）阴性对照：凡是肯定不会出现预期结果的对照，称为阴性对照。根据不同实验设计的需要，阴性对照可分为空白对照、假处理对照（模型对照）、安慰剂对照、历史对照和自身对照等。只有设置阴性对照，才能确定处理因素对实验对象有无作用，以及作用的强弱。

1）空白对照：指不对受试对象做任何处理。

2）假处理对照（模型对照）：经过同样的麻醉、注射，甚至假手术过程，但不用药或不进行关键的处理。

3）安慰剂对照：安慰剂是一种除了主药以外，其他成分与受试药物完全一致的制剂。

4）历史对照：用以往的研究结果或文献资料做对照。

5）自身对照：对照组与处理组为同一受试对象，处理前的指标为自身对照。

（2）阳性对照：凡是肯定会出现预期结果的对照，称为阳性对照。药物实验中，通常用已上市的典型药物或标准品作为阳性对照，其目的是确定实验模型的可靠性，以及比较受试药物与上市药物的疗效。

2. 随机原则　药理学实验研究中，样本的生物个体差异是导致实验误差的主要原因。随机原则使每个实验对象在分组处理时具有相同的机会。随机化有两个作用，一是尽量使抽取的样本能够代表总体，减少抽样误差；二是使各样本的条件尽量一致，消除或减少组间的人为误差，从而使处理因素产生的效应更加客观，以便得出正确的实验结论。随机化的方法通常有抽签法、投币法、抓阄法、随机数字表法等。

3. 重复原则　由于个体差异和实验误差的存在，仅根据一次实验或一个样本所得的结果，不足以得出结论，需要进行重复实验。重复具有重现性和重复数两方面的含义。重现性是指实验结果能在相同条件下重复出来，在相同条件下，一般进行 3 次独立重复实验，对结果进行分析；重复数是每次实验要有足够的例数或样本数量，计数资料需要的样本数大于计量资料的样本数。通常情况下，对于小动物（小鼠、大鼠、鱼、蛙），每组的样本数为 10～30 例；中等动物（豚鼠、家兔），每组 8～20 例；大动物（猫、猴、犬），每组 6～10 例。

五、实验设计的方法与步骤

进行药理学实验设计应包括以下步骤。

1. 查阅文献，确定选题和提出立项依据　选题时一定要注意所选课题应具有科学性、创新性、可行性和实用性，应特别注意创新性和可行性的辩证统一。

（1）科学性：是指科研课题应建立在前人的科学理论与实验基础之上，符合科学规律，而不是凭空地胡思乱想。

（2）创新性：指科研选题具有自己的独到之处，是科学研究的灵魂，体现科学研究的真正价值。创新可分为两大类：一类是原始创新，其核心在于所研究领域中基本概念上的建立或突破、新方法的建立或在新的领域内的拓展，基础研究主要属于原始创新；另一类是次级创新，主要表现为对现有概念、理论、方法等的补充和改良，应用基础研究和大部分应用研究多属于次级创新。

（3）可行性：是指选题切合研究者的学术水平、技术水平及实验条件，可保证实验顺利实施。

（4）实用性：是指选题具有明确的理论或实践意义。

2. 明确实验目的，确定实验方案　实验目的应当简单明了。根据实验目的，按照实验设计的三要素和三原则的要求确定实验方案，主要内容包括：①选择实验对象；②确定分组方法和样本例数；③确定给药途径、给药剂量和观察时间；④确定观察指标及测定方法；⑤拟定数据统计分析方法。

3. 进行预实验　预实验的目的在于检查各项准备工作是否完备，实验方法和步骤是否切实可行，测试指标是否稳定可靠。根据预实验结果调整或修改实验方案，并确定正式实验的条件。

（周轶平　卿　晨）

第二章 药理学实验动物操作基本技能

一、实验动物概述

实验动物（laboratory animal，LA）指经过人工选育及人工改造，对其携带的微生物和寄生虫进行严格控制，遗传背景明确或来源清楚，用于科学研究、教学、生物制品或药品检定，以及其他科学研究的动物。

（一）实验动物的分类

不同实验目标和实验要求，需要的实验动物的品种和质量要求是不一样的，为满足不同的实验要求，我们对实验动物进行分类。

1. 按微生物控制标准分类 实验动物携带的微生物和寄生虫会对我们实验研究造成较大的影响，按微生物控制标准将实验动物分为以下不同级别。

（1）无菌动物（germ free animal）：指未检出一切生物体的实验动物，即用现有的实验检测技术在实验动物体内任何部位都检测不出任何活的微生物或寄生动物。

（2）悉生动物（gnotobiotic animal）：只含有我们已知各类微生物的实验动物。

（3）无特定病原体动物（specific pathogen free animal），简称 SPF 动物，指不携带主要潜在感染或条件致病及对科学实验研究造成大干扰的病原体的实验动物。国际上公认此类动物可适用于几乎全部目的的科学研究，是目前国际标准级别的实验动物。

以上三类实验动物必须饲养在屏障系统内。

（4）清洁级动物（clean animal）指饲养于半屏障系统，除不携带人畜共患病和动物烈性传染病外，还要求不携带对实验动物危害大或对科学研究干扰大的病原微生物。

（5）普通实验动物（conventional animal）指饲养于开放系统，不携带人畜共患病及动物烈性传染病的实验动物，是实验动物中微生物控制级别最低的。

按我国目前对实验动物质量控制要求，大小鼠最低微生物控制标准要求是 SPF 级，其他实验动物要求基本为清洁级，普通实验动物已经逐步退出实验动物行列。

2. 按实验动物遗传背景控制标准分类 实验动物的遗传背景影响实验动物对药理学操作的反应一致性，遗传背景越一致的实验动物，个体差异越小，实验结果的一致性越好。

（1）近交系动物（inbred strain）：指经过至少 20 代的全同胞交配培育而成，品系内所有个体都可以追溯到起源于第 20 代或以后代数的同一对祖先。近交系动物具有遗传基因位点纯合性、遗传组成同源性、长期遗传稳定性、遗传特征可辨性、动物表型一致性、对外界因素反应敏感性、遗传组成独特性、生活能力弱和生产饲养成本高等特点。

（2）封闭群动物（closed colony）：也称为远交群，指以非近亲交配的方法进行繁殖的一个种群，在不引入新血缘动物情况下，至少连续繁殖 4 代以上的实验动物。根据哈迪-温伯格平衡（Hardy-Weinberg equilibrium）：如果没有基因突变、选择和遗传漂移等因素，封闭群动物既保持一般的遗传特征，个体间又具有杂合性，其个体间的差异程度取决于其来源祖先。封闭群动物遗传特征及其对外界刺激的反应性保持相对的稳定性，但就个体实验动物而言，具有反应差异性，重复性和一致性不如近交系动物好，但也具有近交系动物不具有的类似于人类群体遗传异质性的特征，被广泛使用于人类遗传研究、药物筛选、毒性实验等方面。

（3）杂交群动物（hybrid strain animal）：指两个近交系之间有计划地交配产生的第一代动物，也称为杂交一代动物，具有来自两个近交系动物的遗传特征。严格地讲，杂交群动物只代表杂交一代动物，不具有育种功能，不能自群繁殖与杂交一代基因型一致的动物，动物个体基因杂合，遗传差异较大。

（二）医药学实验研究中对实验动物的选择原则

1. 选择与人体结构、功能、代谢及疾病特征相似的实验动物 医药学研究的根本目的是寻找人类疾病的预防与治疗方法，保障人类健康。因此在实验条件允许的情况下，优先考虑选用结构、功能、代谢及疾病特点与人类相关的实验动物。在实际应用中，可以只利用实验动物某些与人类相似的特征，通过动物实验进行人类疾病模型、病理生理特性的研究与探索，而不要求实验动物在整体遗传及功能、结构等特征上与人类相似。

2. 选择国际公认并符合国家标准的实验动物 医药学实验研究中一个关键问题是使动物实验结果正确可靠，从而精确判定实验结果，得出正确的实验结论，并使这一结论得到国内外同行的认可。因此，实验动物必须选择在遗传学、微生物控制、营养学及饲养的环境控制等得到认可并符合国家相关标准的标准化实验动物。尽量不要选择曾经杂交过并繁殖的杂种动物，或在开放环境中饲养的带有细菌、病毒和寄生虫的普通级动物。

我国在实验动物的生产繁殖、运输及使用上有着严格的控制和管理，目前使用许可证制度，对实验动物的生产繁殖、运输、使用过程的设施及操作人员分别进行相应的许可证制度管理，合格的实验动物必须在认证许可的设施内生产繁殖、运输及使用，并由具备相应许可资质的操作人员完成相应的工作，由实验动物生产单位出具实验动物合格证，以保证实验动物及动物实验的质量。

3. 选择解剖和生理特征符合实验目的的要求的实验动物 选择解剖和生理特征符合实验目的要求的实验动物是保证实验成功的关键因素。不同种属的实验动物具有的不同解剖及生理特征为实验观察和器官（或组织）药理学相关研究提供了有利条件，如果选择得当可以降低实验难度，便于实验观察，实验结果更加可靠。例如，研究药物对体温的影响，家兔的体温变化十分灵敏，适用于发热及解热药物的研究，而大、小鼠体温不稳定，不宜进行相关研究；同样的，家猫适用于对血压有影响的药物的研究。

4. 选择结构和功能简单而又能反映研究指标的实验动物 医药学研究中最常用的方法是利用复制人类疾病的动物模型来进行研究，复制人类疾病动物模型时，在条件允许情况下，应尽量选择与人类相似、进化程度相仿的实验动物。但是，不能简单地认为进化程度较高的动物其所有器官结构和功能就越接近人类。例如，以恒河猴复制的动脉粥样硬化模型其病变常出现在细小动脉，与人类病变分布存在较大差异，但用鸽子复制同样的模型与人类病变就非常相似；涉及染色体的研究使用果蝇操作简单，结果可靠，比其他动物更为理想，相反使用非人灵长类动物进行相应实验的成本及操作难度是难以想象的。因此，在满足实验目的的要求的前提下，应选择容易获得、成本最低、易于饲养及操作、便于观察的实验动物。

（三）动物实验伦理学原则

在生命科学研究领域及医药学研究中大约60%的研究项目是不可能在人体上进行实验研究的，历史上记载了无数实验动物为人类科学进步做出巨大贡献和巨大牺牲的事实。17世纪哈维（Harvey）利用青蛙、蛇发现了血液循环是一个全封闭的系统；科赫（Koch）用牛、羊进行实验，发现结核分枝杆菌，揭开结核病的秘密。据不完全统计，每年有超过2000万只实验动物在实验中牺牲，可以说没有实验动物就没有人类医学生物学的进步，是实验动物的牺牲为我们换来了健康。因此，人类没有理由不善待实验动物。

实验动物伦理不仅关系到人类在科学实验中如何合理地、人道地使用实验动物，保证实验动物应该享受最基本的福利待遇这个社会伦理问题，也同样关系到实验结果的科学性、可靠性和稳定性。基于此，国际上著名的学术刊物为避免科学或伦理冲突，都需要研究者提供相关的伦理审查报告才给予发表相关的研究成果。一般由各科研单位的动物伦理委员会进行动物伦理审查并出具相应的审查报告。

动物实验过程中应遵循以下伦理原则。

（1）尊重生命、善待实验动物原则：在实验过程中，在保障实现实验目的的情况下，应充分保障实验动物生存、健康、活动、饮食等基本权利，尽可能减少实验动物经受惊吓、痛苦、疾病及饥饿的情况。

（2）充分重视和实行"3R"原则："3R"即"reduce"、"refine"和"replace"三个英文单词

首字母缩写，表示减少、优化和替代的含义，减少即在动物实验研究中要减少实验动物的使用，要用较少量的动物去获取同样多的实验数据或是使用同样多的动物获得更多的研究数据；优化即要改进和优化实验方案和实验程序，避免和减轻实验动物所遭受的痛苦、不安及为实验动物提供适宜的生存条件，保证动物健康和舒适，保证动物实验结果的可靠性和提高实验动物的福利；替代是在能获得同样研究效果的前提下，使用没有知觉的生物材料（如体外细胞培养实验等）代替活体动物或使用低等动物替代高等动物，以减少实验动物的牺牲。

2006年9月30日科技部发布《关于善待实验动物的指导性意见》，对动物实验进行规范，明确要求：①在对实验动物进行手术、解剖或器官移植时，必须进行有效麻醉。术后恢复期应根据实际情况，进行镇痛和有针对性的护理及饮食调理。②固定实验动物时，应遵循"温和固定、善良抚慰、减少痛苦和应激反应"的原则。③处死实验动物时，须按人道主义原则实施安乐死术。处死现场，不宜有其他动物在场。确认动物死亡后，方可处置尸体。④在不影响实验结果判定的情况下，应选择"仁慈终点"，避免延长动物承受痛苦的时间。⑤灵长类实验动物的使用仅限于非用灵长类动物不可实验。除非因伤病不能治愈而备受煎熬者，猿类灵长类动物原则上不予处死，实验结束后单独饲养，直至自然死亡。

二、常用实验动物的捉拿与固定

实验动物的捉拿与固定是保证实验动物完成药理学相关实验的重要实验技能，只有正确地捉拿与固定实验动物，才能保证实验人员与实验动物的安全，使其免受伤害；同时减少实验动物的惊吓与损伤，便于实验顺利开展，保证动物实验数据完整可信。

实验前，我们应了解所使用的实验动物的一般习性，既可避免抓取方法的错误和失误，防止动物对人员的伤害，又能防止人员对动物的伤害，达到抓取、固定好实验动物的目的。

（一）小鼠的捉拿与固定

小鼠一般不会咬人，抓取时要轻、稳、准。先用右手抓住鼠尾提起，放在实验台上或鼠笼盖上，在其向前爬行时，用左手的拇指和食指抓住小鼠的两耳及颈背部皮肤，将小鼠置于左手手心中把后肢拉直，用左手的无名指和小指按住尾巴和（或）后肢，完全固定后松开右手（图2-1）。操作熟练者可采用左手抓取法，根据实验需要将小鼠固定在手中，也可将小鼠固定在小鼠固定器中。

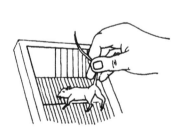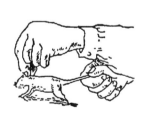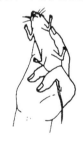

图2-1　小鼠的捉拿法

（二）大鼠的捉拿与固定

大鼠的牙齿尖锐且较长，容易激怒咬人，初学者初次抓取大鼠时可戴帆布手套，在抓取过程中一定要注意动作轻、稳、准。不要突然袭击式地去抓大鼠，用右手慢慢伸向大鼠尾巴，尽量向尾巴根部靠近，抓住其尾巴后提起，置于实验台上或鼠笼盖上，左手抓紧大鼠两耳及头颈部皮肤，即可将大鼠固定在左手中（图2-2）。大鼠也可用大鼠固定器或大鼠固定板固定。

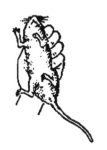

图2-2　大鼠的捉拿法

（三）豚鼠的捉拿与固定

豚鼠胆小易惊，所以抓取时必须快、稳、准。具体操作方法是用拇指和食指环绕颈部，中指从豚鼠背部绕到腋下，另一只手托住其臀部（图2-3）。体重小者可用一只手捉拿。

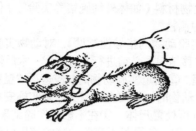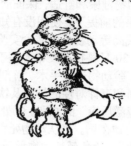

图 2-3 豚鼠的捉拿与固定

（四）家兔的捉拿与固定

一般用右手抓住家兔的颈背部皮肤将其提起，然后用左手托其臀部。家兔虽然比较驯服，不会咬人，但脚爪较尖，所以抓取时应避免家兔在挣扎时抓伤皮肤，最好穿着长袖的白大衣（图2-4）。家兔的固定方法有盒式固定和台式固定法。

（五）实验犬的捉拿与固定

实验犬是相对比较大型的实验动物，虽然常用的实验犬，如比格（Beagle）犬比较温顺，但因其力气较大，一旦发怒也可能对实验人员造成比较严重的伤害，捉拿与固定实验犬时一定要注意安全，必要时借助专用工具（如抱钳）可以比较安全地捉拿与固定，实验犬的固定一般采用扎口固定：用实验犬做实验时，为防止其咬伤操作人员，一般用绷带在犬的上下颌缠绕两圈后收紧，交叉绕于颈项部打结，以固定实验犬的嘴使其不得张开。实验犬横卧固定：先将实验犬扎口固定，然后两手分别握住实验犬两前肢的腕部和两后肢的趾部，将实验犬提起横卧在平台上，以右臂压住实验犬的颈部，即可固定。

图 2-4 家兔的捉拿方法

三、实验动物的性别鉴别与编号

（一）实验动物的性别鉴定

药理学实验常用的实验动物，体型较大者可以通过外生殖器形态进行性别判断，而体型较小者通过肛门与生殖孔的距离及生殖孔的形状来进行性别鉴定，其操作要点如下所示。

1. 大、小鼠的性别鉴定 刚离乳的无毛仔鼠的性别鉴定主要以生殖孔与肛门的距离来判断，雄鼠的生殖孔与肛门距离较远，而雌鼠较近。动物长毛后，雄鼠生殖孔与肛门之间是有毛的，而雌鼠没有；雄鼠生殖器突起较雌鼠大；雌鼠的乳头突起较雄鼠大。性成熟后，雄鼠见明显的阴囊，而雌鼠乳头更明显。

2. 豚鼠的性别鉴定 豚鼠的性别鉴定主要依靠外生殖器的形态来判断。雌豚鼠外生殖器阴蒂突起比较小，以拇指按压并分开阴唇可见阴道呈"V"形；雄豚鼠同样操作可见外生殖器有阴茎隆起。

3. 家兔的性别鉴定 哺乳期仔兔主要靠外生殖器与肛门距离来判断性别，雄兔的外生殖器开口与肛门之间的距离为雌兔的1.5倍左右，比较容易判断；幼兔的性别鉴别主要以生殖孔形状来判断，雄兔开口略扁平，大小与肛门相似，而雌兔生殖孔接近圆形，略小于肛门；1月龄以上幼仔兔以拇指按压生殖器，使其外翻可见圆形的阴茎突起，而雌兔可见呈"V"形的阴道开口；3月龄以上的成年雄兔可见明显的阴囊而雌兔没有，雄兔头大短而圆，雌兔则头小略显长。

4. 实验犬及更大型的实验动物实验性别鉴定　成年的实验犬及更大型的常用实验动物因外生殖器形态差别很大，观察外生殖器形态即可鉴别；幼年实验动物外生殖器尚未发育，一般可以观察到雄性实验动物外生殖器位置较为突起而雌性实验动物较为扁平,雌性实验动物外乳房突起明显而雄性实验动物较平滑，也比较容易鉴别。

（二）实验动物编号

药理学实验中每次都会使用多只实验动物,为了清楚地识别实验中使用的每只动物,保证整个实验过程准确无误针对相应动物完成相关的实验项目,需对参加实验的每只动物建立一个唯一可识别的编号。编号要求：清晰、持久、简便、易行。一般采用的编号方法有如下几种。

1. 颜料编号标记法　此法主要适用于实验中给大、小鼠等小动物编号。要求采用的颜料不易褪色，直到实验结束所有编号标记要清楚可辨。可以采用的颜料：①红色颜料，0.5%中性品红溶液；②黄色颜料，饱和苦味酸溶液；③咖啡色颜料，2%硝酸银溶液；④黑色颜料，煤焦油-乙醇溶液。编号顺序为先左后右，从头至尾；使用一个颜料编号1~9号，另一种颜料编号10~90号，或者小点表示1~9号，大点表示10~90号，可完成对1~99号动物的编号（图2-5）。

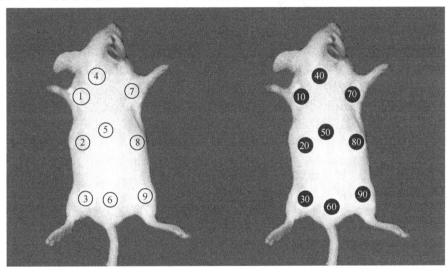

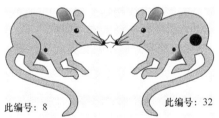

此编号：8　　　　　此编号：32

图2-5　大、小鼠编号示意图

2. 其他动物编号法　①烙印编号法：在家兔、豚鼠等动物的耳朵上烙上编号，再用溶于乙醇中的黑墨汁涂抹，大动物可在臀部用此法编号。②颈圈编号法：实验犬等动物可用带编号的颈圈进行动物编号。③文身编号法：家兔、猴等有皮肤裸露的动物在裸露的皮肤上文刺编号，再用溶有墨汁的乙醇涂抹进行文身编号。④射频识别技术（radio frequency identification，RFID）芯片识别编号：是使用RFID进行编号的方法，将RFID芯片使用注射器植入实验动物皮下，再通过手持扫描器读取动物编号，此法简单易行、工作效率高、差错率低，而且配合自动化实验动物管理系统可完成实验动物日常管理及实验数据自动采集和记录，但成本较高，目前没有普遍应用。

四、实验动物的给药方法

实验动物的给药方法主要有经口给药法、注射给药法及皮肤给药法。每个实验应根据不同的实验目的、动物种类和药物类型来决定动物的给药途径与方法。

（一）经口给药法

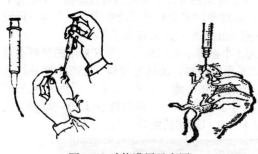

图2-6　动物灌胃示意图

1. 大鼠、小鼠及豚鼠经口给药　采用灌胃方法给药（图2-6）。

器材：灌胃针（带圆珠头）、注射器。

给药步骤：

（1）固定动物：大鼠、小鼠、豚鼠用手固定，固定方法如前所述。

（2）插入灌胃针：大鼠、小鼠、豚鼠直接插入，插入灌胃针时，轻轻顺着上腭到达咽部，靠动物的吞咽进入食管，灌胃针插入食管时进针很流畅，动物通常不反抗，如果误入气管，因阻碍呼吸，动物会挣扎。

（3）灌胃：灌胃针插至需要到达的位置后，缓慢注入药物。

（4）拔去灌胃针：灌药完毕后，轻轻拔出灌胃针。

2. 其他经口给药　一般混于饲料中进行带药饲喂给药，需要注意的是加入药物后会影响饲料的适口性，药物含量过高可能严重影响动物的采食，因此不同药物掺入饲料的比例应在正式实验前确定。

（二）注射给药

器材：注射器、镊子、酒精棉球、止血棉球。

注射部位和方法：仅介绍几种最常用的注射方法。

（1）皮下注射：大鼠、小鼠、豚鼠一般取背部及后肢皮下，家兔、犬取后大腿外侧皮下，家兔还可在耳根部注射。注射时用左手拇指和食指轻轻提起皮肤，右手持注射器将针头刺入皮下注射。位于皮下的针头，有游离感。

（2）肌内注射：选择肌肉丰满、无大血管通过的部位，一般采用臀部。大鼠、小鼠等小动物常用大腿外侧肌肉，注射时，由皮肤表面垂直或稍斜（70°～90°）刺入肌肉（注意：角度不宜过小，否则易损伤肌肉），挑动针头不动，表明针头已入肉，回抽一下，如无血即可注射。

（3）腹腔注射：在腹部下1/3处，略靠外侧，朝头方向平行刺入皮肤约5mm，再把针竖起45°穿过腹膜进入腹腔内，再慢慢注入药物，大鼠、小鼠、豚鼠一般一人即可完成操作，犬、家兔等动物可由助手固定好后配合进行。

（4）静脉注射：大鼠、小鼠采用尾静脉注射。尾静脉注射时常用左右两侧的两根静脉，背侧的尾静脉也可用，但由于其位置容易移动，不如两侧的静脉好用。动物在固定器中固定好后，用酒精棉球擦尾部，以达到消毒和使血管扩张的目的。选择靠尾尖部的可以供注射的部位开始注射，将尾折成适宜的角度（<30°），对准血管中央，针尖轻轻抬起与血管平行刺入，针头如在血管内推进时，无阻力。如注射部位皮下出血、肿胀，说明针头不在血管内。从原注射点向尾根部移动适当位置后需要重新穿刺，再次注射。

（三）动物给药量确定

1. 药物浓度的一般表示法

$$药物浓度（mg/ml）=\frac{药物的质量（mg）}{溶液的体积（ml）}$$

2. 为了方便给药，实验动物的给药剂量一般用 mg/kg（或 g/kg）表示，小鼠给药剂量一般用每 10g 体重计算给药体积，大鼠和豚鼠按每 100g 体重计算给药体积。

3. 人与实验动物之间的等效药物剂量一般按等效体表面积进行折算（表 2-1）。

表 2-1　按等效体表面积计算的人与常用实验动物之间的药物剂量折算系数

实验动物	标准体重（kg）	体表面积（m²）	折算系数	实验动物	标准体重（kg）	体表面积（m²）	折算系数
小鼠	0.02	0.0067	12.33	猴	5	0.345	2.54
大鼠	0.2	0.0311	5.72	犬	10	0.5199	1.91
豚鼠	0.4	0.0532	4.89	人	70	1.9023	1.00
家兔	2	0.1603	2.95				

4. 给药容量的计算：从已知药的浓度和已知给药剂量算出相当于每 1kg 体重应给药的毫升数(ml)。

例：小鼠体重 22g，腹腔注射盐酸吗啡 10mg/kg，药物浓度为 0.1%，应注射多少毫升？

药物浓度：0.1%=0.1g/100ml=100mg/100ml=1mg/ml。

给药剂量：10mg/kg 相当于 10ml/kg。

小鼠体重：22g=0.022kg。

10ml/kg×0.022kg=0.22ml。

或换算成 ml/10g 来计算较为方便：10ml/kg=0.1ml/10g。

这样再计算其他小鼠的给药量就很方便。

5. 常用实验动物几种给药途径下的适宜给药容量见表 2-2。

表 2-2　常用实验动物几种给药途径下的适宜给药容量

实验动物	给药途径	给药途径缩写	适宜给药容量
小鼠	灌胃	i.g.	0.1～0.3ml/10g
	皮下注射	s.c.	0.05～0.2ml/10g
	肌内注射	i.m.	0.02～0.05ml/10g
	腹腔注射	i.p.	0.1～0.2ml/10g
	静脉注射	i.v.	0.1～0.2ml/10g
大鼠	灌胃	i.g.	1～2ml/100g
	皮下注射	s.c.	0.5～1ml/100g
	肌内注射	i.m.	0.1～0.2ml/100g
	腹腔注射	i.p.	0.5～1ml/100g
	静脉注射	i.v.	0.5～0.8ml/100g
家兔	灌胃	i.g.	5～20ml/kg
	皮下注射	s.c.	0.5～1ml/kg
	肌内注射	i.m.	0.5～1ml/kg
	腹腔注射	i.p.	1～5ml/kg
	静脉注射	i.v.	0.2～2ml/kg

五、实验动物的麻醉及取血方法

实验动物麻醉的目的是消除动物实验过程中的疼痛和不适，确保实验动物的安全及使动物在实验过程中有较好的依从性，保障实验顺利完成。

（一）常用麻醉方式的分类及用药

1. 局部麻醉（局麻）　使用麻醉药阻滞局部神经末梢、神经节等的神经传导，使局部组织在实验过程中没有痛感。其特点是在实验过程中动物保持清醒，对动物的危险性小，对实验动物重要脏器功能干扰轻微，很少发生并发症，安全系数高，适用于动物适时的实验操作。常用局麻药有如下几种。

（1）普鲁卡因：常用浓度 0.5%～1.0%，此药具有见效快、毒性小的特点，是实验动物局麻的常用药物。

（2）利多卡因：常用浓度 0.25%～0.50%，此药具有见效快，组织穿透能力强等特点；该药浓度为 1%～2%时还可用于大动物神经干阻滞麻醉。

2. 全身麻醉（全麻）　使用麻醉药对中枢神经进行抑制，使实验动物意识丧失、全身无痛感、肌肉松弛及神经反射消失。常用的全麻药及麻醉方法有如下几种。

（1）乙醚：是常用的吸入性麻醉药，各种动物基本都适用。该药具有安全系数高、易于操作、麻醉后复苏较快等优点，缺点是麻醉过程中必须有专人看护、呼吸抑制较强、刺激呼吸道分泌物较多，麻醉前给阿托品能明显改善。

（2）苯巴比妥钠：通过腹腔或静脉注射给药的麻醉药。该药作用持久，使用方便，麻醉时对呼吸、血压及其他功能影响较小。但起效较慢，通常在实验前 0.5～1.0h 给药。常规使用剂量：犬腹腔注射 80～100mg/kg，静脉注射 70～120mg/kg；家兔腹腔注射 150～200mg/kg。

（3）戊巴比妥钠：麻醉时间不太长，一次给药有效麻醉时间为 3～5h，比较适合一般的应用要求，对动物呼吸、循环系统影响较少。常规使用浓度 1%～3%，犬、猫、家兔静脉注射 30～35mg/kg，腹腔注射 40～45mg/kg。

（4）硫喷妥钠：麻醉快，苏醒快，麻醉时间维持 0.5～1.0h，实验时间较长时应在实验过程中重复麻醉。该药水溶液不稳定，应现配现用。常规使用浓度为 1%～5%，麻醉剂量：犬静脉注射 20～25mg/kg；家兔静脉注射 7～10mg/kg；小鼠应用 0.1%的水溶液腹腔注射 0.1～0.3ml/只；大鼠应用 0.1%水溶液腹腔注射 0.6～0.8ml/只。

（5）巴比妥钠：常规使用剂量，犬静脉注射 225mg/kg；家兔腹腔注射 200mg/kg；鼠皮下注射 200mg/kg。

（6）氨基甲酸乙酯：是比较温和的麻醉药，安全系数高，更适合小动物使用。常规使用浓度为 20%～25%，使用剂量为犬、家兔静脉或腹腔注射 0.75～1g/kg。

（7）异氟烷与七氟烷：为全身吸入性麻醉及维持药，推荐使用标准挥发罐在呼吸麻醉机上对动物进行吸入性麻醉，麻醉起效快，作用时间短，安全性较好。一般吸入 1.5%～3.0%的此类药物，7～10min 即可达到外科手术麻醉标准，结束麻醉后 10min 动物即可苏醒。

（二）动物全麻注意事项

1. 麻醉剂量　本书推荐的麻醉剂量为参考剂量，使用时应考虑到动物个体健康状况及对麻醉药物耐受性的差异，在使用过程中密切关注动物反应以调整麻醉剂量，绝不能按照体重剂量换算后盲目给药。

2. 动物在麻醉过程中体温容易下降，要注意给动物保暖，特别是冬天应给予足够重视，否则动物很容易因低体温而死亡。

3. 在实验条件许可时，应将麻醉药加热至与动物体温相近再进行静脉注射，特别是在寒冷天气进行麻醉时更应如此。

4. 静脉注射给药不可太快，应边观察动物反应边注射药物。

（三）动物采血方法

1. 大、小鼠的采血方法　包括尾部取血、眼眶后静脉丛取血、摘眼球取血等。

（1）尾部取血：这种方法适用于取少量血样。取血前宜先使鼠尾血管充血，然后剪去鼠尾，血立即流出。

（2）眼眶后静脉丛取血：左手拇指及食指抓住鼠两耳之间的皮肤使鼠固定，并轻轻压迫颈部两侧，阻碍静脉回流，使眼球充分外突，提示眼眶后静脉丛充血。右手持玻璃取血管，将其尖端插入内眼角与眼球之间，轻轻向眼底方向刺入，小鼠刺入 2～3mm，大鼠刺入 4～5mm，当感到有阻力时即停止刺入，放置取血管以切开静脉丛，血液即流入取血管中。采血结束后，拔出取血管，放松左手，出血即停止。用本法在短期内可重复采血。小鼠一次可取血 0.2～0.3ml，大鼠一次可取血 0.5～1.0ml。为防止血液在取血管中凝固，可将取血管浸入 1%肝素溶液，干燥后使用。

（3）摘眼球取血：此法比较适用于小鼠。采血时，用左手固定动物，压迫眼球，尽量使眼球突出，右手用弯头镊子迅速摘除眼球，眼眶内很快流出血液。

2. 豚鼠采血方法

（1）耳缘切口采血：先将豚鼠耳消毒，用刀片沿血管方向割破耳缘，切口约长 0.5cm，在切口边缘涂上 20%的柠檬酸钠溶液，防止血凝，则血可自切口处流出。适用于少量取血。

（2）脚背足静脉采血：固定豚鼠，将其右或左后肢膝关节伸直，脚背消毒，找出足静脉，左手拇指和食指拉住豚鼠的趾端，右手将注射针刺入静脉，拔针后立即出血。

3. 家兔的取血方法　耳中央动脉取血和耳缘静脉取血、心脏取血。

（1）耳中央动脉取血和耳缘静脉取血：左手固定家兔，用酒精棉球消毒采血部位，右手持注射器，在家兔耳血管末端，沿着血管平行方向刺入血管，即可见血液流入针管，注意固定好针头。采血结束后，拔出注射器，用酒精棉球压迫止血 2～3min。本法是家兔最常用的采血方法，并可多次重复使用。

（2）心脏取血：使家兔仰卧，穿刺部位在第 3、4 肋间胸骨左缘 3mm 处，针头刺入心脏后，持针的手可感觉到家兔心脏有节律的搏动。此时如抽不到血，可以前后进退调节针头的位置，注意针头直进直出，切不可使针头在胸腔内左右摆动，以防弄伤家兔的心、肺。

4. 犬的取血方法　在前、后肢皮下静脉取血，剪毛后，助手压迫血管上端或用橡皮带扎其上端，以左手二指固定静脉即可用注射器针头刺入取血。

六、实验动物的处死方法

处死实验动物几乎是每个药理学动物实验结束时必须经历的最后一个环节。从实验技术上讲，处死实验动物是整个实验过程中最简单的操作。但是从实验动物伦理学考虑，必须爱护与善待实验动物，应尽可能减少实验动物在实验过程遭受的痛苦。因此，在实验条件允许的情况下，我们必须选择以最小痛苦来结束实验动物的生命。必须指出，如果使用非人灵长类动物进行实验，除非动物患有不可治愈的伤病，遭受到痛苦的煎熬，否则是不能处死的，必须饲养至其自然死亡。

我们可以选择的实验动物常用的处死方法有如下几种。

（一）药物处死法

1. 吸入气体致死法　可供选择的气体有 CO_2、CO、乙醚、三氯甲烷等，主要适用于啮齿类动物的处死，因 CO_2 无毒，实验操作安全性较高，且容易得到，效果确切，是常用的吸入处死动物的气体。

2. 注射药物处死法　可用于体型较大的实验动物，如家兔、猫、实验犬等。可供选择的药物有氯化钾、巴比妥类麻醉药及二氯二苯三氯乙烷（DDT）。10%氯化钾静脉注射致死剂量：家兔 5～10ml、实验犬 20～30ml；巴比妥类药物使用麻醉剂量的 25 倍左右进行致死注射；DDT 适用于豚鼠、家兔及实验犬的处死，其剂量为豚鼠皮下注射 3.0～4.4mg/kg；家兔静脉注射 0.5～1.0mg/kg；实验犬静脉注射 3.0～4.4mg/kg。

（二）物理处死法

1. 急性失血处死　适用于大鼠、小鼠，可剪断股动脉放血，使其急性大量失血而死。此法对动物脏器损伤较小，器官失血明显，需采集器官进行病理学检测的实验较为适用。

2. 断头处死法　适用于小型实验动物，处死时间短，脏器含血量少，需采集新鲜脏器标本的实验适用此法。

3. 空气栓塞法　将空气注射进动物静脉，形成气栓，使动物循环衰竭，快速处死动物。此法适用于体型较大的动物。家兔、猫需要注射空气 20～40ml，实验犬需注射 80～150ml 方可致死。此法处死动物，各脏器淤血明显，不适用于需要测定脏器指数的实验。

4. 颈椎脱臼法　此法常用于大鼠、小鼠。用左手拇指、食指或镊子用力压住小鼠的后头部枕骨大孔位置处，同时用右手抓住鼠尾用力向后上方牵拉，使其颈椎脱臼死亡。

（杨仁华）

第三章　药理学总论实验

实验一　给药途径对药物作用的影响

一、目 的 要 求

1. 学习动物的多种给药方法：静脉注射（i.v.）、腹腔注射（i.p.）、皮下注射（s.c.）和灌胃（i.g.）。
2. 观察不同给药途径对药物作用的影响。

二、实 验 原 理

给药途径是影响药物作用的因素之一。不同给药途径通过影响药物代谢动力学，如影响药物吸收的速度和程度来影响药物对机体产生效应的快慢和强度；通过影响药物的分布来影响药物作用的部位。

三、实 验 材 料

1. **动物**　小鼠，体重 18～22g，雌雄各半。
2. **药品**　0.5%戊巴比妥钠溶液、12%硫酸镁溶液、3%~5%苦味酸（标记动物用）等。
3. **器材**　秒表、电子天平、1ml 注射器、灌胃针头、注射针头、小鼠固定筒等。

四、实 验 方 法

1. 不同给药途径对戊巴比妥钠作用的影响　取禁食 12h 的小鼠 4 只，称重，编号（苦味酸），每只小鼠均给予 0.5%戊巴比妥钠溶液，给药量均为 50mg/kg，给药途径分别为静脉注射、腹腔注射、皮下注射和灌胃。观察 60min 并记录睡眠潜伏期和睡眠持续时间。小鼠入睡以翻正反射消失为指标。"睡眠潜伏期"是指给药后到翻正反射消失的这一段时间。"睡眠持续时间"是指翻正反射消失到小鼠清醒的这一段时间。

2. 硫酸镁注射与口服给药的药理作用比较　取禁食 12h 的小鼠 4 只，称重，编号，随机分为 2组，每组 2 只，一组小鼠灌胃给 12%硫酸镁溶液 1200mg/kg，另一组小鼠腹腔注射给 12%硫酸镁溶液 1200mg/kg。观察 30min 内两组小鼠的表现。小鼠观察指标为呼吸（频率、幅度）、肌张力、嘴角和眼睛颜色、有无水样便及死亡与否。

五、实 验 结 果

1. 不同给药途径对戊巴比妥钠作用的影响　小组数据填写于表3-1，收集全班数据填写于表3-2。

表 3-1　不同给药途径对戊巴比妥钠作用的影响（小组数据）

动物编号	体重（g）	给药途径	给药体积（ml）	睡眠潜伏期（min）	睡眠持续时间（min）
1		灌胃			
2		腹腔注射			
3		皮下注射			
4		静脉注射			

表 3-2　不同给药途径对戊巴比妥钠作用的影响（$\bar{x}\pm s$，$n=$　）（全班数据）

组别（给药途径）	睡眠潜伏期（min）	睡眠持续时间（min）	组别（给药途径）	睡眠潜伏期（min）	睡眠持续时间（min）
灌胃			皮下注射		
腹腔注射			静脉注射		

2. 硫酸镁注射与口服给药的药理作用比较　小组数据填写于表 3-3。

表 3-3　硫酸镁注射与口服给药的药理作用比较

组别（给药途径）	动物编号	体重（g）	给药体积（ml）	呼吸（频率、幅度）	肌张力	嘴角和眼睛颜色	有无水样便	死亡与否
灌胃	1							
	2							
腹腔注射	3							
	4							

（给药后小鼠表现 跨越最后五列）

六、注 意 事 项

小鼠尾静脉注射和灌胃的操作难度较大，请注意教师的指导。

七、思 考 题

1. 为什么给药途径不同对药物的作用会产生影响？
2. 相同剂量的硫酸镁口服与注射给药的药理作用有什么不同？为什么？
3. 注射硫酸镁致死的原因是什么？

（王　莹）

实验二　给药剂量对药物作用的影响

一、目 的 要 求

1. 掌握药物量-效关系及阈剂量与药理效应的关系。
2. 观察戊巴比妥钠的量-效关系，并了解研究药物量-效关系的实验方法。

二、实 验 原 理

　　药理效应包括可用具体数量或最大反应的百分率表示的量反应和只表现为反应性质变化的质反应。一般来说，药理效应与药物剂量在一定范围内成比例，即随着药物剂量的增加或减少，药理效应也相应地增加或减少，当效应增加到一定程度后，继续增加药物剂量其效应不再增加。阈剂量（threshold dose）又称最小有效剂量，是指能够引起某种药理效应的最小药物剂量。有的药物因剂量的不同，可呈现不同的效应，具有不同的阈剂量。

　　戊巴比妥钠属于巴比妥类镇静催眠药，能抑制脑干网状结构上行激活系统，阻碍兴奋冲动传至大脑皮质，从而对中枢神经系统具有抑制作用。随着剂量的增加，戊巴比妥钠的中枢抑制作用由弱变强，表现出镇静、催眠、麻醉、心血管抑制、呼吸抑制至死亡的不同效应。

三、实 验 材 料

1. 动物 昆明种小鼠，体重 18～22g，单一性别。
2. 药品 0.4%戊巴比妥钠溶液、0.15%戊巴比妥钠溶液、0.05%戊巴比妥钠溶液、生理盐水、3%～5%苦味酸（标记动物用）等。
3. 器材 注射器、烧杯、电子天平、鼠笼等。

四、实 验 方 法

1. 实验步骤 取小鼠 18 只，随机分为 3 个剂量组，每组 6 只，编号（苦味酸）、称重。之后对 3 组小鼠分别腹腔注射 0.4%、0.15%、0.05%的戊巴比妥钠溶液，给药体积为 0.2ml/10g 体重。
2. 实验结果记录 观察注射戊巴比妥钠后各组小鼠的情况，并将实验结果填入表 3-4 中，实验结束后将动物颈椎脱臼处死。

五、实 验 结 果

表 3-4 不同给药剂量对药物作用的影响

组别	动物编号	体重（g）	药物	给药体积（ml）	给药剂量（mg/kg）	不同时间观察情况		
						10min	20min	30min
I								
II								
III								

六、注 意 事 项

1. 药物必须准确注射到腹腔，给药量要准确。
2. 捉拿小鼠时应严格按操作进行，以免被咬伤。

七、思 考 题

1. 在一定范围内，随着药物剂量的增加，实验对象对药物反应有什么变化？
2. 讨论该实验对临床用药有什么指导意义。

（祁艳艳 曾广智）

实验三 对氨基水杨酸钠血药浓度及血浆半衰期的测定

一、目 的 要 求

1. 掌握对氨基水杨酸钠血药浓度及血浆半衰期（$t_{1/2}$）的测定和计算方法。
2. 学会绘制药物的药时曲线。
3. 熟悉 722 型分光光度计（或罗氏 Cobas c311 全自动生化分析仪）的使用。

二、实 验 原 理

在酸性（pH 4～6）条件下，对氨基水杨酸钠与三氯化铁生成紫色络合物，反应方程式如下所示，其吸收峰在 520nm，吸收度与药物含量成正比，通过测定吸收度可计算血浆药物浓度。对氨基水杨酸钠在体内满足一级消除动力学，通过给药时间和计算所得的血药浓度进行直线回归可以计算药物的半衰期、表观分布容积等药代动力学参数。

水杨酸铁络合物

三、实 验 材 料

1. 动物 家兔，体重 2～3kg，雌雄不限。

2. 药品 10%和 0.02%对氨基水杨酸钠溶液、10%三氯乙酸、10%三氯化铁、生理盐水、0.5%肝素溶液（或柠檬酸钠溶液）、25%乌拉坦溶液等。

3. 器材 家兔手术台、手术刀、手术剪、止血钳、动脉夹、动脉插管、采血管、棉线、纱布、小烧杯、试管架、5ml 试管、0.5ml 移液管、2ml 移液管、1ml 注射器、2ml 注射器、5ml 注射器、试管架、4 号和 6 号针头、洗耳球、微量加样器、手术灯、动脉夹、擦镜纸、棉球、台式离心机、722 型分光光度计（或罗氏 Cobas c311 全自动生化分析仪，使用方法见附录二）、婴儿秤等。

四、实 验 方 法

1. 试管编号 取 6 支离心管，编号，各加 10%三氯乙酸 3.5 ml（沉淀蛋白质，减少测定干扰）。

2. 家兔动脉插管，取血 取健康家兔 1 只，称重，用 25%乌拉坦溶液以 4ml/kg 经耳缘静脉注射。麻醉后，将家兔仰卧固定在家兔手术台上，剪去颈部毛，从中切开皮肤，分离一侧颈总动脉，用线结扎远心端，动脉夹夹住近心端，然后在靠近结扎端剪一 "V" 形斜口，插入动脉插管[管内充满 0.5%肝素溶液（或柠檬酸钠溶液）]，结扎固定。放开动脉夹取血 5～8ml 置于经 0.5%肝素溶液（或柠檬酸钠溶液）湿润过的小烧杯中（血样可供 2～3 个实验小组用），振摇，每组用 0.5%肝素溶液（或柠檬酸钠溶液）湿润过的 1ml 注射器从小烧杯内（或带柠檬酸钠采血管）各取血 1.0ml，分别置于 1 号和 2 号离心管内，静置。

3. 测定 由耳缘静脉注射 10%对氨基水杨酸钠 2.0ml/kg，注射完药液后立即计时。给药后第 5min、10min、20min 和 30min 分别取血 5ml 并准确记录采血时间，置于经 0.5%肝素溶液（或柠檬酸钠溶液）湿润过的小烧杯中，振摇，每组从小烧杯内各取血 1.0ml，分别置于 3、4、5、6 号离心管内，振摇静置。在 1、3、4、5、6 管内各加入蒸馏水 1.0ml，2 号管内加入 0.02%对氨基水杨酸钠溶液 1.0ml，摇匀。以上各管用离心机离心 10min（转速为 2000r/min），将上清液依次倒入另一相同编号的试管中。再取 6 支试管，编号。各管精确加入以上相同标号管的上清液 3.0 ml，每管再加入 10%三氯化铁溶液 0.5ml，摇匀，样品管应呈紫色（表 3-5）。以 1 号管为对照管调零，用 722 型分光光度计，于 520nm 波长处依次进行比色测定，记录各管吸光度。也可用罗氏 Cobas c311 全自动生化分析仪进行测定（仪器详细使用方法见附录二）。

表 3-5 对氨基水杨酸钠血浆浓度测定加样情况

试管编号	10%三氯乙酸（ml）	血（ml）	蒸馏水（ml）	0.02%对氨基水杨酸钠溶液（ml）	10%三氯化铁（ml）
1（对照管）	3.5	1.0	1.0	—	0.5
2（标准管）	3.5	1.0	—	1.0	0.5
3～6（测定管1～4）	3.5	1.0	1.0	—	0.5

五、实 验 结 果

用计算器或计算机调用直线回归程序，计算出不同时间药物的血浆浓度，具体操作步骤如下所示。

（1）各测定管药物浓度的计算：由 2 号标准管计算比值 $K = X_2/Y_2$，则测定管药物浓度为 $X_n = KY_n$。X 为药物浓度，Y 为吸光度值，n 为管号。根据加样情况，2 号标准管浓度为 $X_2 = 200 \div 5.5 \times 3 \div 3.5 = 31.1688\ldots \approx 31.17$（μg/ml）。将结果填入表 3-6。

（2）根据一级消除动力学公式 $\log C_t = \log C_0 - kt/2.303$，用给药时间（$t$）与上述计算所得的不同时间点的血浆药物浓度的对数值（$\log C_t$）进行线性回归，求得回归方程。该方程的斜率（b）为 $-k/2.303$，截距（a）为 $\log C_0$，以此计算得 $k = -b \times 2.303$ 和 $C_0 = \log^{-1}(a)$，将这两个值代入式 $t_{1/2} = 0.693/k$ 和 $V_d = D/C_0$（D 为给药剂量），便可求得 $t_{1/2}$ 和 V_d。

表 3-6 对氨基水杨酸钠血浆浓度测定结果

试管编号	吸光度（A）	药物浓度（C, μg/ml）	$\log C$
1（对照管）		—	—
2（标准管）			
3（测定管1）			
4（测定管2）			
5（测定管3）			
6（测定管4）			

回归方程为　　　　　　　　　　　　$t_{1/2}$ 和 V_d 为

六、注 意 事 项

1. 对氨基水杨酸钠静脉注射应准确，并一次成功，否则会影响 $t_{1/2}$ 测定。
2. 本实验具有定量分析性质，操作需准确，否则计算出的 $t_{1/2}$ 不准确，甚至出现负数。
3. 取血用时应短，以取血开始时间作为采血样本时间，若未能按时采血，则以实际采血时间进行计算。
4. 离心时应注意试管的平衡，以免损坏离心机。
5. 禁止用手触摸比色皿的光滑面，若溶液流出，只能用擦镜纸擦拭。

七、思 考 题

1. 测定药物的血浆半衰期有何临床意义？
2. 本实验中得到的血药浓度和时间等数据，是否还能用于计算其他的药物代谢动力学参数？

（赖　泳）

实验四 药物半数有效量的测定

一、目 的 要 求

1. 通过测定戊巴比妥钠的半数有效量（ED_{50}），了解药物半数有效量测定的原理和意义。
2. 掌握 ED_{50} 的测定方法和计算过程。

二、实 验 原 理

戊巴比妥钠是中效巴比妥类药物，临床可用于镇静催眠、抗惊厥及麻醉。给予小鼠巴比妥类药物会出现活动减少、安静、嗜睡或入睡等情况。催眠后的小鼠翻正反射消失，以翻正反射消失作为入睡指标体现药物的催眠作用。

质反应实验中，以对数剂量为横坐标，反应百分率为纵坐标绘图，形成一条对称的"S"形曲线。ED_{50} 为 50% 的实验对象有效时的剂量。测定 ED_{50} 的方法很多，但孙瑞元提出的点斜法（综合法）计算简便、精确，而且可计算全部参数，优于其他简化法。ED_{50} 的点斜法计算公式为

$$ED_{50} = 10^{[Xm-i(\sum p-0.5)]}$$

$$S_{X_{50}} \quad X_{50} = 1 \times [(\sum p - \sum p^2)/(n-1)]^{1/2}$$

$$ED_{50} 的 95\% 可信限 = \lg^{-1}(X_{50} \pm S_{X_{50}} \times 1.96)$$

式中，Xm 为最高剂量组的对数剂量；i 为相邻两组剂量的对数差或相邻两组剂量（高低剂量）之比的对数，等于 $\lg r$；p 为阳性反应率；n 为组内动物数；X_{50} 为 $\lg ED_{50}$；$S_{X_{50}}$ 为 $\lg ED_{50}$ 的标准误。

三、实 验 材 料

1. **动物** 小鼠，体重 18～22g，雌雄各半。
2. **药品** 1% 戊巴比妥钠、3%～5% 苦味酸（标记动物用）等。
3. **器材** 电子天平（配塑料杯 1 个）、带盖的玻璃缸 6 个、0.25ml 或 0.5ml 注射器 2 支、10ml 量筒 1 支、刻度吸管 1 支、30ml 试剂瓶 8 个、标记蜡笔 1 支、科学计算器 1 个等。

四、实 验 方 法

1. 预实验

（1）剂量范围探索：取小鼠 12 只，将其平均分成 3 组，腹腔注射 1% 戊巴比妥钠（参考剂量：最小剂量为 30mg/kg，最大剂量为 50mg/kg），找出引起或接近 100% 和 0 阳性反应（睡眠）的剂量，即实验的上限剂量（D_m）和下限剂量（D_n）。以翻正反射消失作为入睡指标，给药 15min 后记录各组出现睡眠的动物数。若第一组出现 4/4 睡眠，则第二组剂量降低，当出现 3/4 睡眠，则第一组的剂量为 D_m；如第二组出现 2/4 或 1/4 睡眠时，应考虑 4/4 睡眠组在正式实验时，入睡率有可能会低于 70%，可将 4/4 睡眠组给药剂量乘以 1.4 倍，作为 D_m。同法找出 D_n。

（2）选择合理剂量分组方案：在确定组数（N）后，按下列公示计算 r（组间剂量比值）

$$r = 10^{\frac{\lg D_m - \lg D_n}{N-1}}$$

然后按公式计算各组给药剂量，其中 $D_1=D_n$，$D_2=D_1 \times r$，$D_3=D_2 \times r \cdots D_m=D_{m-1} \times r$。

2. 正式实验

（1）动物分组、编号：用苦味酸将 60 只小鼠编号。将体重相近、性别相同的放在同一笼内，随机分为 6 组，每组 10 只，雌雄各半，并使各组小鼠体重分布尽可能均匀一致。

（2）确定给药剂量、给药：先计算出各组小鼠的给药剂量后，即可给药。同时记录并计算各组小鼠的阳性反应率（用小数表示，如 0.8 表示 80%）。实验时可先做 D_m 组，如阳性反应率在 0.8 以下，则需增设 D_{m+1} 组，其剂量为 $D_m \times r$。实验中若 D_n 组的阳性反应率大于 0.2，则要再增设 D_0 组，剂量为 $D_1 \times 1/r$。为方便给药，可将药物配成适当浓度，如 D_m 组的剂量为 50mg/kg，小鼠给药剂量为 0.1ml/10g，即 10ml/kg，药物配制方法为 50mg 药物溶于 10ml 溶剂中。

（3）观察记录结果：给药后密切观察动物的表现，记录动物阳性反应数，将实验结果填入记录表内（表 3-7）。

五、实 验 结 果

表 3-7　戊巴比妥钠的催眠作用

组别	给药剂量	动物数	阳性反应数（n）	阳性反应率（p）	p^2
D_1					
…					
D_6					
$\sum p=$				$\sum p^2=$	

$ED_{50}=$　　　　　　　　　　　　　　　　ED_{50} 的95%可信限=

六、注 意 事 项

1. 测戊巴比妥钠 ED_{50} 时，实验环境应保持安静，避免大声喧哗与震动。
2. 翻正反射消失的判断标准：小鼠四脚朝天离地后在 1min 内不能恢复正常体位。
3. 本实验为定量测定药物的效价，精确性要求高，故各种操作均要认真仔细，各个环节要准确无误。
4. 测定 ED_{50} 和半数致死量（LD_{50}）可计算治疗指数、安全系数和药物效价。

七、思 考 题

1. 为减少实验误差，在实验中应注意哪些问题？
2. 简述 ED_{50}、LD_{50}、药物治疗指数及其测定意义。
3. 药物剂量对药物作用的影响有哪些？

（郑昌博　何　波）

实验五　药物对肝药酶的抑制作用

一、目 的 要 求

1. 观察药物对肝药酶的抑制作用。
2. 明确药物对肝药酶的抑制作用对临床用药的影响。

二、实 验 原 理

翻正反射：正常动物可保持站立姿势，如将其推倒或呈背位仰卧，动物会立即翻正过来，这种反射称为翻正反射。若中枢神经系统受到严重抑制，则翻正反射消失。镇静催眠药戊巴比妥钠能使动物的翻正反射消失。本实验以戊巴比妥钠的催眠时间作为肝药酶体内活性的标志，观察药物对肝药酶的抑制作用。氯霉素可抑制肝药酶活性，使戊巴比妥钠在肝微粒体的氧化代谢减慢，药物浓度增加，表现为戊巴比妥钠药理作用增强，以及催眠潜伏期缩短，催眠持续时间延长。

三、实 验 材 料

1. **动物**　昆明种小鼠，体重 18～22g，雌雄各半。
2. **药品**　0.8%氯霉素溶液、生理盐水、0.5%戊巴比妥钠溶液等。

3. 器材 1ml 注射器、烧杯等。

四、实验方法

1. 动物分组 取小鼠 4 只，称重，编号，随机分为对照组和实验组，观察一般活动情况、翻正反射等。

2. 给药

（1）实验组小鼠按 0.1ml/10g 腹腔注射 0.8% 氯霉素溶液；对照组小鼠按 0.1ml/10g 腹腔注射生理盐水。

（2）30min 后，两组小鼠按 0.1ml/10g 分别腹腔注射 0.5% 戊巴比妥钠溶液。

3. 翻正反射观察 观察并记录小鼠翻正反射消失和恢复的时间，填入表 3-8 中。

五、实验结果

计算戊巴比妥钠催眠潜伏期（从腹腔注射到翻正反射消失）和催眠持续时间（从翻正反射消失到翻正反射恢复）。

表 3-8 氯霉素对肝药酶的抑制作用

组别	催眠潜伏期	催眠持续时间
对照组（生理盐水）		
实验组（氯霉素）		

六、注意事项

1. 翻正反射消失的判断标准：小鼠四脚朝天离地后在 1min 内不能恢复正常体位。
2. 吸取氯霉素注射液的注射器应预先干燥，否则，氯霉素可能在注射器中析出结晶，并堵塞注射器吸头。
3. 实验室温度不应低于 20℃，否则戊巴比妥钠代谢缓慢，动物不易苏醒。

七、思考题

1. 药物和肝药酶抑制剂合用时应当注意什么？
2. 除了氯霉素以外，还有哪些药物是肝药酶抑制剂？

（周轶平）

实验六 卷烟的急性毒性实验

一、目的要求

1. 学习卷烟对小鼠的急性毒性实验。
2. 了解吸烟对人体的危害，通过实验结果来分析其作用机制。

二、实验原理

卷烟烟雾中含有 4000 多种化学物质，大部分对人体有害，其中对人体危害最大的是尼古丁、烟焦油、CO。尼古丁，又称烟碱，是一种无色透明的油状挥发性液体，有刺激性烟臭味。卷烟中尼古丁多，毒性大，是卷烟急性毒性的主要成分，对 N_1 和 N_2 受体及中枢神经系统均有作用。大剂量尼古丁会引起肌震颤、惊厥，甚至死亡；长期摄入尼古丁会使人产生依赖性（成瘾性）。

三、实 验 材 料

1. 动物 小鼠，体重 18～22g，雌雄各半。

2. 药品 生理盐水、卷烟、3%～5%苦味酸（动物编号标记用）、75%乙醇溶液等。

3. 器材 电子天平、自制水烟斗、打火机、1 ml 注射器、2 ml 注射器、小鼠笼、一次性消毒棉签等。

四、实 验 方 法

1. 动物分组编号 取小鼠 4 只，称重，编号（苦味酸），随机分为 2 组，每组 2 只。

2. 制备卷烟过滤液 向自制水烟斗内加入 3ml 生理盐水，将卷烟过滤嘴剪去 2/3，插入水烟斗里。连续快速吸完 2 支卷烟，制成卷烟过滤液。

3. 注射药物、观察现象 一组小鼠腹腔注射生理盐水 0.3ml/10g（75%乙醇溶液），另一组小鼠腹腔注射卷烟过滤液 0.3ml/10g。观察 30min 内小鼠的反应，包括呼吸（频率、幅度）、肌张力、嘴角和眼睛颜色、死亡与否。

五、实 验 结 果

将实验结果填入表 3-9、表 3-10。

表 3-9　卷烟对小鼠的急性毒性作用（小组结果）

组别	编号	体重（g）	给药量（ml）	给药后小鼠反应			
				呼吸(频率、幅度)	肌张力	嘴角和眼睛颜色	死亡与否
生理盐水	1						
	2						
卷烟过滤液	3						
	4						

表 3-10　卷烟对小鼠的急性毒性作用（全班结果）

组别	死亡动物数（只）	存活动物数（只）	合计
生理盐水			
卷烟过滤液			

六、注 意 事 项

1. 香烟过滤嘴需剪去 2/3。
2. 腹腔注射操作要规范。
3. 保持安静。

七、思 考 题

1. 卷烟有哪些长期毒性？

2. 卷烟过滤液致小鼠死亡的原因是什么?

（郭美仙）

实验七 最大给药量的测定

一、目的要求

1. 掌握最大耐受量实验测定的基本方法。
2. 熟悉动物实验的基本操作技术，掌握小鼠尾静脉注射法。

二、实验原理

最大耐受量（maximum tolerated dose，MTD）是指动物能够耐受的且不引起动物死亡的最高剂量。对于某些低毒的受试物可采用最大给药量法进行药物的急性毒性试验，即最大给药量实验。最大给药量实验在合理的最大给药浓度及给药容量的前提下，以允许的最大剂量给予实验动物，观察动物的反应，估计其能达到人用量的多少倍，从而对其安全性做出评估，为临床用药提供参考，也为开展药效学的研究提供科学依据。若某些药物用最大允许浓度和最大允许容量给予动物时仍未能测出 LD_{50}，可以做一次或一日最大耐受量测定，也可反映受试药的毒性情况。

三、实验材料

1. **动物** 小白鼠，体重 18~22g，雌雄各半。
2. **药品** 乌头煎剂（约 10%）、纯化水等。
3. **器材** 鼠笼、动物天平、1ml 注射器、钟罩、酒精棉球等。

四、实验方法

1. **预实验** 取健康未妊娠小白鼠若干只，雌雄分笼饲养，观察一周。保持实验室温度在 23~27℃，相对湿度 50%~70%，光照适度，通风良好环境洁净。专用饲料，自由饮水。实验时按性别、体重随机分为空白对照组（纯化水）及给药组（药物溶液），每组 2~4 只。根据经验或文献定出一个给药估计量，尾静脉注射，记录小鼠的死亡情况。如全死亡，则降低剂量；如全不死亡，则加大剂量再行摸索，直到找出一个动物全不死亡的最大剂量。

2. **正式实验** 根据预实验结果，取小鼠若干只，随机分为空白对照组（纯化水）及给药组（药物溶液），每组 2~4 只，实验当天（24h 内）参照上述给药浓度、给药体积、给药途径给药 1 次，实验观察 1h，记录小鼠给药后外观、行为、饮食、分泌物、排泄物等的变化及死亡情况。

3. **计算** 计算出总给药量（g/kg），并推算出小鼠最大耐受倍数，计算公式如下：

$$小鼠最大耐受倍数 = \frac{每只小鼠最大给药量}{小鼠平均体重} \times \frac{成人平均体重}{成人每日用量}$$

五、实验结果

实验结果填入表 3-11。

表 3-11　小鼠最大给药量实验的测定结果

组别	剂量（g/kg）	小鼠数量（n）	给药前反应	给药后反应
空白对照组				
给药组				

六、注 意 事 项

1. 可根据实际情况选用实验用药物；也可根据不同实验选择对被试因素敏感的动物，急性毒性实验常以小白鼠为实验动物。根据临床实验选择合适的给药途径，如静脉注射、腹腔注射、灌胃等。本次实验观察 1h，实际需连续观察 7～14 天，详细记录动物反应。

2. 在观察期间应注意保证食物、水、温度等生活条件，严防非被试因素引起的死亡。注射给药尤其是静脉注射时，要求 pH 和渗透压在可忍受范围之内，注射时间控制在 10～20s。

七、思 考 题

1. 最大耐受量是一个相对固定的值吗？
2. 最大给药量是不是一个固定的值？
3. 最大耐受量与 LD_{50} 的关系如何？

（张雪梅）

第四章 神经系统药物实验

实验八 有机磷酸酯类药物的中毒及其解救

一、目的要求

1. 熟悉有机磷酸酯类药物中毒的症状及其产生机制。
2. 掌握家兔有机磷酸酯中毒模型的建立方法。
3. 观察阿托品、碘解磷定对家兔有机磷酸酯类药物中毒的解救作用。

二、实验原理

1. 机体在正常情况下，神经末梢释放的乙酰胆碱（ACh）可迅速被胆碱酯酶（AChE）水解，从而避免了乙酰胆碱在体内的堆积。

2. 当有机磷酸酯类药物进入机体后，可与胆碱酯酶不可逆性结合，生成难以水解的磷酰化胆碱酯酶，使胆碱酯酶失去水解乙酰胆碱的能力，造成乙酰胆碱在体内的大量堆积，从而引起一系列的中毒症状。

（1）M 样中毒症状：出现较早，主要是副交感神经兴奋所致，包括如下症状。腺体：多汗、流泪、流涕、流涎。眼：瞳孔缩小、眼痛、视物模糊。呼吸系统：咳嗽、呼吸困难。消化系统：恶心、呕吐、腹痛、腹泻。泌尿系统：尿频、小便失禁。心血管系统：心率减慢、血压下降。

（2）N 样中毒症状：主要激动 N_2 受体所致，表现为肌肉颤动，继而出现肌无力和肌麻痹现象。

（3）中枢神经系统（CNS）中毒症状：先兴奋后抑制。

3. 中毒后抢救

（1）迅速清除毒物：使患者脱离有毒场所，洗胃、导泻等。

（2）应用解毒药物。

1）阿托品：M 受体阻滞药，通过阻断 M 受体，缓解 M 样中毒症状，对 N 样中毒症状肌肉震颤没有作用。

2）碘解磷定：胆碱酯酶复活药，主要与磷酰化胆碱酯酶结合生成复合物，后者裂解为磷酰化碘解磷定和胆碱酯酶，恢复胆碱酯酶的活性，水解堆积的乙酰胆碱；另外，它还可与游离的有机磷酸酯类结合，生成磷酰化碘解磷定，最终经尿排出体外。因此它可使各项中毒症状得到缓解，特别对于缓解肌肉震颤效果好。

三、实验材料

1. **动物** 家兔，体重 2～3kg。
2. **药品** 5%敌百虫溶液、0.05%硫酸阿托品溶液、2.5%碘解磷定溶液等。
3. **器材** 婴儿磅秤、测瞳孔尺、注射器（5ml、10ml、20 ml）、干棉球、滤纸、手套、口罩、家兔盒、酒精棉球等。

四、实验方法

1. **称重编号观察** 操作者戴好手套和口罩，取家兔 2 只，称体重，观察下列指标：活动情况、呼吸情况（频率、幅度、节律是否均匀）、瞳孔直径、用滤纸擦拭兔唇观察唾液分泌情况、大小便次数及性状、肌张力及有无肌震颤等，分别记录于表 4-1。

2. 耳缘静脉注射及观察 将两只家兔分别固定于家兔盒内，用酒精棉球擦拭耳缘静脉，经耳缘静脉注入 5%敌百虫溶液 1.5ml/kg，注毕，用干棉球止血，立即记录时间并密切观察上述各项指标的变化，加以记录。如 20min 后尚未出现中毒症状，可追加 1/3 剂量。

3. 中毒症状观察与解救 中毒症状明显（瞳孔缩小 1/2 或背部肌肉震颤明显）后立即给 1 号家兔静脉注射 0.05%硫酸阿托品溶液 4 ml/kg，给 2 号家兔静脉缓慢注射 2.5%碘解磷定溶液 2ml/kg，然后观测上述指标，观察比较两家兔中毒症状、消除的情况及两药解毒作用的特点。实验结束后，根据中毒症状考虑给两家兔分别补充注射碘解磷定和（或）阿托品以防家兔死亡，加用阿托品时最多到 2 倍，即 8ml/kg。

五、实 验 结 果

实验结果填入表 4-1。

表 4-1 有机磷酸酯类药物中毒与解救

家兔号	体重（kg）	观察阶段	活动情况	呼吸情况	瞳孔直径（mm）		唾液分泌情况	大小便次数及性状	肌张力及有无肌震颤
					左	右			
1		给药前							
		给 5%敌百虫溶液后							
		给 0.05%硫酸阿托品溶液后							
2		给药前							
		给 5%乱百虫溶液后							
		给 2.5%碘解磷定溶液后							

六、注 意 事 项

1. 有机磷农药静脉注射时中毒症状发生快，抢救必须及时，如经 15min 尚未出现中毒症状，可追加 1/3 的剂量。敌百虫亦可改用腹腔注射给药。这样对于初学者来说还可以保存完好的耳缘静脉以备抢救之用。

2. 敌百虫可经口、皮肤或呼吸道进入体内，手接触后应立即用自来水冲洗，勿用肥皂，因为敌百虫在碱性环境可转变为毒性更强的敌敌畏。实验室应保持良好的通风，实验后应妥善处理接触过敌百虫的器具。

3. 本实验系为分析阿托品和碘解磷定的解毒机制而设计。在临床实际应用中，须将阿托品和碘解磷定配合应用，才能获得最好的解毒效果。

4. 碘解磷定剂量过大时，其本身也能抑制胆碱酯酶的活性，从而加重毒性反应。

5. 要缓慢注射碘解磷定，否则容易导致动物呼吸抑制而死亡。

七、思 考 题

1. 有机磷酸酯类药物中毒治疗抢救原则有哪些？
2. 根据本次实验结果分析有机磷酸酯类药物中毒机制和碘解磷定、阿托品的解毒机制。

（纳 鑫）

实验九　药物对家兔眼瞳孔的作用

一、目的要求

1. 观察拟胆碱药和抗胆碱药对瞳孔的调节作用。
2. 了解传出神经系统药物的药理作用及其作用机制。

二、实验原理

虹膜内有两种平滑肌控制瞳孔大小，一种是瞳孔括约肌，受动眼神经的胆碱能神经支配，兴奋时瞳孔括约肌向眼中心方向收缩，使瞳孔缩小；另一种是瞳孔开大肌，受去甲肾上腺素能神经支配，兴奋时瞳孔开大肌向外周收缩，使瞳孔扩大。

毛果芸香碱是 M 受体激动药，能激动瞳孔括约肌上的 M 受体，产生缩瞳作用；阿托品是 M 受体阻断药，能阻断瞳孔括约肌上的 M 受体，产生扩瞳作用；去氧肾上腺素是 α 受体激动药，能兴奋瞳孔开大肌上的 α 受体，产生扩瞳作用。

三、实验材料

1. **动物**　家兔，体重 2～3 kg。
2. **药品**　1%硫酸阿托品溶液、1%硝酸毛果芸香碱溶液、1%盐酸去氧肾上腺素溶液等。
3. **器材**　剪刀、测瞳器、手电筒、1ml 注射器、家兔固定箱、电子天平等。

四、实验方法

1. 家兔瞳孔对光反射检测　将家兔 1 只放入家兔固定箱内，剪去眼睫毛，在自然光线下测量并记录其左右两眼正常瞳孔直径，然后打开手电筒，正对家兔眼照射，观察是否存在对光反射。若瞳孔缩小说明存在对光反射。

2. 家兔瞳孔给药　翻开家兔眼睑，按下列顺序给药，每只眼每次 2 滴：左眼 1%硝酸毛果芸香碱溶液，右眼 1%盐酸去氧肾上腺素溶液，15min 后测量家兔左、右两眼瞳孔直径和对光反射，之后马上在家兔左眼滴入 1%硫酸阿托品溶液，再过 15min 后测量家兔左右两眼瞳孔直径和对光反射，并记录实验结果。

五、实验结果

将实验结果填入表 4-2。汇总全班结果，求均值和标准差。

表 4-2　毛果芸香碱、阿托品和去氧肾上腺素对家兔眼瞳孔的影响

眼睛	瞳孔直径（mm）
左	给药前
	给 1%硝酸毛果芸香碱 15min 后
	给 1%硫酸阿托品 15min 后
右	给药前
	给 1%盐酸去氧肾上腺素 15min 后
—	

六、注意事项

1. 测量瞳孔直径时勿刺激角膜，以免影响瞳孔大小。

2. 滴药时应按压眼内眦部的鼻泪管 1～2min，使药液在眼内停留一段时间，同时减少药液进入鼻腔经鼻黏膜吸收。

3. 测量瞳孔直径时尽量保证光源角度和测量光线一致，减少实验误差。

七、思 考 题

1. 毛果芸香碱治疗青光眼的机制和作用特点是什么？
2. 药液若经鼻黏膜吸收会产生什么症状？

（熊 勇 曾广智）

实验十 热板法及乙酸扭体法观察药物的镇痛作用

一、目 的 要 求

1. 掌握热板法和乙酸扭体法筛选镇痛药物。
2. 观察阿司匹林、吗啡的镇痛作用区别。

二、实 验 原 理

1. 热板法 热刺激小鼠足部会使小鼠产生痛反应（即舔足反应），将小鼠置于一定温度的热板上可诱发此反应。以小鼠接触热板至舔后足所经历时间作为痛阈值即疼痛的指标，根据痛阈值的变化判断药物是否具有镇痛作用。

2. 乙酸扭体法 小鼠腹膜有广泛感觉神经分布，小鼠腹腔注射化学刺激剂（如乙酸溶液等）可刺激小鼠腹膜产生深部的、大面积的、较持久的疼痛刺激，致使小鼠产生特殊的扭体反应，扭体反应的判别标准：腹部收缩内陷加上臀部高起、躯体扭曲、后肢伸展这 3 项中任一项，且间隔 5s 以上出现可计为扭体 1 次，若 5s 内多次重复出现只记做 1 次，镇痛药物可抑制这种扭体反应。

三、实 验 材 料

1. **动物** 雌性小鼠，体重 18～22kg。
2. **药品** 0.1%盐酸吗啡溶液、1%阿司匹林溶液、0.8%乙酸溶液、生理盐水等。
3. **器材** 热板仪、鼠笼、小动物电子秤、注射器等。

四、实 验 方 法

方法 1 热板法

1. 编号称重及给药前痛阈值测定 雌性小鼠编号称重，将热板仪温度预定在（55±0.5）℃，将 3～30s 内有舔后足反应的小鼠（若小鼠不在此时间内做出舔后足的反应，剔除，换新的小鼠）置于热板仪内，小鼠从放入热板仪内到第一次舔后足的时间即为痛阈值。给药前测定 2 次，每隔 5min 测量 1 次，取平均值作为给药前痛阈时间，结果填在表4-3、表4-4 中。

2. 分组及给药

（1）学生分组：以 24 位学生的实验室为例，4 名同学为 1 组，可分为 6 组。

（2）小鼠分组：每组同学取预选合格的小鼠 3 只，随机编为 3 个号。1 号腹腔注射生理盐水 0.1ml/10g 体重；2 号腹腔注射 1%阿司匹林 0.1ml/10g 体重；3 号腹腔注射 0.1%盐酸吗啡 0.1ml/10g 体重。计算时，所有学生组的 1 号小鼠为生理盐水组，2 号小鼠为阿司匹林组，3 号小鼠为吗啡组，再计算均值。

3. 测定痛阈值 给药后 15min、30min 用热板仪（使用方法见附录三）测定痛阈值，温度

（55±0.5）℃，以小鼠舔后足作为观察指标，第一次舔后足时立即按下停止按钮，记录时间。若小鼠 60s 内无痛反应，立即取出，按 60s 记录。所有结果记录在表 4-3、表 4-4 中，分别计算各组给药后 15min 和 30min 的疼痛抑制百分率。

$$疼痛抑制百分率（\%）=\frac{给药后痛阈反应时间均值-给药前痛阈反应时间均值}{给药前痛阈反应时间均值}\times100\%$$

方法 2　乙酸扭体法

1. 编号称重观察

（1）学生分组：以 24 位学生的实验室为例，4 名同学为 1 组，可分为 6 组。

（2）小鼠分组：每组学生领取 3 只小鼠，随机编为 3 个号，所有学生组的 1 号小鼠为生理盐水组，2 号小鼠为阿司匹林组，3 号小鼠为吗啡组。

2. 给药及观察　注射给药，1 号小鼠注射等容量的生理盐水，2 号小鼠腹腔注射 1%阿司匹林溶液 0.1ml/10g，3 号小鼠腹腔注射 0.1%盐酸吗啡溶液 0.1ml/10g，30min 后，3 组小鼠分别腹腔注射 0.8%乙酸溶液 0.1ml/10g，观察并记录 20min 内各组出现扭体反应的动物数和扭体次数，实验结果填入表 4-5，将各实验小组的实验数据汇总，按下列公式计算药物疼痛抑制百分率和镇痛百分率。

$$疼痛抑制百分率（\%）=\frac{生理盐水组平均扭体次数-给药组平均扭体次数}{生理盐水组平均扭体次数}\times100\%$$

$$镇痛百分率（\%）=\frac{给药组无扭体反应的动物数-生理盐水组无扭体反应动物数}{生理盐水组扭体反应的动物数}\times100\%$$

五、实 验 结 果

1. 热板法实验结果　分别计算给药后 15min、30min 的抑制百分率。

表 4-3　给药后 15min 小鼠痛阈值（s）

学生组号	生理盐水组		阿司匹林组		吗啡组	
	给药前	给药后	给药前	给药后	给药前	给药后
I						
⋮						
VI						
平均值						

1. 生理盐水组 15min 疼痛抑制百分率：　　　　2. 阿司匹林组 15min 疼痛抑制百分率：

3. 吗啡组 15min 疼痛抑制百分率：

表 4-4　给药后 30min 小鼠痛阈值（s）

学生组号	生理盐水组		阿司匹林组		吗啡组	
	给药前	给药后	给药前	给药后	给药前	给药后
I						
⋮						
VI						
平均值						

1. 生理盐水组 30min 疼痛抑制百分率：　　　　2. 阿司匹林组 30min 疼痛抑制百分率：

3. 吗啡组 30min 疼痛抑制百分率：

2. 乙酸扭体法实验结果

表 4-5　药物对乙酸所致小鼠扭体反应的影响

学生组号	生理盐水组扭体次数	阿司匹林组扭体次数	吗啡组扭体次数
I			
⋮			
VI			
平均值			
发生扭体反应动物数			

生理盐水组疼痛抑制百分率：　　　　　　　生理盐水组镇痛百分率：

阿司匹林组疼痛抑制百分率：　　　　　　阿司匹林组镇痛百分率：

吗啡组疼痛抑制百分率：　　　　　　　　吗啡组镇痛百分率：

六、注 意 事 项

在进行具体实验教学时，热板法和乙酸扭体法可只选一个方法开展，也可两个方法都选，以 6 组同学的实验室为例，可 3 组做热板法，3 组做乙酸扭体法。

1. 热板法注意事项

（1）热板法必须用雌性小鼠，雄性小鼠易烫伤睾丸，影响实验结果。

（2）痛阈反应时间超过 60s 应立即取出以免烫伤足部。

（3）室温以 15℃左右为宜，过低反应迟钝，过高则敏感。

（4）镇痛百分率大于 50%时，才能认为有镇痛效力。

（5）由于有筛选过程，需多领取一些小鼠备用。

2. 乙酸扭体法注意事项

（1）0.8%乙酸溶液在临用时配制为宜，存放过久，可使作用减弱。

（2）致痛剂腹腔注射的部位和操作技术应力求一致。

（3）将给药组与生理盐水组相比，在药物使小鼠扭体反应发生率减少 50%以上时，才能认为其有镇痛作用。

（4）室温以 20℃为宜，室温低时，小鼠扭体次数减少。

（5）动物的疼痛反应个体差异较大，因此实验动物越多结果越可靠。

七、思 考 题

吗啡与阿司匹林的镇痛作用各有什么特点？

（纳　鑫）

实验十一　镇静催眠药的协同作用和对抗中枢兴奋药的作用

一、目 的 要 求

1. 通过观察给予不同药物后的反应结果，认识药物相互作用的协同作用和拮抗作用。
2. 学习镇静催眠药的筛选方法和评价指标。

二、实 验 原 理

两种或两种以上药物同时应用时如果药物效应加强，称为协同作用；若药物效应减弱或消除，则为拮抗作用。地西泮和戊巴比妥钠通过抑制中枢神经系统功能，引起镇静催眠作用。镇静催眠药与其他中枢抑制剂合用时产生协同作用，中枢抑制作用增强，加重嗜睡、昏睡、呼吸抑制、昏迷，严重者可致死亡，且可对抗中枢兴奋药引起的惊厥行为。尼可刹米为延髓兴奋药，对呼吸中枢有直接兴奋作用，可增加自主活动。

三、实 验 材 料

1. **动物**　小鼠，体重 18～22g，同一性别。
2. **药品**　0.04%地西泮溶液、0.2%戊巴比妥钠溶液、2.5%尼可刹米溶液等。
3. **器材**　注射器、天平、钟罩、鼠笼、镊子等。

四、实 验 方 法

1. **动物编号**　小鼠饲养于通风良好的动物实验室，自由摄食和饮水。取小鼠 5 只，编号、称重。
2. **给药**　1 号鼠腹腔注射 0.04%地西泮溶液 0.8mg/10g（0.2ml/10g）；2 号鼠腹腔注射 0.2%戊巴比妥钠溶液 0.4mg/10g（0.2ml/10g）；3 号鼠先腹腔注射 0.04%地西泮溶液 0.8mg/10g，10min 后再腹腔注射 0.2%戊巴比妥钠溶液 0.4mg/10g；4 号鼠皮下注射 2.5%尼可刹米溶液 0.98mg/10g（0.2ml/10g）；5 号鼠先腹腔注射 0.04%地西泮溶液 0.8mg/10g，10min 后再皮下注射 2.5%尼可刹米溶液 0.08mg/10g。
3. **记录结果**　将 5 只鼠分别置于钟罩内，观察小鼠自主活动变化情况，是否出现镇静或睡眠现象，记录出现的药物反应及最终结果。

五、实 验 结 果

将实验结果填入表 4-6。

表 4-6　药物协同作用及拮抗作用结果

小鼠编号	性别	体重（g）	第一次给药		第二次给药		两药相互作用类型
			药物及剂量（mg/kg）	给药后反应	药物及剂量（mg/kg）	给药后反应	
1							
⋮							
5							

六、注 意 事 项

1. 注射药物品种多，每次注射应更换注射器，以免影响药效。
2. 镇静催眠药均属于中枢抑制剂，动物实验时其作用往往不能区分。镇静作用主要以自发活动减少为指标；催眠作用则以动物的共济失调为指标，当环境安静时，可以逐渐入睡。翻正反射的消失可以代表催眠作用，又可反映催眠药的麻醉作用。
3. 实验环境需安静，室温以 20～25℃为宜，实验前适应环境至少 7 天。

七、思 考 题

1. 根据实验结果，联系理论知识，分析镇静催眠药在临床应用过程中应注意哪些问题。
2. 给小鼠预先注射地西泮对于戊巴比妥钠和尼可刹米的药理作用各有何种影响？

（张雪梅）

第五章 心血管系统药物实验

实验十二 异丙肾上腺素和普萘洛尔对离体蛙心的作用

一、目 的 要 求

1. 学习离体蛙心灌注法。
2. 观察异丙肾上腺素和普萘洛尔对心脏作用的差异。

二、实 验 原 理

心脏的受体主要为 β 受体，异丙肾上腺素和普萘洛尔分别为 β 受体激动药和 β 受体阻滞药。异丙肾上腺素与心脏上的 $β_1$ 受体结合，产生兴奋作用，引起心率加快、心肌收缩力增强。普萘洛尔与心脏上的 $β_1$ 受体结合，阻断激动药对心脏的兴奋作用。将蛙心离体后，加入影响心脏功能的药物可直接观察药效。

三、实 验 材 料

1. **动物** 蛙或蟾蜍（70g 以上）。
2. **药品** 林格液、0.01%异丙肾上腺素溶液、0.01%普萘洛尔溶液等。
3. **器材** BL-420 生物机能实验系统、张力换能器、蛙板、蛙钉、毁髓针、蛙心插管、蛙心夹、手术器械（手术剪、手术镊、眼科剪、眼科镊）、棉线、滴管、铁支架、长柄木夹、试管夹、小镊子等 。

四、实 验 方 法

1. 离体蛙心标本制作

（1）取蛙或蟾蜍 1 只，用毁髓针破坏脑及脊髓，置于蛙板上。打开胸腔，剪破心包膜，暴露心脏。

（2）用小镊子夹起心包膜，沿心轴剪开心包膜，仔细辨认心房、心室、动脉圆锥、主动脉、静脉窦、前后腔静脉等。

（3）在右主动脉下穿一根线并结扎，在结扎线远端剪断右主动脉。在左主动脉下穿两根线，用一根线结扎左主动脉远心端，另一根线置主动脉下备用。提起左主动脉远心端结扎线，用眼科剪在左主动脉靠近动脉圆锥处剪一小斜口，将盛有少量林格液的蛙心插管由此口插入主动脉，插至动脉圆锥时略向后退，在心室收缩时，向心室后壁方向插，经主动脉瓣插入心室腔内，不可插入过深，以免心室壁堵住插管下口；插管若成功进入心室，管内液面会随着心室搏动而上下移动（图 5-1）。用左主动脉近心端的备用线结扎插管并将结扎线固定于插管侧面的小突起上。于结扎线远心端剪断左主动脉。

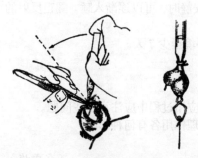

图 5-1 离体蛙心的制备

（4）轻轻提起插管及心脏，用线环绕心脏下相连的全部组织并于尽可能低（保留静脉窦）的位置结扎，以阻断左右肺前后腔静脉等。在结扎处下方剪断相连组织而将心脏离体。用滴管吸净插管内血液，加入新鲜林格液，反复数次，直至液体完全澄清。保持灌流，液面高度恒定（1～2cm），即可进行实验。

2. 固定蛙心插管，调整前负荷　用试管夹将蛙心插管固定于铁支架上，将连于蛙心夹的线经滑轮悬挂于张力换能器，适当调整前负荷即可记录。

3. 启动 BL-420 生物机能实验系统　选择实验项目中循环实验的蛙心灌流。G、T、F 采用默认值，必要时可调节 G 的放大倍数。扫描速度根据波型进行调节（仪器详细使用方法见附录一）。

4. 观察试验，记录实验数据　记录一段正常心搏曲线后，观察心脏的收缩幅度、频率、节律。然后依次换加下列药液。

（1）0.01%异丙肾上腺素溶液 2 滴，观察并记录心脏的活动变化。

（2）待心搏曲线的幅度明显加大时，逐滴加入 0.01%普萘洛尔溶液，观察并记录心脏的活动变化。

五、实　验　结　果

1. 剪贴或复制心脏的收缩曲线，图下注明异丙肾上腺素和普萘洛尔对心脏的收缩幅度、频率等作用，并分析作用机制。

2. 将本小组的实验结果填入表 5-1。汇总全班结果，求均值和标准差。

表 5-1　异丙肾上腺素和普萘洛尔对离体蛙心的作用（小组结果）

观察阶段	心率（次/分）	心脏收缩力（g）
给药前		
给予 0.01% 异丙肾上腺素溶液后		
给予 0.01% 普萘洛尔溶液后		

六、注　意　事　项

1. 认真识别两栖类动物心脏结构，蛙心正常起搏点是静脉窦（哺乳动物是窦房结），切勿损伤起搏点。

2. 保持离体心脏外部湿润，但是不要让灌流液滴到张力换能器上。

3. 套管内林格液的液面高度应保持恒定。

七、思　考　题

1. 普萘洛尔的临床应用有什么？

2. 低钙林格液、高钙林格液分别对离体蛙心有什么影响？

（李春艳）

实验十三　肾上腺素对家兔血压作用的翻转

一、目　的　要　求

1. 掌握测量家兔血压的相关实验技能。

2. 观察肾上腺素对血压的影响。

二、实 验 原 理

肾上腺素是 α、β 受体激动药，可产生较强的 α、β 激动作用。激动血管 α 受体时，血管收缩；激动血管 β_2 受体时，血管舒张。体内各部位血管均分布不同密度或不同亚型的肾上腺素受体，因此，用药剂量及血管平滑肌上 α 与 β_2 受体分布密度决定了肾上腺素对血管的作用。

例如，肝脏和骨骼肌的血管平滑肌上 β_2 受体占优势，那么肾上腺素舒张血管作用明显；肾和胃肠道等器官的血管平滑肌 α 受体在数量上占优势，因此血管在肾上腺素的作用下显著收缩。所以较大剂量静脉注射时，血管收缩使舒张压和收缩压都会上升。

肾上腺素作用的翻转是指：α 受体阻滞药（如实验所用的酚妥拉明或氯丙嗪）选择性阻断了与血管收缩有关的 α 受体，导致肾上腺素对 α 受体的缩血管效应被取消，而 β_2 受体的舒张血管作用此时充分表现出来，产生抗高血压作用。

三、实 验 材 料

1. 动物 家兔，体重 2～3kg。

2. 药品 3%戊巴比妥钠、生理盐水、肝素-生理盐水、0.001%盐酸肾上腺素溶液、1mg/kg 酚妥拉明溶液（或 0.3%氯丙嗪溶液）。

3. 器材 BL-420 生物机能实验系统（仪器详细使用方法见附录一）、哺乳类动物手术器械、压力换能器、玻璃分针、注射器、静脉输液管、动脉插管、动脉夹、丝线、5 号注射针头、小烧杯、万能支柱、眼科剪等。

四、实 验 方 法

1. 麻醉与固定 取家兔称重后自耳缘静脉缓慢注射 3%戊巴比妥钠（1ml/kg）麻醉，仰卧位固定。

2. 连接实验装置 将压力换能器连接到任意一输入通道，用橡皮管连接动脉插管，使用含肝素-生理盐水的注射器驱除动脉插管及与其相通的橡皮管和压力换能器压力腔内的所有空气。随后封闭压力换能器的侧管和动脉插管三通侧管，移除注射器，若系统内液体未见减少，表明该系统无漏气现象，留待进行颈总动脉插管。

3. 手术

（1）减去家兔颈部毛，沿颈部中线切开皮肤 5～8cm，钝性分离并暴露颈部外静脉，进行插管，连接静脉输液装置。输入肝素-生理盐水致家兔全身血液肝素化。同时慢速输入生理盐水，保持输液通道通畅。实验药物均通过输液通道输入。分离颈总动脉，穿双线备用。

（2）在单侧颈总动脉远心端处结扎以完全阻断血流，用动脉夹夹住其近心端，暂时起阻断血流的作用。动脉夹与结扎处间隔越长越好，至少为 3cm。应用眼科剪在靠结扎处开口。以向心方向将内含肝素的动脉插管插入，并固定于与此连接三通的侧管上，防止其滑脱。

4. 启动 BL-420 生物机能实验系统

（1）开启 BL-420 生物机能实验系统。

（2）从软件主界面菜单条的实验菜单中，选择关闭不使用通道，并选择动脉血压调节项。

（3）在软件主界面适当调整各相关参数。

（4）通过操作工具条按钮进行开始、暂停和停止实验等操作测定家兔血压，并保存试验数据。

5. 给药

（1）静脉注射 0.001%盐酸肾上腺素溶液 0.1ml/kg（注入后输注少量生理盐水），观察并记录血压变化。

（2）用药 2min 后再静脉注射 1mg/kg 酚妥拉明溶液（或 0.3%氯丙嗪溶液）0.1ml/kg（注入后输注少量生理盐水），观察并记录血压变化。

记录实验数据，根据血压变化，分析 α 受体阻滞药对肾上腺素升压作用的影响，并编辑打印处

理血压变化曲线。

五、实 验 结 果

记录给药前（正常血压）、注射肾上腺素和酚妥拉明（或氯丙嗪）后2min内血压变化曲线，根据曲线描述血压变化趋势，分析α受体阻滞药对肾上腺素升压作用的影响（图5-2）。

给药前家兔血压：_____

注射肾上腺素后家兔血压：_____

注射酚妥拉明（或氯丙嗪）后家兔血压：_____

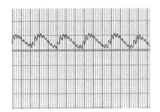

给药前血压变化

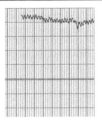

注射肾上腺素后血压变化

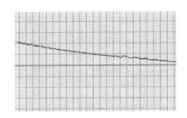

注射酚妥拉明后血压变化

图 5-2　给药前后家兔血压变化（实验参考曲线）

六、注 意 事 项

1. 酚妥拉明（或氯丙嗪）需缓慢注射，静脉注射肾上腺素时因容积小，故注射速度要快。

2. 注入药物后，再滴注少量生理盐水是为了使输液管内的药物全部输入体内，以保证药物作用充分发挥。

七、思 考 题

1. 根据实验结果，试分析肾上腺素及酚妥拉明（或氯丙嗪）对血压影响的机制。

2. 什么是"肾上腺素作用的翻转"？有何临床意义？

（郑昌博）

实验十四　药物抗心律失常的作用

一、目 的 要 求

1. 学习动物心电图的记录方法。

2. 观察利多卡因对氯化钡引起的心律失常的作用。

二、实 验 原 理

氯化钡能增加浦肯野纤维对 Na^+ 的通透性，促进 Na^+ 内流，并可能抑制 K^+ 外流，使动作电位 4 相自发除极速率加快，促成异位自律性增高，表现为室性期前收缩、二联律、室性心动过速、心室颤动等。利多卡因能轻度抑制 Na^+ 内流并促进 K^+ 外流，故对氯化钡所致心律失常模型有治疗作用。

三、实 验 材 料

1. 动物 大鼠，体重 180～220g，雌雄不限。
2. 药品 25%乌拉坦溶液、0.4%氯化钡溶液、0.5%利多卡因溶液、生理盐水等。
3. 器材 BL-420 生物机能实验系统、电子天平、动物手术台、心电换能器、针形电极、注射器、针头、头皮针、棉球、棉线。

四、实 验 方 法

1. 动物麻醉、连接心电图 在 BL-420 生物机能实验系统"实验项目"菜单中选择所需实验模块，预设各项参数，点击"暂停"按钮。取健康大鼠 1 只，称重，腹腔注射 25%乌拉坦溶液，0.4 ml/100g。将大鼠用棉线仰卧位固定于手术台上，将针形电极分别插入大鼠四肢前侧皮下：右前肢—红色，左前肢—黄色，左后肢—绿色，右后肢—蓝色。用生理盐水润湿电极与大鼠四肢前侧皮下（仪器详细使用方法见附录一）。

2. 记录 II 导联心电图 点击"开始"按钮，待心电信号稳定后，记录 II 导联心电图，然后按下列方法给药并作标记。

（1）由舌下静脉注射（或股静脉注射）0.4%氯化钡溶液 1ml/100g（快速推注），立即出现心律失常（多为室性心动过速或室性期前收缩，约持续 20min 恢复窦性心律），注射后于 1min、3min、5min、7min、9min、11min 记录心电图，每次 10s，直至心律恢复正常，记录心律失常维持时间。

（2）待心律恢复正常后，再过 10min 舌下静脉注射（或股静脉注射）0.5%利多卡因溶液 0.1ml/100g，5min 后再由舌下静脉注射（或股静脉注射）0.4%氯化钡溶液 1ml/100g（快速推注），并用同样的方法记录心电图及心律失常维持时间。

五、实 验 结 果

记录给药后不同时间点的动物心电图段落，对实验结果进行编辑整理，然后打印。

六、注 意 事 项

1. 针形电极不要插入肌肉或损伤神经血管。
2. 氯化钡需新鲜配制，且快速给药；利多卡因需缓慢注射。
3. 氯化钡给药后出现心律失常较快，需及时记录。第一次注射氯化钡 30min，如果心律失常尚未恢复可接着注射利多卡因，心能很快恢复。
4. 氯化钡诱发的大鼠心律失常模型一般可持续 15min 以上。

七、思 考 题

1. 抗心律失常药分为哪几类？
2. 有哪些药物可以制作动物心律失常模型？

（王 莹）

实验十五　利尿药及脱水剂对家兔尿量的影响

一、目的要求

1. 掌握利尿药筛选动物模型的建立方法。
2. 观察利尿药及脱水剂对家兔尿量的影响。

二、实验原理

利尿药是指直接作用于肾脏，能够促进水及电解质排泄，使尿量增加的药物。按药物的效力，可分为高效利尿药、中效利尿药和低效利尿药。高效利尿药主要作用于肾脏的髓袢升支粗段，抑制 Na^+、K^+-$2Cl^-$转运体，使原尿中的 NaCl 浓度升高，髓袢升支重吸收 Na^+减少，降低髓袢周围的髓质高渗状态，使邻近集合管中水分不易扩散外出，使肾脏浓缩尿的功能受阻，从而产生强大的利尿作用；中效利尿药主要抑制远曲肾小管近端对 Na^+、Cl^-的重吸收，并对碳酸酐酶有微弱的抑制作用；低效利尿药主要是作用于肾脏的远曲小管的 Na^+-K^+的交换过程，干扰醛固酮的保钠排钾作用，使尿液中 Na^+、Cl^-增多而利尿。

脱水剂是不易代谢的低分子量化合物，静脉注射后，在血浆、肾小球滤液和肾小管内原尿中形成高渗透压，阻止肾小管对原尿的重吸收而达到利尿作用。因此，此类药也被称为渗透利尿药。

三、实验材料

1. **动物**　家兔，体重 2～3kg。
2. **药品**　1%呋塞米溶液、20%甘露醇溶液、3%戊巴比妥溶液、生理盐水等。
3. **器材**　膀胱插管、手术台、手术刀柄、手术刀片、手术剪、缝合线、5ml 注射器、7#头皮针、烧杯、秒表、纱布等。

四、实验方法

1. **灌胃给水**（水负荷）　取家兔 1 只，称重后，用生理盐水按 40ml/kg 剂量进行灌胃（或实验过程中按 15 滴/分持续静脉滴注生理盐水）。灌胃时注意避免灌至气管内，插管时沿家兔上腭插入，直到插入困难为止，先将灌胃管外端浸入水中，若有气泡冒出，说明误插入气管，立即拔出胃管重新插管。

2. **动物麻醉**　用 3%戊巴比妥溶液，按 0.8ml/kg 的剂量经耳缘静脉注射给药，注射过程中要注意：缓慢注射，随时观察角膜反射，当角膜反射消失立即停止注射。

3. **膀胱插管**　将家兔仰卧位固定在手术台上，剪去下腹部毛，于耻骨联合上方切开皮肤 4～5cm，并沿腹白线剪开肌肉，暴露膀胱，在少血管区做切口，插入膀胱插管后，穿线打结固定插管，插管中预先填充生理盐水（图5-3）。

4. **尿量记录**

（1）记录正常尿量（滴/2min），剔除前 2min 的尿液，再每 2min 记录一次尿量，连续记录 10min。

（2）分 2 次自耳缘静脉注射 0.4ml/kg 剂量的 1%呋塞米溶液及等剂量的 20%甘露醇溶液，分别记录给药后每 2min

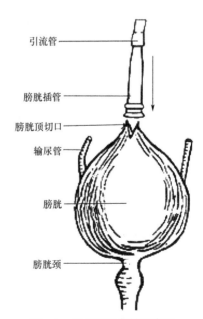

引流管

膀胱插管

膀胱顶切口

输尿管

膀胱

膀胱颈

图 5-3　家兔膀胱插管示意图

内的尿量，记录 2min、4min、6min、8min、10min、12min、14min、16min、18min、20min 时尿量（滴/2min），共计观察 20min。

注意：
1. 第一次给药后需等家兔尿量基本恢复正常后再进行第二次给药，避免药物协同作用。
2. 观察过程中用生理盐水浸湿纱布，保护手术伤口。

五、实 验 结 果

将各组实验结果填入表 5-2，计算全班数据的平均值及标准差。

表 5-2 利尿药及脱水利尿药对家兔尿量影响

观察阶段	尿量（滴/2min）										
	0min	2min	4min	6min	8min	10min	12min	14min	16min	18min	20min
正常（给药前）											
给予 1%呋塞米溶液后											
给予 20%甘露醇溶液后											

六、注 意 事 项

1. 手术过程中应注意判断胃管插入的位置。
2. 手术过程中应注意判断麻醉的深浅。
3. 手术过程中避免过度牵拉膀胱。

七、思 考 题

1. 呋塞米和甘露醇在增加尿量的机制上有什么不同？
2. 高效利尿药在临床上主要的不良反应有哪些？应如何预防？

（罗　敏）

实验十六　可乐定降压作用原理分析
一、目 的 要 求

1. 学习急性测量动物血压的方法。
2. 分析可乐定的降压作用机制。

二、实 验 原 理

可乐定的降压机制主要在中枢，通过激动延髓背侧孤束核次级神经元突触后膜的 α_2 受体和延髓嘴端腹外侧区嘴部的咪唑啉 I_1 受体，使外周交感神经活性降低；同时在外周也有作用，通过激动外周交感神经突触前膜的 α_2 受体，负反馈抑制去甲肾上腺素的释放，起到降压作用。通过不同途径给予可乐定可判断其降压作用部位，用相应的受体阻断药阻断交感神经节前纤维可推测可乐定的降压作用机制。

三、实 验 材 料

1. 动物　家兔，体重 2～3 kg，雌雄不限。

2. 药品　0.01%可乐定溶液、0.1%育亨宾溶液、20%乌拉坦溶液、50U/ml 肝素溶液、生理盐水等。

3. 器材　BL-420 生物机能实验系统、压力换能器、三通管、钝刀、胶布、动脉插管、动脉夹、小儿头皮针、手术器械、脑室穿刺针、注射器、骨钻、气管插管、纱布、棉线、眼科剪等。

四、实 验 方 法

1. 启动 BL-420 生物机能实验系统　双击桌面上生物机能实验系统图标，进入系统，点击菜单条中的"实验项目"，选择"药理学实验模块"中的血压测量，点击工具条中的"暂停"按钮，暂停记录。点击菜单条中的"设置"，对其中的"实验人员"和"实验相关数据"进行修改。在"通用实验标记"栏输入本实验需观察的药物的名称、给药途径及剂量作为实验标记。将动脉插管、三通管、压力换能器连接好并将其充满 50U/ml 肝素溶液，排尽管道内的气泡。与此同时点击工具条中的"开始"按钮，有信号记录后，调节负荷（从另一"三通管"处注入一定量 50U/ml 肝素溶液），使血压值为（100±10）mmHg，点击"暂停"按钮，暂停记录（仪器详细使用方法见附录一）。

2. 动物麻醉　取家兔 1 只，称重，自耳缘静脉缓慢注射 20%乌拉坦溶液麻醉动物，给药体积为 5ml/kg。

3. 头部手术　将家兔俯卧固定于手术台，剪去头部皮肤，以两后眼角连线为中心，作一矢状切口（长度 3cm）。用钝刀刮去筋膜，暴露冠状缝，以冠状缝与矢状缝的交点为中心，用骨钻在左右两侧各钻一小孔，每个孔距中心 4mm，用作脑室内注射用。之后用生理盐水湿润的纱布覆盖伤口备用。

4. 颈部手术　将家兔背位固定于手术台上，剪去颈部皮肤，正中切开颈部皮肤，分离气管，在上方做"T"形切口，插入气管插管并向心脏方向推进一段，棉线固定插管。在胸锁乳突肌与气管之间分离出左右颈总动脉，左侧颈总动脉备用。双线结扎右侧颈总动脉远心端以阻断血流，用动脉夹夹闭动脉近心端，在结扎处与动脉夹中间的颈总动脉上用眼科剪剪一楔形切口，插入事先充满肝素的动脉插管，并通过三通管与压力换能器连接，以便记录血压，见图 5-4。

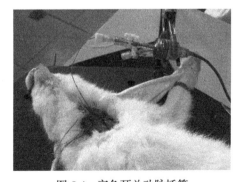

图 5-4　家兔颈总动脉插管

5. 给药、记录血压　选择一侧股静脉，插入充有生理盐水的小儿头皮针，用胶布固定针头部位。准备完毕后，点击 BL-420 生物机能实验系统工具条中的"开始"按钮，描记一段正常血压曲线，然后按下列顺序给药并标记，观察并记录血压的变化。（每次给药后立即注入 0.2ml 生理盐水，将余药冲入血管内，随即观察血压的变化。待药物作用消失后，再给下一个药物。）

（1）从股静脉注射 0.01%可乐定溶液 0.2ml，观察 10min。

（2）从头部小孔缓慢注射 0.01%可乐定溶液 0.2ml，留针 2min 后拔出针头，观察血压。

（3）待降压作用明显后（降低 40mmHg），立即静脉注射 0.1%育亨宾溶液 0.2ml 作用 2min 观察血压变化；再从头部小孔缓慢注射 0.01%可乐定 0.2ml 观察血压变化。

五、实 验 结 果

记录每一种药物前后血压变化曲线，对实验结果进行编辑整理，然后打印。

六、注 意 事 项

1. 麻醉不可过深，以免血压过度下降，如果麻醉剂量不足可追加，每次不超过原有剂量的 1/4。
2. 头部钻孔要垂直于颅面。
3. 所有插管内应预先加入肝素，防止凝血。
4. 分离颈总动脉时尽量减少对气管及迷走神经的刺激，减少手术过程中的出血。

七、思 考 题

1. 实验中各步骤引起血压变化的作用机制是什么？
2. 比较可乐定中枢降压和外周降压的效果，并解释两种降压机制？

（沈　磊）

实验十七　普萘洛尔对小鼠常压耐缺氧能力的影响

一、目 的 要 求

1. 观察普萘洛尔对提高小鼠耐缺氧能力的作用。
2. 了解用小鼠进行耐缺氧实验的方法。

二、实 验 原 理

缺氧是临床常见的病理现象，机体对缺氧的耐受能力取决于机体的代谢耗氧率和代偿能力。异丙肾上腺素是经典的 β 受体激动药，它能够激活主要分布在心肌细胞上的 $β_1$ 受体，对心肌产生正性作用，使心肌兴奋性增高，进而导致心肌收缩力增强、心率加快、传导加速、心排血量增多，并明显增加心肌耗氧量等反应，同时还可以促进糖原和脂肪的分解，增加组织耗氧量。

普萘洛尔为 β 受体阻断药，可阻断心脏 $β_1$ 受体，使心率减慢，心肌收缩力减弱，心排血量减少，传导减慢，心肌耗氧量下降，并可抑制糖原和脂肪分解，减少组织耗氧量。

三、实 验 材 料

1. 动物　昆明种小鼠，体重 18～22g，单一性别。
2. 药品　0.2%盐酸普萘洛尔溶液、生理盐水、0.05%异丙肾上腺素溶液、钠石灰、凡士林、苦味酸溶液等。
3. 器材　注射器、烧杯、电子天平、鼠笼、250ml 广口瓶、纱布等。

四、实 验 方 法

1. 动物分组编号　取小鼠 9 只，随机分为空白对照组（第Ⅰ组）、模型对照组（第Ⅱ组）和普萘洛尔给药组（第Ⅲ组），每组 3 只，编号、称重，观察并记录其正常行为表现。

2. 缺氧模型的建立及给药　第Ⅰ组小鼠腹腔注射生理盐水，第Ⅱ组和第Ⅲ组小鼠腹腔注射 0.05%异丙肾上腺素溶液，给药体积皆为 0.2ml/10g 体重，给药后观察并记录各组小鼠状态。15min 后，第Ⅰ组和第Ⅱ组小鼠腹腔注射生理盐水，第Ⅲ组小鼠腹腔注射 0.2%盐酸普萘洛尔溶液，给药体积皆为 0.2ml/10g 体重，给药后观察并记录各组小鼠状态。第二次给药 5min 后，取 250ml 玻璃磨砂广口瓶，瓶内分别放入 6g 用纱布包裹的新鲜钠石灰，每瓶内放入小鼠 1 只，迅速盖上玻璃瓶盖，观察小鼠活动，同时记录各小鼠死亡时间，并将实验结果填入表 5-3 中。

五、实 验 结 果

表 5-3　普萘洛尔对小鼠常压耐缺氧能力的影响

组别	编号	体重（g）	第一次给药		第二次给药		存活时间（min）
			药物	给药剂量（mg/kg）	药物	给药剂量（mg/kg）	
Ⅰ							
Ⅱ							
Ⅲ							

六、注 意 事 项

1. 小鼠腹腔注射部位靠左下腹，勿损及肝脏。避免将药液注入肠腔或膀胱，给药量要准确。
2. 缺氧瓶必须完全密闭不漏气，可用凡士林涂在瓶口。
3. 注意室温，保持在 25℃左右。

七、思 考 题

1. 总结普萘洛尔对小鼠常压耐缺氧能力影响的作用机制。
2. 实验中钠石灰的作用是什么？
3. 除了普萘洛尔，还有哪些药物能够提高小鼠耐缺氧能力？还有什么方法可以用于检测药物的常压耐缺氧能力作用？

（祁艳艳　曾广智）

实验十八　药物对凝血时间的影响
一、目 的 要 求

1. 学习低凝血症动物模型的建立方法。
2. 观察药物对凝血时间的影响。

二、实 验 原 理

华法林钠是香豆素类抗凝剂的一种，可以抑制维生素 K 参与凝血因子 Ⅱ、Ⅶ、Ⅸ、Ⅹ在肝脏的合成，但对血液中已有的凝血因子 Ⅱ、Ⅶ、Ⅸ、Ⅹ并无抑制作用。因此，华法林钠不能作为体外抗凝药使用，体内抗凝也需要有活性的凝血因子消耗后才能有效，起效后作用和维持时间亦较长。利用华法林钠可以制作低凝血症的病理模型来测试促凝血药的作用。

三、实 验 材 料

1. **动物**　小鼠，体重 18～22g，雌雄各半。
2. **药品**　蒸馏水、生理盐水、0.25%华法林钠混悬液、1%维生素 K_1 溶液、苦味酸溶液等。
3. **器材**　1 ml 注射器、灌胃针头、秒表、眼科弯镊、载玻片、大头针、玻璃毛细管（内径 1mm，10 cm）、小鼠笼、手术器械等。

四、实 验 方 法

1. **动物分组编号**　取小鼠 6 只，称重，编号，随机分为 3 组，每组 2 只。

2. 低凝血症动物模型建立　正常组小鼠灌胃给予蒸馏水 0.2ml/10g；模型组、实验组小鼠均灌胃给予 0.25%华法林钠混悬液 0.2ml/10g。

3. 测定凝血时间　16h 后，正常组、模型组小鼠均腹腔注射生理盐水 0.2ml/10g，实验组小鼠腹腔注射 1%维生素 K_1 溶液 0.2ml/10g。再过 8h 采用玻片法或毛细玻管法测定凝血时间。

（1）玻片法：用眼科弯镊迅速摘去小鼠一侧眼球，即有血液流出，于载玻片两端，各滴一滴血，血滴直径约 5mm，立即用秒表计时，用清洁大头针自血滴边缘向里每隔 30s 轻轻挑动一次，并观察是否有血凝丝挑起。从采血开始至挑起血凝丝为止，所用时间即为凝血时间，另一端血滴重复实验（同时进行）。取两端平均值为该鼠的凝血时间。

（2）毛细玻管法：用内径 1mm 玻璃毛细管插入小鼠眼内肌球后静脉丛，深 4～5mm，轻轻转动再缩回。自血液流入管内，开始用秒表计时，血液注满后，取出毛细管平放于桌上，每隔 30s 折断两端毛细管 3～5mm，并缓慢向左右拉开，观察折断处是否有血凝丝出现。从毛细管采血开始至凝血丝出现的时间，即为凝血时间，两端数据的平均值，即为该鼠的凝血时间。

五、实 验 结 果

将实验结果填入表 5-4、表 5-5。

表 5-4　药物对凝血时间的影响（小组结果）

组别	动物编号	体重（g）	给药量（ml）	凝血时间（s）
正常组				
模型组				
实验组				

表 5-5　药物对凝血时间的影响（ $\bar{x} \pm s$ ， $n=20$ ）（全班数据）

组别	给药剂量（mg/kg）	凝血时间（s）
正常组		
模型组		
实验组		

六、注 意 事 项

1. 凝血时间可受室温影响，温度越低，凝血时间越长，本实验室温最好控制在 15℃ 左右。
2. 灌胃前 2h，小鼠应禁食。
3. 吸取华法林钠时要充分摇匀，以免浓度不一。
4. 玻片法中，每次挑血滴时，不应各个方向多次挑动，以免影响纤维蛋白的形成时间。
5. 毛细玻管法中，所用毛细管内径最好为 1mm，并均匀一致；毛细管采血后不宜长时间拿在手中，以免体温影响凝血时间。

七、思 考 题

1. 华法林钠有哪些临床应用？
2. 华法林钠与肝素的作用特点有哪些不同？

（郭美仙）

第六章　解热镇痛抗炎及激素类药物实验

实验十九　药物的抗炎作用

一、目 的 要 求

1. 掌握小鼠炎症模型的建立方法。
2. 观察氢化可的松对小鼠耳廓肿胀的抗炎作用并分析其作用机制。

二、实 验 原 理

二甲苯为无色澄清液体，涂抹于小鼠耳廓两面后，由于其刺激作用，可引起鼠耳局部毛细血管充血，通透性增加，渗出增多，发生水肿，表现出红、肿、热、痛等炎症症状。二甲苯的致炎作用又快又强，小鼠耳廓肿胀法不需特殊的设备，简便易行，实验时间短，模型复制成功率高，适用于抗炎药常规筛选。

氢化可的松为体内重要的糖皮质激素，药用剂量具有较强的抗炎作用，可增加血管张力，降低毛细血管通透性，明显缓解炎症的红、肿、热、痛等症状。

三、实 验 材 料

1. **动物**　昆明种小鼠，体重 18～22g，雌雄各半。
2. **药品**　5mg/ml 氢化可的松溶液、二甲苯、生理盐水等。
3. **器材**　剪刀、镊子、微量注射器、打孔器、电子天平等。

四、实 验 方 法

1. **动物分组编号**　各组取小鼠 2 只，编号、称重。
2. **二甲苯致小鼠耳廓肿胀模型的建立**　用二甲苯 40μl 均匀涂于动物左侧耳廓前后两面（正反各 20μl），右耳不涂致炎剂，记录时间，30min 后于 1 号鼠左耳廓涂 5mg/ml 氢化可的松溶液 40μl（正反各 20μl，为给药组小鼠），2 号鼠（为阴性对照组小鼠）左耳廓涂等剂量的生理盐水，再记录时间，观察比较两鼠反应。
3. **打小鼠耳片**　40min 后将动物脱颈处死，沿耳廓基线剪下两耳，在每鼠的两耳相同部位分别用打孔器打下圆耳片，称重并做记录。
4. **计算肿胀度和肿胀抑制率**　每鼠的左耳片重量减去右耳片重量即为肿胀度。将全班实验小组的阴性对照组与给药组的实验数据汇总，按下列公式计算肿胀抑制率。

$$肿胀抑制率（\%）=\frac{阴性对照组小鼠耳廓平均肿胀度-给药组小鼠耳廓平均肿胀度}{阴性对照组小鼠平均耳廓肿胀度}×100\%$$

五、实 验 结 果

将各组实验结果填入表 6-1，计算全班数据的平均值及标准差。

表 6-1　氢化可的松对二甲苯致小鼠耳廓肿胀的影响

动物编号	体重（g）	致炎物	药物	耳片重量（mg）		肿胀度（mg）
				左	右	
1		二甲苯	氢化可的松			
2		二甲苯	生理盐水			

肿胀抑制率（%）=

六、注 意 事 项

1. 阴性对照组和给药组涂抹致炎剂的量和被涂抹的面积应一致。
2. 涂致炎剂的部位应与取下的耳片相吻合，且阴性对照组和给药组取下的部位应一致。
3. 打孔器应锋利，取下的耳片面积应相同。

七、思 考 题

简述本实验中糖皮质激素的抗炎作用机制。

（卿　晨　罗　敏）

实验二十　大鼠发热动物模型的建立及阿司匹林的解热作用观察

一、目 的 要 求

1. 掌握大鼠发热模型的建立方法。
2. 掌握细菌脂多糖诱导大鼠发热模型建立的要点。
3. 观察阿司匹林对大鼠发热的解热作用并分析其作用机制。

二、实 验 原 理

脂多糖（lipopolysaccharide，LPS）是革兰氏阴性菌内毒素的活性成分，是效应很强的细菌致热源。脂多糖诱导的发热与临床感染性炎症所致发热相似，是经典的炎性发热模型。脂多糖诱导大鼠发热常用于筛选解热药物并探讨炎性发热机制。脂多糖进行大鼠腹腔注射，可快速诱导发热，该发热模型不需特殊的设备，简便易行，稳定性好。

阿司匹林为水杨酸的衍生物，可抑制环加氧酶，使被细菌致热源升高的下丘脑体温调节中枢调定点恢复正常水平；引起外周血管扩张，皮肤血流增加和散热增加从而发挥解热作用，是应用最为广泛的解热、镇痛和抗炎药。阿司匹林在脂多糖诱导大鼠发热实验中是常用的阳性对照药物。

三、实 验 材 料

1. **动物**　SPF 级雄性 SD 大鼠，体重 180～220g。
2. **药品**　细菌脂多糖、阿司匹林、生理盐水等。
3. **器材**　注射器、体温计、电子天平等。

四、实 验 方 法

1. 动物分组编号 实验准备阶段：实验开始前每天用体温计测量大鼠肛温 2 次，连续 2 天，取 2 次体温的平均值记为基础体温，剔除单次体温超过 38℃或 2 次体温差超过 0.5℃的大鼠。选取符合实验要求的大鼠 3 只，编号并称重。

2. 脂多糖致大鼠发热模型的建立 实验前 6h 禁食不禁水，于造模前 30min 给药：1 号鼠为阿司匹林组，100mg/kg 阿司匹林灌胃给药，2 号鼠为模型组，3 号鼠为空白组，灌胃给予同样体积的生理盐水。给药后，每间隔 0.5h 测量一次体温。灌胃后 0.5h，1 号鼠和 2 号鼠腹腔注射脂多糖（20μg/kg）诱发大鼠发热。

3. 大鼠体征和体温数据的记录 连续监测 3h，记录大鼠开始发热的时间及体温，计算体温变化值。期间观察并比较空白组、模型组及阿司匹林组大鼠的状态，包括大鼠是否出现萎靡，寒战，足部、耳廓、嘴唇、尾深红发烫等现象。

4. 根据记录的体温数据绘制三组大鼠的时间-体温变化曲线 以时间为 X 轴，体温为 Y 轴绘制曲线。

五、实 验 结 果

实验结果填入表 6-2、表 6-3。

表 6-2 发热大鼠活动情况记录

编号	体重（g）	致炎物	药物	活动情况		
				萎靡	寒战	足部、耳部、嘴唇、尾深红发烫
1		脂多糖	阿司匹林			
2		脂多糖	—			
3		—	—			

表 6-3 大鼠体温变化比较

编号	基础体温	体温变化值 ΔT（℃）					
		0.5h	1h	1.5h	2h	2.5h	3h
1							
2							
3							

六、注 意 事 项

温度计插入部位及深度应一致。

七、思 考 题

简述本实验中阿司匹林的解热作用机制。

（苏 佳）

实验二十一　药物抑制小鼠巨噬细胞 RAW264.7 一氧化氮生成实验

一、目的要求

1. 掌握细胞水平药物抗炎活性筛选模型的建立方法。
2. 观察地塞米松对细菌脂多糖诱导的小鼠巨噬细胞 RAW264.7 一氧化氮生成的抑制作用并分析其作用机制。

二、实验原理

细菌脂多糖是革兰氏阴性菌内毒素的活性成分。脂多糖作用于细胞表面受体，通过细胞内信号传递级联反应，引起一系列炎症相关基因的表达变化，其中包括引起 RAW264.7 中诱导型一氧化氮合酶（iNOS）表达增加，从而引起一氧化氮大量产生。待测物对脂多糖诱导的 RAW264.7 一氧化氮生产的抑制作用，可反映其抗炎活性。

地塞米松为体内重要的糖皮质激素，药用剂量具有较强的抗炎作用，可明显抑制脂多糖诱导的 RAW264.7 一氧化氮生成，常作为该抗炎药物筛选模型的阳性对照药。

三、实验材料

1. **细胞**　小鼠巨噬细胞 RAW264.7。
2. **药品**　细菌脂多糖、地塞米松、格里斯（Griess）试剂（对氨基苯磺酸，萘基乙二胺）、RPMI 1640 细胞培养液、胎牛血清、亚硝酸钠系列浓度溶液等。
3. **仪器耗材**　移液器、96 孔细胞培养板、酶标仪、细胞培养箱等。

四、实验方法

1. **小鼠巨噬细胞 RAW264.7 的培养和接种**　对数生长期的小鼠巨噬细胞 RAW264.7，于 DMEM 培养液中培养，测试前将其密度调整为 5×10^5 个/毫升，接种于 96 孔细胞培养板，每孔 100μl，置于细胞培养箱中培养 24h。
2. **脂多糖诱导小鼠巨噬细胞 RAW264.7**　实验设置正常对照组、脂多糖组（终浓度为 1μg/ml）、给药组（地塞米松，终浓度为 10μmol/L），每组 3 个复孔，加入脂多糖及地塞米松后细胞继续培养 24h。
3. **一氧化氮生成的检测和计算**　细胞上清液中亚硝酸盐的量间接反映一氧化氮的生成量。每孔吸取细胞上清液 100μl，转移入另一 96 孔细胞培养板中，加入等量 Griess 试剂，反应 5min 后于 550nm 检测吸光度，同时以亚硝酸钠系列浓度溶液（0、1μmol/L、2μmol/L、4μmol/L、8μmol/L、16μmol/L、32μmol/L）为标准溶液制作标准曲线计算细胞上清液中的亚硝酸盐含量。

$$一氧化氮生成抑制率（\%） = $$

$$1 - \left\{ \frac{给药组细胞上清液中亚硝酸盐含量 - 空白组细胞上清液中亚硝酸盐含量}{脂多糖组细胞上清液中亚硝酸盐含量 - 空白组细胞上清液中亚硝酸盐含量} \right\} \times 100\%$$

五、实验结果

1. 绘制以亚硝酸钠系列浓度（0、1μmol/L、2μmol/L、4μmol/L、8μmol/L、16μmol/L、32μmol/L）

为标准溶液制作的标准曲线。

2. 一氧化氮生成抑制率（％）＝

六、注 意 事 项

小鼠巨噬细胞 RAW264.7 培养应注意避免外源刺激诱导细胞分化。

七、思 考 题

简述本实验中地塞米松的抗炎作用机制。

（苏　佳）

实验二十二　糖皮质激素对毛细血管通透性的影响

一、目 的 要 求

1. 学习小鼠腹腔和尾静脉注射，测定注射染料在腹腔内的渗出量。
2. 观察糖皮质激素对毛细血管通透性的影响。

二、实 验 原 理

小鼠腹腔注射乙酸（化学致炎物）后，腹腔毛细血管通透性增加，尾静脉注射的染料可从腹腔内毛细血管渗出。糖皮质激素具有抗炎和抗休克作用，可收缩血管，抑制毛细血管扩张，降低毛细血管通透性，减轻渗出，减轻炎症症状。通过本实验，观察糖皮质激素降低毛细血管通透性，产生抗炎药理作用。

三、实 验 材 料

1. **动物**　小鼠，体重 10～22g。
2. **药品**　伊文思蓝、0.6% 乙酸溶液、0.5% 氢化可的松溶液、生理盐水等。
3. **器材**　注射器、分光光度计、离心机等。

四、实 验 方 法

1. 动物分组编号　小鼠饲养于通风良好的动物实验室，自由摄食和饮水。取性别相同的小鼠 10 只，编号，称重，分为实验组和对照组。

2. 伊文思蓝标准曲线的绘制　用分析天平精密称取伊文思蓝 4.2mg，置于 50ml 容量瓶中，加入生理盐水，稀释至刻度，配成浓度为 84mg/L 的伊文思蓝溶液。然后分别吸取伊文思蓝溶液 0.1ml、0.2ml、0.5ml、1ml、1.5ml、2ml，置于 10ml 容量瓶中，以生理盐水稀释至刻度，摇匀，避光放置 30min，于 590nm 处测定吸光度。以浓度为横坐标，吸光度为纵坐标，作标准曲线，得出回归方程。

伊文思蓝溶液标准曲线：$Y=0.066\,45\,X-0.000\,27$　　　$r=0.999\,98$

式中，Y 为吸光度值；X 为伊文思蓝含量（μg/ml）。

3. 小鼠体内伊文思蓝渗出量的测定　两组小鼠分别于皮下注射 0.5% 氢化可的松溶液（0.1ml/10g）和等量生理盐水。30min 后，两组小鼠均由尾静脉注射 0.5% 伊文思蓝溶液（0.1ml/10g），随即腹腔注射 0.6% 乙酸溶液，0.2ml/只。20min 后，脱颈椎处死小鼠，剪开腹腔，用 6ml 生理盐水分数次洗涤腹腔，吸出洗涤液，加入生理盐水至10ml，以 3000r/min 离心 10min，取上清液，用分光光度计于 590nm 波长处比色，在标准曲线上查出每只小鼠腹腔内每毫升洗涤液中的伊文思蓝的微克数，并以对照组小鼠染料的渗出量为 100%，计算给药组小鼠腹腔渗出的抑制率。

4. 记录结果　按下列公式计算给药组小鼠腹腔抑制染料渗出的百分率，将结果记录于表6-4 中。

$$抑制率（\%）=\frac{对照组渗出量-实验组渗出量}{对照组渗出量}\times 100\%$$

五、实 验 结 果

表 6-4　糖皮质激素对毛细血管通透性的影响结果

组别	动物编号	动物体重	染料注射量（mg/kg）	染料腹腔渗出量（μg/ml）	抑制率（%）
生理盐水组（对照组）					
氢化可的松组（实验组）					

六、注 意 事 项

1. 剪开腹腔时注意勿损伤腹腔血管，以免因出血而影响比色结果。
2. 如有腹腔出血及洗液浑浊者，吸光度将明显增加，应离心沉淀后再比色。

七、思 考 题

简述糖皮质激素的药理作用和临床用途。

（陶　剑）

实验二十三　胰岛素过量毒性反应及其解救

一、目 的 要 求

1. 掌握家兔（或小鼠）低血糖疾病模型的建立方法。
2. 观察胰岛素过量导致的低血糖现象，并思考解救方法。

二、实 验 原 理

胰岛素是调节机体血糖的重要激素，其促进组织细胞对糖的摄取和利用，以及糖原合成，并通过抑制糖异生和糖原的分解而抑制血糖的生成，促进血糖的下降。当体内胰岛素含量过高时，导致血糖下降，可诱发低血糖痉挛，甚至出现低血糖休克。实验中给家兔（或小鼠）注射大量胰岛素之后，可导致动物血糖降低，引起低血糖性休克，发生精神不安、惊厥等现象；注射高浓度葡萄糖可以纠正低血糖反应。

三、实 验 材 料

1. 动物　家兔，体重 2～3kg（或小鼠，体重 18～22g），同一性别。

2. 药品　短效胰岛素、50%葡萄糖溶液、生理盐水等。
3. 器材　注射器、电子天平、棉球等。

四、实验方法

1. 动物分组编号　取家兔（或小鼠）3 只，饲养于通风良好的动物实验室，称重，编号。
2. 给药
（1）家兔法：1、2 号家兔按 40U/kg 体重的剂量分别由耳缘静脉注射短效胰岛素，给 3 号家兔注射生理盐水。家兔放置在 20~37℃环境中，记下时间，观察动物的活动情况，注意有无疲劳、痉挛等低血糖现象的出现。当 1、2 号家兔出现明显的痉挛后，立即给 1 号动物由耳缘静脉注射 50%葡萄糖溶液 5ml，2、3 号动物注射生理盐水 5ml，观察比较 1、2、3 号家兔痉挛状态的变化情况。
（2）小鼠法：1、2 号小鼠腹腔注射 2U/ml 短效胰岛素（0.1ml/10g），3 号小鼠注射生理盐水 0.2ml。小鼠放置在 20~37℃环境中，记下时间，注意观察并比较小鼠的神态、姿势及活动情况。当 1、2 号小鼠出现明显反应时，给 1 号小鼠腹腔注射 50%葡萄糖溶液（0.1ml/10g）进行解救，2、3 号小鼠腹腔注射生理盐水 0.2ml。
3. 记录结果　观察比较 1、2、3 号动物的活动变化，记录并分析结果。

五、实验结果

将实验结果填入表 6-5。

表 6-5　胰岛素过量毒性反应现象及其解救实验结果

动物编号	体重	药物	剂量	症状
1 号		胰岛素溶液		
		50%葡萄糖注射液		
2 号		胰岛素溶液		
		生理盐水		
3 号		生理盐水		
（阴性对照）		生理盐水		

六、注意事项

1. 实验前动物需禁食 12h，但不禁饮水。
2. 要使用短效胰岛素。

七、思考题

胰岛素的药理作用和临床用途有哪些？胰岛素过量会引起什么不良反应？如何抢救？

（陶　剑）

实验二十四　胰岛素和格列本脲的降血糖作用

一、目的要求

1. 掌握小鼠糖尿病模型的建立方法。

2. 观察胰岛素及格列本脲的降血糖作用并分析其作用机制。

二、实 验 原 理

胰岛素是机体内唯一降低血糖的激素，主要通过促进组织细胞对葡萄糖的摄取和利用，促进糖原合成，抑制糖异生，使血糖降低；同时还能促进脂肪、蛋白质合成。外源性胰岛素主要用于糖尿病的治疗。

格列本脲（优降糖）是第二代磺酰脲类口服降糖药，能够刺激胰岛 B 细胞释放胰岛素，降低血清葡萄糖水平及增加胰岛素与靶组织的结合能力；适用于胰岛功能尚存（至少保留 30%的胰岛功能）的糖尿病患者，但对 1 型糖尿病、胰腺切除及胰岛素分泌能力严重衰竭的糖尿病患者无效。

链脲佐菌素是一种氨基葡萄糖-亚硝基脲，是一种 DNA 烷基化试剂，能通过 GLUT2 葡萄糖转运蛋白独自进入细胞，是一种胰腺胰岛 B 细胞毒剂，可选择性地损伤多种动物的胰岛 B 细胞，造成胰岛素分泌低下引起实验性糖尿病。

血糖含量的测定方法：

1. 快速血糖仪检测（推荐）　采用尾端采血法，将血糖仪调好，每次剪掉约 0.5cm 的小鼠尾尖，从尾端向尾尖挤压，将血滴到试纸上，将试纸插入血糖仪内测量出小鼠血糖值，并记录；后用纱布给小鼠止血。

2. 血清葡萄糖检测法（GOD-POD）　测定血糖前小鼠禁食 12h，采血前按摩小鼠尾静脉，用 75%乙醇溶液消毒，待干后尾端采血 1ml，3000r/min 离心 10min。精密吸取 20μl 血浆，加入葡萄糖氧化酶混合试剂 3.0ml，混合后置 37℃水浴 15min，用分光光度计在 505nm 处比色。同时，取蒸馏水和标准葡萄糖溶液（5.50mmol/L）各 20μl 作对照品，与样品做平行试验，用空白管调零，分别读取各管吸光度值。样品管吸光度与葡萄糖标准溶液吸光度比较，计算样品中葡萄糖含量（mmol/L）。

计算公式如下：

$$血糖（mmol/L）= \frac{样品管吸光度}{标准管吸光度} \times 5.50（mmol/L）$$

参考值：3.89～6.11mmol/L。

三、实 验 材 料

1. 动物　小鼠，体重 18～22g。

2. 药品　链脲佐菌素、葡萄糖氧化酶、柠檬酸、柠檬酸钠、葡萄糖、生理盐水、胰岛素、格列本脲、稀甘油、蒸馏水等。

3. 器材　试管、注射器、灌胃针、血糖仪（或分光光度计、台式离心机、恒温水浴锅）、电子天平等。

四、实 验 方 法

1. 糖尿病小鼠模型的建立

（1）选取小鼠 10 只，于 18～20℃，明暗交替环境中，适应性喂养一周后禁食 12h，于注射试剂前测量血糖，记录。

（2）将链脲佐菌素溶于柠檬酸-柠檬酸钠缓冲液（0.1mol/L，pH 4.5），并将溶液配制成 1%链脲佐菌素注射液，避光、冰浴保存 1h。

（3）注射前禁食不禁水，一次性小鼠腹腔注射 1%链脲佐菌素注射液造模，注射剂量 150mg/kg。

（4）分别于造模后第 3 天、第 7 天给予模型组小鼠禁食 12h，称重，断尾取血；测量小鼠空腹血糖，空腹血糖值高于 11.1mmol/L 确定为造模成功。

（5）清除模型组中造模不成功的小鼠，重新编号。

2. 胰岛素、格列本脲对正常小鼠血糖的影响实验

（1）选取正常小鼠 4 只，随机分为 4 组：对照组 1、对照组 2、给药组 1 和给药组 2，所有小鼠禁食 12h，断尾取血测量血糖，并记录。

（2）向给药组 1 注射一定剂量的胰岛素，向对照组 1 注射同等剂量的生理盐水；分别于给药后 0.5h、1.0h、2.0h 断尾取血，分别测量所有小鼠的血糖，并记录。

（3）格列本脲不易溶解于水，把药品充分研磨，加入少量助溶剂（如稀甘油）1～2 滴，然后按照 25mg/g 的浓度加入适量水，充分搅拌至药物溶解。每天向给药组 2 小鼠灌胃给药 1 次，连续 7 天，末次给药后 24h，测定血糖；对照组 2 灌胃同等剂量生理盐水，其余同。

3. 胰岛素、格列本脲对高血糖小鼠血糖的影响实验

（1）从模型组中随机选取小鼠 4 只，随机分为对照组 A、对照组 B、给药组 A 和给药组 B，所有小鼠禁食 12h，断尾取血测量血糖，并记录。

（2）向给药组 A 注射一定剂量的胰岛素，向对照组 A 注射同等量的生理盐水；分别于给药后 0.5h、1.0h、2.0h 断尾取血，测量所有小鼠的血糖，并记录。

（3）每天向给药组 B 灌胃一定量格列本脲，连续 7 天，末次给药后 24h，测定血糖；对照组 B 每天灌胃等量生理盐水，其余同给药组 B。

五、实 验 结 果

实验结果填入表 6-6、表 6-7 中。汇总全班结果，求均值和标准差。

表 6-6　胰岛素、格列本脲对正常小鼠血糖的影响

组别	体重（g）	给药前血糖（mmol/L）	注射给药后血糖（mmol/L）			灌胃给药后血糖（mmol/L）
			0.5h	1h	2h	
对照组 1						—
给药组 1						—
对照组 2			—	—	—	
给药组 2			—	—	—	

表 6-7　胰岛素、格列本脲对高血糖小鼠血糖的影响

组号	体重（g）	给药前血糖（mmol/L）	注射给药后血糖（mmol/L）			灌胃给药后血糖（mmol/L）
			0.5h	1h	2h	
对照组 A						—
给药组 A						—
对照组 B			—	—	—	
给药组 B			—	—	—	

六、注 意 事 项

1. 小鼠性别尽量单一（雄性为佳）。

2. 为了使实验动物糖代谢功能状态尽量保持一致，也为了准确地按体重计算受试样品的用量，实验前动物应严格禁食（不禁水），实验前后禁食条件应一致，禁食的同时应更换垫料。

3. 选模型组动物按禁食 3～5h 的血糖水平分组，组间差不大于 1.1mmol/L。

七、思 考 题

1. 简述本实验中胰岛素的降糖作用机制及使用时注意事项。

2. 请分析为什么格列本脲对 1 型糖尿病患者无效。

（何　方）

实验二十五　药物对大鼠离体子宫的作用

一、目的要求

1. 观察不同剂量的催产素对大鼠离体子宫的作用及其特点。
2. 观察不同浓度益母草水提物溶液对大鼠离体子宫的作用，并绘制出量-效曲线。
3. 观察益母草水提物溶液对催产素所致的大鼠离体子宫收缩的作用，比较不同生理状态下益母草水提物溶液对大鼠离体子宫的影响。
4. 熟悉离体子宫标本的制作和 BL-420 生物机能实验系统的基本操作。

二、实验原理

催产素的剂量不同，对雌激素预处理后大鼠离体子宫的兴奋强度、频率及子宫的活力的影响不同。益母草是常用的妇科药物，其水提物对雌激素预处理后大鼠离体子宫具有双相调节作用。

三、实验材料

1. **动物**　成熟雌性未孕大鼠，体重 180～220g。
2. **药品**　0.2%己烯雌酚注射液、0.02U/ml 催产素溶液、0.1U/ml 催产素溶液、益母草水提物浸膏（每克膏体相当于生药 6.36 g）、2mg/ml $MgCl_2$ 溶液、戴雅隆液等。
3. **器材**　计算机、BL-420 生物机能实验系统、张力换能器、恒温水浴装置、电子天平、持针器、止血钳、眼科镊、手术剪、麦氏浴槽、L 形铁钩、培养皿、缝针、蛙心夹、氧气袋、烧杯、注射器、丝线、铁支架等。

四、实验方法

1. **实验动物前期处理**　取成熟雌性未孕大鼠 1 只，于实验前两天肌内注射 0.2%己烯雌酚注射液（0.2ml/100g），使其处于动情前期或动情期。
2. **启动 BL-420 生物机能实验系统**　在主菜单的实验项目中选择实验模块"垂体后叶素对大鼠离体子宫的影响"，预设各项参数使系统进入监视状态（仪器详细使用方法见附录一）。
3. **大鼠离体子宫标本的制作**　向浴槽内加入 20 ml 戴雅隆液，水浴调温至（32±0.5）℃。将大鼠击头处死，迅速剖开腹腔，取出子宫放入盛有冷戴雅隆液的培养皿中，轻轻剥离子宫周围的脂肪组织，剪取 2cm 长的子宫角作为标本。标本一端穿线并固定于 L 形铁钩上，另一端通过蛙心夹连接到张力换能器，并与 BL-420 生物机能实验系统相连。将标本放入麦氏浴槽内，立即通氧（1～2 个气泡/秒），调节张力的大小至高于初始张力值 1～2g，使标本稳定 20min。
4. **不同剂量催产素对大鼠离体子宫的作用**　待标本稳定后，先描记一段正常收缩曲线，然后依次加入下列药物，并描记收缩曲线。
（1）加入 0.02U/ml 催产素溶液 0.1～0.5 ml，观察药物作用。
（2）待药物作用明显后，加入 0.1U/ml 催产素溶液 0.5～1ml，观察药物作用。
5. **不同浓度益母草水提物溶液对大鼠离体子宫的作用**　待标本稳定后，先描记一段正常收缩曲线，10min 后再加入不同终浓度的由益母草水提取物浸膏配制的益母草水提物溶液（3.2mg 生药/ml、6.4mg 生药/ml、12.8mg 生药/ml、25.6mg 生药/ml、51.2mg 生药/ml）。观察记录平滑肌收缩曲线，记录离体子宫收缩张力和频率。以子宫活动力为指标[子宫活动力=平均强度×频率，单位为 g/（次·10min）]，将处理后的数据填入表6-8，并绘制出量-效曲线。

6. 益母草水提物对催产素所致的大鼠离体子宫收缩的作用　待标本稳定后，先描记一段正常曲线后，加入0.02U/ml的催产素0.1ml，10min后再加入不同终浓度的复方益母草膏（3.2mg生药/ml、6.4mg生药/ml、12.8mg生药/ml、25.6mg生药/ml、51.2mg生药/ml），观察其对催产素所致子宫平滑肌收缩量-效反应的影响。

五、实 验 结 果

1. 编辑整理曲线图，打印曲线图并附在实验报告本上。
2. 收集全实验室数据，计算益母草水提物溶液致大鼠离体子宫收缩频率、收缩力及子宫活动力的平均值，并以益母草水提物溶液浓度为横坐标，大鼠离体子宫活动力为纵坐标绘制量-效曲线图。

表6-8　不同浓度益母草水提物溶液对大鼠离体子宫的作用（$\bar{x} \pm s$）

浓度（mg生药/ml）	收缩频率（次/10 min）	收缩力（g）	子宫活动力 g/（次·10 min）
0			
3.2			
6.4			
12.8			
25.6			
51.2			

六、注 意 事 项

1. 操作时避免过度牵拉子宫标本，以防损伤。
2. 离体子宫标本应平衡20min至标本稳定后再给药。
3. 加测试药物或提取物的顺序为从低浓度到高浓度；并注意换洗及平衡标本。
4. 因动物个体差异大，所用剂量应根据子宫收缩频率的大小进行调整。

七、思 考 题

1. 实验前给已烯雌酚的目的是什么？
2. 雌激素和孕激素对催产素有什么影响？

（李春艳）

第七章 呼吸系统与消化系统药物实验

实验二十六 药物的镇咳作用

一、目 的 要 求

1. 掌握小鼠氨水引咳的实验方法。
2. 了解镇咳药的分类并分析其作用机制。

二、实 验 原 理

浓氨水可作用于呼吸道感受器，反射性地引起咳嗽，是止咳药常用筛选方法之一。能抑制咳嗽中枢或降低呼吸道感受器敏感性的药物均有止咳作用。

柠檬酸喷托维林为非成瘾性中枢镇咳药，对咳嗽中枢具有直接抑制作用并兼具外周性镇咳作用，可以改善无痰干咳症状和各种原因引起的咳嗽。

三、实 验 材 料

1. **动物** 昆明种小鼠，体重 18～22g，雌雄各半。
2. **药品** 0.5%柠檬酸喷托维林溶液、25%氨水、1%可溶性淀粉溶液等。
3. **器材** 玻璃罩、超声雾化喷雾器、小鼠灌胃器、电子天平等。

四、实 验 方 法

1. **动物分组编号** 取小鼠 6 只，雌雄各半，随机分成 2 组，每组 3 只，编号，称重。
2. **小鼠引咳实验**（氨水引咳法） 小鼠分为给药组和对照组，给药组小鼠灌胃给予 0.5%柠檬酸喷托维林溶液，给药量 0.2ml/10g 体重，对照组小鼠灌胃给予等体积 1%可溶性淀粉溶液，连续给药 3 天。两组分别于末次给药 30min 后，将小鼠放置于玻璃罩内，以超声雾化喷雾器喷 25%氨水 30s 引咳，停止喷雾后观察 3min，即从给药到观察结束共 3.5min，观察记录小鼠从接受喷雾到出现咳嗽的潜伏期和 3.5min 内的咳嗽次数（小鼠的咳嗽判断以其腹肌收缩，同时张大嘴为准，有时可有咳嗽声）。3.5min 内不咳者潜伏期以 3.5min 计。

五、实 验 结 果

将实验结果填入表 7-1。

表 7-1 柠檬酸喷托维林对小鼠镇咳作用的影响

组别	编号	体重（g）	药物	给药体积(ml)	剂量（mg/kg）	咳嗽潜伏期（s）	咳嗽次数
给药组							

续表

组别	编号	体重（g）	药物	给药体积（ml）	剂量（mg/kg）	咳嗽潜伏期（s）	咳嗽次数
对照组							

六、注 意 事 项

1. 25%氨水现配现用。

2. 玻璃罩内放入小鼠前先充一会 25%氨水喷雾再进行实验。

3. 每次加 25%氨水 10ml，下次再加入时，先倒掉残液，再加入新液，一定要注意密封盛放 25%氨水的容器。

4. 每只动物给药时间间隔 5min。

七、思 考 题

1. 还有哪些镇咳药物？阐述其作用机制。

2. 除氨水引咳法外，还有哪些化学物质可以用于引咳实验？其优缺点是什么？

（蒋云涛　曾广智）

实验二十七　药物的祛痰作用

一、目 的 要 求

1. 学习呼吸道排泌实验筛选祛痰药物的方法。

2. 观察远志煎剂对小鼠气管酚红排泌量的影响。

二、实 验 原 理

指示剂酚红自小鼠腹腔注射并经腹腔吸收后，部分可由支气管黏液腺分泌入气管，有祛痰作用的药物使支气管分泌液增加的同时，其由呼吸道黏膜排出的酚红也随之增加。因而可从药物对气管内酚红排泌量的影响来观察其祛痰作用。酚红在碱性溶液中呈红色，用比色法（分光光度计）测出从呼吸道中洗出的液体中酚红的排泌量，从而得出药物的祛痰作用。

三、实 验 材 料

1. 动物　小鼠，体重 18～22g，雌雄不限。

2. 药品　100%远志煎剂、0.5%酚红溶液、5% $NaHCO_3$ 溶液、生理盐水、95%乙醇溶液、蒸馏水、苦味酸溶液等。

3. 器材　电子天平、1ml 注射器、灌胃针头、5 号针头、7 号钝针头、5ml 试管、试管架、手术剪、止血钳、眼科镊、蛙板（或纸板）、图钉（或橡皮筋）、缝合线、记号笔、擦镜纸、722S 型分光光度计等。

四、实 验 方 法

1. 动物分组给药

（1）取 5ml 试管 4 支，编号，每管加入 5% $NaHCO_3$ 溶液 1.5ml。取小鼠 4 只（禁食不禁水 8～

12h），随机分两组，称重，编号。

（2）远志煎剂组为 1 号和 2 号小鼠，灌胃 100%远志煎剂，对照组为 3 号和 4 号小鼠，灌胃生理盐水，给药体积均为 0.2ml/10g。30min 后 4 只小鼠均腹腔注射 0.5%酚红溶液 0.3ml，30min 后脱颈椎处死小鼠，仰卧位固定于纸板上并分离气管。

2. 收集气管冲洗液、指标测定　用 1ml 注射器取 5% NaHCO$_3$ 溶液 0.5 ml，注入气管内，来回冲洗呼吸道 3 次，将冲洗液收集于相应编号试管内。按上述方法再重复 2 次收集冲洗液。用 722S 型分光光度计（波长 558nm）测定每支试管冲洗液的吸光度（A）值。收集全班实验数据，进行统计学处理（t 检验），并计算祛痰指数。

$$祛痰指数（\%）=（A_{远志煎剂组平均值}-A_{对照组平均值}）/A_{对照组平均值}\times100\%$$

五、实　验　结　果

将实验结果填入表 7-2、表 7-3。汇总全班结果，求均值和标准差。

表 7-2　远志煎剂对小鼠酚红排泌量的影响（小组结果）

编号	体重（g）	药物	给药体积（ml）	A 值
1				
2				
3				
4				

表 7-3　远志煎剂对小鼠酚红排泌量的影响（$\bar{x}\pm s$，n=20）（全班结果）

组别	剂量（g/kg）	A 值	祛痰指数（%）
对照组			
远志煎剂组			

六、附　　注

1. 小鼠呼吸道冲洗法　处死小鼠后，将其仰卧位固定于纸板上，将颈部拉直，剪开颈前正中皮肤，分离气管，剥去周围组织，在气管下穿一根线，以备固定针头用。用 1ml 注射器吸取 5% NaHCO$_3$ 溶液 0.5 ml，接上 7 号钝针头，从甲状软骨处插入气管内 0.3～0.5cm，用线结扎固定，来回冲洗呼吸道 3 次，将冲洗液抽出注入试管中。按上述方法连续操作 3 次，共冲洗 9 次，将 3 次冲洗液混合后，测吸光度。

2. 远志煎剂的制备　取远志切片 200g，加 95%乙醇溶液 300ml，水浴回流 2h，冷却后过滤，滤液蒸去乙醇，加蒸馏水至 200ml 即得。

3. 0.5%酚红溶液　称取 0.5g 酚红用适量 5% NaOH 溶液溶解，加生理盐水至 100ml 混匀即可。

4. 酚红标准液的配制　准确称取一定量的酚红，以 5% NaHCO$_3$ 溶液溶解，使每 1ml 含酚红 1000μg。然后依次稀释，使每 1ml 含 10μg、5.0μg、3.0μg、1.0μg 酚红，测吸光度，取其中 1～2 个浓度作为标准测定管浓度。

七、注　意　事　项

1. 给药至处死小鼠的时间必须准确。

2. 解剖时，须将气管周围组织去除干净，气管段周围如果黏附有血液应立即用滤纸吸净。

3. 呼吸道冲洗时，5% NaHCO$_3$ 溶液用量要准确，动作要轻，用力要均匀，以免穿破气管和肺脏，抽推速度也尽可能相同，并尽可能将洗液抽尽。

八、思　考　题

1. 简述祛痰药的分类。
2. 检测祛痰药药效的方法还有哪些?

（方春生）

实验二十八　药物的抗胃溃疡作用

一、目　的　要　求

1. 掌握大鼠急性胃溃疡模型的建立方法。
2. 观察雷尼替丁对胃黏膜的保护作用。

二、实　验　原　理

乙醇可减少胃黏膜中前列腺素、氨基己糖含量，降低胃黏膜血流量、减少胃黏膜跨膜电位差、引起胃黏膜微循环障碍等，从而破坏胃黏膜屏障的完整性导致溃疡。

雷尼替丁能够抑制胃壁细胞上的组胺 H_2 受体，能有效地抑制组胺、胃泌素及食物刺激后引起的胃酸分泌，降低胃酸和胃蛋白酶的活性。对因化学刺激引起的腐蚀性胃炎有预防和保护作用，对应激性胃溃疡和上消化道出血也有明显的预防作用。

三、实　验　材　料

1. **动物**　SD 大鼠，体重 180～220g。
2. **药品**　无水乙醇、3%雷尼替丁溶液、生理盐水、1%可溶性淀粉水溶液、4%甲醛溶液等。
3. **器材**　剪刀、镊子、大鼠灌胃器、电子天平、玻片、放大镜、玻璃板、棉球等。

四、实　验　方　法

1. **动物分组编号**　取大鼠 9 只，编号、称重，随机分为空白对照组（第Ⅰ组）、模型对照组（第Ⅱ组）和雷尼替丁给药组（第Ⅲ组），每组 3 只。

2. **大鼠急性胃溃疡模型的建立及给药**　大鼠禁食不禁水 24h 后，第Ⅰ组和第Ⅱ组灌服 1%可溶性淀粉水溶液，第Ⅲ组灌服 3%雷尼替丁溶液，给药体积皆为 1ml/100g 体重。1h 后，第Ⅲ组和第Ⅱ组灌服无水乙醇，给药体积 1ml/100g 体重，第Ⅰ组灌服等体积生理盐水。再过 1h 后处死动物，取胃。结扎贲门，由幽门注入 4%甲醛溶液 10ml 后，结扎幽门。将整个胃浸泡于 4%甲醛溶液中固定 20min。沿胃大弯剪开胃，用自来水轻轻冲洗，去掉胃内容物。将胃平展在玻璃板上，用棉球轻轻拭去附挂于胃黏膜上的血丝，于 10 倍放大镜下，观察胃黏膜损伤程度及溃疡形成情况。将每只大鼠所有损伤长度的总和作为该大鼠的溃疡指数，也可用打分的半定量方式表示溃疡指数：淤血点为 1 分，线状血丝长度小于 1mm 者为 2 分，1～2mm 者为 3 分，3～4mm 者为 4 分，大于等于 5mm 者为 5 分。全胃分数的总和为该鼠的溃疡指数。

以下列公式计算溃疡抑制百分率和溃疡发生百分率，用统计学方法检验其差异性。

$$溃疡抑制率（\%）=\frac{模型对照组溃疡指数-雷尼替丁给药组溃疡指数}{模型对照组溃疡指数}\times100\%$$

$$溃疡发生率（\%）=\frac{形成溃疡的动物数}{实验动物数}\times100\%$$

五、实 验 结 果

将实验结果填入表 7-4。

表 7-4 雷尼替丁对大鼠急性胃溃疡的保护作用

分组	动物编号	体重（g）	药物	剂量（mg/kg）	给药体积（ml）	溃疡指数	溃疡发生率（%）
I							
II							
III							

溃疡抑制率（%）=

六、思 考 题

还有哪些药物具有抗胃溃疡作用？其作用机制是什么？

（熊 勇 曾广智）

实验二十九 药物对离体肠平滑肌的作用

一、目 的 要 求

1. 了解离体器官实验的特点及注意事项，掌握离体器官实验的基本技术。
2. 掌握离体肠平滑肌标本的制作，观察不同激动药和阻断药对肠肌标本的作用。
3. 熟悉 BL-420 生物机能实验系统的基本操作。

二、实 验 原 理

应用离体器官或组织进行药理学研究，是在一个可控环境下进行的实验，有效地消除了活体生物多种因素对器官或组织药理反应的干扰和影响，比较直观地观测药物的作用，所得结果更为精确可靠。

离体器官实验中常用的离体器官有心脏、血管、肠、子宫及神经肌肉标本。离体肠平滑肌组织在适当的条件下可以较长时间保持生理活性，对外界物质的刺激有正常的生理反应，借助 BL-420 生物机能实验系统可以观察药物对离体肠平滑肌运动的影响。毛果芸香碱（或乙酰胆碱）和阿托品分别为传出神经系统的 M 受体激动药和阻断药，会对离体肠平滑肌的收缩力产生影响。此外，H_1 受体激动药组胺，也会对离体肠平滑肌的收缩力产生影响。

三、实 验 材 料

1. 动物 家兔或豚鼠。
2. 实验药品及试剂 1%毛果芸香碱（或 1μmol/L 氯乙酰胆碱溶液）、1%组胺溶液、0.05%硫酸阿托品溶液、台氏液等。

台氏液配制方法：

NaCl 8.0g、10% KCl 溶液 2.0ml（0.2g）、10% $MgSO_4$ 溶液 2.6ml（0.26g）、5% NaH_2PO_4 溶液 1.3ml（0.065g）、$NaHCO_3$ 1.0g、1mol/L $CaCl_2$ 溶液 1.8ml（0.2g）、葡萄糖 1.0g，用蒸馏水定容至 1000ml。

3. 器材 BL-420 生物机能实验系统、数显恒温水浴槽、手术剪、眼科镊、注射器、培养皿、缝合针、缝合线、Z 形钩等。

四、实 验 方 法

1. 处死动物　家兔或豚鼠禁食不禁水 10h，左手握住动物髂上部，右手握木棒，猛击其枕骨部处死动物（也可用注射空气法处死）。

2. 制备离体肠平滑肌标本　迅速剖开腹腔，剪取距回盲部 10cm 的一段回肠，放入 4℃预冷的台氏液中，轻轻剥离回肠周围的脂肪组织，去除肠内容物并冲洗肠管，剪取 1cm 长的肠段作为标本。两端各穿一根缝合线备用。

3. 连接实验装置　上述制备的肠段标本一端用缝合线系于支架的 Z 形钩的弯钩上，并置于（37±0.5）℃数显恒温水浴槽内（水浴槽内预先加入 10ml 台式液），另一端系于 BL-420 生物机能实验系统的张力换能器上，缓缓通入氧气（以每秒 1～2 个气泡为宜）。标本固定不宜太高，必须完全浸在台氏液中。

打开电脑，启动 BL-420 生物机能实验系统，点击"实验项目"→"消化实验"（或药理学实验模块）→"消化道平滑肌的生理特征"（或药物对离体肠肌的作用），启动信号采集，将信号记录速度确定为 12.5s/div 或 25s/div。有信号记录后，调节张力 2g。点击"暂停"按钮，暂停记录。待标本稳定 20min 后，描记 1min 的正常收缩曲线。

4. 给药并记录药物对肠平滑肌运动的影响　按以下顺序观察并加入受试药物，描记肠平滑肌收缩曲线：

A. 正常肠运动曲线。

B. 0.3ml 0.1%毛果芸香碱溶液（或 1μmol/L 氯乙酰胆碱溶液），收缩曲线稳定后用台氏液换洗 3 次。

C. 0.3ml 1%组胺溶液，收缩曲线稳定后用台氏液换洗 3 次。

D. 0.2ml 0.05%硫酸阿托品溶液，作用 30s 后加入 0.3ml 0.1%毛果芸香碱溶液（或 1μmol/L 氯乙酰胆碱溶液），观察收缩曲线 5min，用台氏液换洗 3 次。

E. 0.2ml 0.05%硫酸阿托品溶液，作用 30s 后加入 0.3ml 0.1%组胺溶液，观察收缩曲线 5min。

5. 结束实验　撤除离体肠标本、清洗水浴槽，拆除换能器及其他实验装置，将实验装置恢复至实验前状态。

五、实 验 结 果

A.正常状态下肠平滑肌运动特点：＿＿＿＿＿＿＿＿＿＿＿＿＿＿＿＿＿＿＿＿＿＿＿＿

B.给予毛果芸香碱（或乙酰胆碱）后的运动特点：＿＿＿＿＿＿＿＿＿＿＿＿＿＿＿＿＿

C.给予组胺后的运动特点：＿＿＿＿＿＿＿＿＿＿＿＿＿＿＿＿＿＿＿＿＿＿＿＿＿＿＿

D.给予阿托品及毛果芸香碱（或乙酰胆碱）后的运动特点：＿＿＿＿＿＿＿＿＿＿＿＿

E.给予阿托品及组胺后的运动特点：＿＿＿＿＿＿＿＿＿＿＿＿＿＿＿＿＿＿＿＿＿＿＿

六、注 意 事 项

1. 冲洗和分离肠管时动作要轻柔，尽量避免过度牵拉肠管。
2. 肠管标本制备过程及制备完成后均应放入盛有台氏液的培养皿中，避免标本失活。
3. 肠管两端穿线时，不要将肠管缝死，保持液体及空气可以流通。
4. 通入气的气泡呈小泡状均匀上升，气泡不宜过多或过少。
5. 肠段标本放入水浴槽内时，应注意肠段及连线不要触及管壁，以避免对张力测定产生影响。
6. 加药时不要直接加到肠段标本上，而是应将药液滴加在台式液中。
7. 更换台氏液时，应换入 37℃预热的台氏液，不能使用冷液直接更换。
8. 实验未完成前，不得停止数据采集，以免造成数据丢失。

七、思 考 题

根据实验结果，试分析毛果芸香碱（或氯乙酰胆碱）及阿托品对肠平滑肌运动的影响及其可能的机制。

（杨仁华）

第八章 化学治疗药物实验

实验三十 链霉素的毒性反应及解救

一、目 的 要 求

1. 掌握链霉素的急性毒性反应及中毒症状和作用机制。
2. 熟悉链霉素急性中毒的解救方法。

二、实 验 原 理

链霉素为氨基糖苷类抗生素，常见的不良反应是耳毒性，若大剂量腹膜内或胸膜内给药或者静脉滴注速度过快有阻断神经肌肉的作用，出现四肢无力甚至呼吸抑制。本实验通过注射过量的链霉素使小鼠产生急性毒性，观察链霉素的毒性反应，随后使用抢救药物氯化钙和新斯的明，观察两药对链霉素中毒动物的保护作用。

三、实 验 材 料

1. **动物** 家兔，雌雄兼用，体重 2～3kg。
2. **药品** 25%硫酸链霉素注射液、5%氯化钙溶液、0.05%甲基硫酸新斯的明溶液等。
3. **器材** 磅秤、家兔固定器、注射器、人工呼吸机等。

四、实 验 方 法

1. **动物分组编号** 取家兔 4 只，称重、编号，观察并记录家兔的正常活动、呼吸、翻正反射和四肢肌张力情况。
2. **家兔链霉素急性中毒模型的建立** 4 只家兔分别肌内注射 25%硫酸链霉素注射液 2.4ml/kg，给药 10min 后，观察并记录家兔反应。
3. **家兔链霉素急性中毒抢救** 给药 10min 左右出现明显症状后，分别同时给予抢救。1 号家兔：将与人工呼吸机的出气口相连的橡皮导管插入家兔的一侧鼻孔，连续给予人工呼吸（若无条件，1 号家兔可不做任何处理）。2 号家兔：耳缘静脉注射 5%氯化钙溶液 2ml/kg。3 号家兔：耳缘静脉注射 0.05%甲基硫酸新斯的明溶液 0.3ml/kg。4 号家兔：耳缘静脉注射 5%氯化钙溶液 2ml/kg 和 0.05%甲基硫酸新斯的明溶液 0.3ml/kg。
4. **观察** 记录并比较各组抢救效果。

五、实 验 结 果

将实验结果填入表 8-1。

表 8-1　链霉素的毒性反应及解救实验结果

编号	处理阶段	呼吸情况	翻正反射	四肢肌张力
1 号家兔	给链霉素前			
	给链霉素后			
	人工呼吸后			
2 号家兔	给链霉素前			
	给链霉素后			
	给氯化钙后			
3 号家兔	给链霉素前			
	给链霉素后			
	给甲基硫酸新斯的明后			
4 号家兔	给链霉素前			
	给链霉素后			
	给氯化钙和甲基硫酸新斯的明后			

六、注 意 事 项

1. 链霉素毒性反应一般出现在用药 10min 后，并逐渐加重，出现明显症状时要及时迅速抢救，避免动物死亡。
2. 静脉注射药物救治效果最好，若静脉注射困难，可选用腹腔注射或肌内注射，但效果较差，常需反复给药。氯化钙溶液应缓慢推注，避免发生高钙惊厥。
3. 此实验也可用豚鼠，用药剂量和给药方法与家兔相似。

七、思 考 题

1. 链霉素临床用药时的不良反应有哪些？为什么大剂量注射给药时，会出现呼吸麻痹？
2. 钙剂救治链霉素急性中毒的机制是什么？与新斯的明是否有协同作用？为什么？

（何　方）

实验三十一　药物的体外抗菌活性实验

一、目 的 要 求

1. 熟悉纸片法测定药物抗菌活性的原理和方法。
2. 通过观察比较青霉素、链霉素、氯霉素及诺氟沙星的抗菌作用，掌握不同类别抗菌药物的作用特点。

二、实 验 原 理

药物的抗菌活性研究，一般先用体外实验初筛，体外有活性的药物再运用体内实验进行活性验证。体外抗菌活性测定常采用纸片法、打孔法、管碟法、平皿稀释法和试管稀释法等。纸片法测定方便、迅速，在同一个含菌平皿内能同时测定多个样品，最适用于初筛。将含不同种类或不同浓度抗菌药的滤纸片贴于含菌琼脂培养基表面，药物弥散入培养基中，有效药物由于能够抑制局部细菌的生长，在纸片周围会出现一圈不长菌的区域即抑菌圈。抑菌圈的大小与细菌对抗菌药物的敏感性有关，抑菌圈越大，细菌对药物越敏感，药物对该细菌的抗菌作用也越强。

青霉素是β-内酰胺类抗生素，链霉素为氨基糖苷类抗生素，诺氟沙星是氟喹诺酮类人工合成的抗菌药，氯霉素是常用广谱抗生素，它们的抗菌谱及作用机制各有特点，为临床常用的抗菌药物。它们对金黄色葡萄球菌（革兰氏阳性球菌）和大肠埃希菌（革兰氏阴性杆菌）的作用有一定差异。

三、实 验 材 料

1. 细菌 已培养 16~18h 的金黄色葡萄球菌菌液、大肠埃希菌菌液。
2. 药品 青霉素、链霉素、诺氟沙星、氯霉素、无菌生理盐水、琼脂培养基、牛肉浸出粉等。
3. 器材 酒精灯、无菌平皿、无菌滤纸片（直径 5mm）、无菌试管、无菌吸管、打孔器、微量移液器（100μl）、卡尺、无菌镊子、记号笔等。

四、实 验 方 法

1. 菌液的培养（课前完成） 金黄色葡萄球菌、大肠埃希菌用牛肉浸出粉所制培养基培养。
2. 细菌平皿的制备
（1）取无菌平皿一个，用记号笔在皿底玻璃上平均划分 4 个区，在每区靠边缘处分别注明青（青霉素）、链（链霉素）、氯（氯霉素）、诺（诺氟沙星）标记。
（2）用无菌吸管定量吸取实验菌液 0.1ml 加于 100ml 保温于 45℃ 的琼脂培养液，摇匀，倾注于标记好的平皿中，待其冷凝后备用。每种菌液各制一个平皿，在平皿底中央标明菌种名称。
3. 受试药液的配制（课前准备） 用无菌生理盐水将药物配成所需浓度，青霉素、链霉素和诺氟沙星 0.5~1mg/ml，氯霉素达到 1.5~2mg/ml。
4. 药物与细菌共培养 用无菌镊子夹取无菌滤纸片，蘸取上述药液，使青霉素、链霉素和诺氟沙星（药物含量约 10μg/片）、氯霉素（药物含量约 30μg/片），按划分好的区贴在含菌平皿上，并用镊子稍压，使之贴紧。将培养皿置于 37℃ 培养箱中培养，24h 后观察结果。
5. 用卡尺测定每张滤纸片周围的抑菌直径（mm），填入表 8-2。细菌对药物敏感度大小常以抑菌直径大小表示。抑菌圈直径为 0 者，为不敏感；＜10mm 者为轻度敏感；10~15mm 者为中度敏感；＞15mm 者为高度敏感。

五、实 验 结 果

实验结果见表 8-2。

表 8-2 抗菌药物体外抗菌作用

细菌	抑菌圈直径（mm）			
	青霉素	链霉素	氯霉素	诺氟沙星
大肠埃希菌				
金黄色葡萄球菌				

六、注 意 事 项

1. 整个实验过程应注意无菌操作，应在超净台或洁净环境下进行以避免杂菌污染。
2. 制备含菌平皿时，琼脂须保温，动作要敏捷，否则不均一。

3. 用镊子取含药纸片之前，须用酒精灯烧灼镊子，并等稍凉后再取。

4. 测量抑菌圈直径时，应包括滤纸片直径在内。也可先测半径，再计算出直径。

5. 受试菌必须是对数生长期的敏感菌。

七、思考题

1. 青霉素、链霉素、氯霉素及诺氟沙星的抗菌谱和抗菌活性各有何特点？

2. 对青霉素耐药的金黄色葡萄球菌感染可改用哪些药物？

（周轶平）

实验三十二　细胞培养技术

一、目的要求

1. 通过视频教学和实地观摩、操作两种学习形式，掌握细胞培养的基本原理，体外培养细胞的生长方式和类型；了解细胞培养涉及的基本实验技术及细胞培养室的基本仪器、设备。

2. 观摩贴壁细胞的传代培养方法和步骤；能够画出贴壁细胞、悬浮细胞形态，最终以细胞培养技术为基础，对相关的拓展技术进行了解。

二、实验原理

细胞培养（cell culture）是指从体内组织分离出活细胞，在体外模拟体内环境（无菌、适宜温度、酸碱度和一定营养条件等），使之生存、生长、增殖并维持主要结构和生物学特性的一种方法，也称为细胞克隆技术。

三、实验材料

1. 细胞株　贴壁细胞：HCT-116 结直肠癌细胞株。悬浮细胞：K562 白血病细胞株。

2. 器材　96 孔细胞培养板、24 孔细胞培养板、培养瓶、移液器、吸管、离心管、酒精棉球、倒置相差显微镜等。

3. 试剂　含 10% 小牛血清的 1640 完全培养基、0.25% 胰蛋白酶消化液、磷酸盐缓冲液（PBS）等。

四、实验方法

1. 视频教学

（1）细胞培养技术概况。

（2）无菌操作要点介绍。

（3）细胞的传代培养（包括贴壁细胞和悬浮细胞）。

（4）细胞冻存技术介绍。

（5）细胞复苏技术介绍。

2. 实地观摩

（1）实地参观细胞培养室的结构：细胞培养室密闭，空气过滤，净化级别；细胞培养室不同功能区域的划分；细胞培养室不同区域的压力梯度及空气流动方向。

（2）了解细胞培养室常用设施及仪器设备：超净工作台、CO_2 培养箱、倒置相差显微镜、离心机、冰箱等。

3. 镜下观察贴壁细胞、悬浮细胞的细胞形态　倒置相差显微镜下观察贴壁细胞、悬浮细胞形态。学生描述后教师总结（贴壁细胞折光性强，多为梭形和多角形，可见圆形分裂细胞；悬浮细胞为圆形，悬浮生长）。

4. 观摩贴壁细胞的传代培养方法和步骤

（1）吸除已准备好的 24 孔细胞培养板中旧培养液。

（2）用 PBS 洗涤贴壁细胞 2 次，加入 0.25% 胰蛋白酶消化液 100μl，轻轻摇动培养板，使消化液流遍所有细胞表面。

（3）消化期间用倒置相差显微镜观察，待细胞收缩变圆，细胞间距增宽，细胞即将脱离培养板底面时，终止消化。

（4）加入含 10% 小牛血清的 1640 完全培养液 500μl 终止消化，用吸管吸取培养板内的培养液，反复吹打贴壁细胞，吹打时动作轻柔，尽量不要出现泡沫，细胞脱壁后形成单个细胞混悬液。

（5）混匀细胞混悬液加入 96 孔细胞培养板中，做好标记。

五、实 验 结 果

1. 实验结束第二天，到细胞培养室，在倒置相差显微镜下观察 96 孔细胞培养板中标记好的细胞贴壁情况。

2. 画出观察到的贴壁细胞、悬浮细胞形态。

六、思 考 题

1. 贴壁细胞和悬浮细胞各有什么特点？举例说明哪些细胞属于贴壁细胞或悬浮细胞。

2. 常规细胞培养过程中应特别注意哪些条件？

（陈亚娟　罗敏）

实验三十三　抗肿瘤药物体外筛选方法

一、目 的 要 求

1. 掌握悬浮细胞和贴壁细胞培养及传代要点。

2. 熟悉体外抗肿瘤药物筛选的基本方法（MTT 法）。

3. 观察紫杉醇和顺铂对白血病 HL-60 细胞和肺癌 A549 细胞的抑制作用并分析其作用机制。

二、实 验 原 理

活细胞线粒体中存在与烟酰胺腺嘌呤二核苷酸磷酸（NADP）相关的脱氢酶，能够代谢还原黄色的溴化 3-（4，5-二甲基噻唑-2）-2，5-二苯基四氮唑（MTT），形成蓝紫色不溶于水的甲䐀（formazan），而死亡细胞中 MTT 不被还原。二甲基亚砜溶解甲䐀后，采用酶标仪检测吸光度。吸光度与活细胞数成正比，因此可根据吸光度计算细胞存活率，从而反映药物杀伤肿瘤细胞的能力。

紫杉醇和顺铂都是临床上经典的抗肿瘤药物。紫杉醇通过促进微管蛋白聚合抑制解聚，保持微管蛋白稳定，抑制细胞有丝分裂。顺铂为铂的金属络合物，主要使 DNA 链间及链内交链，与 DNA 形成复合物，干扰 DNA 复制。

三、实 验 材 料

1. 细胞系　白血病 HL-60 细胞和肺癌 A549 细胞。

2. 药品　紫杉醇、顺铂、RPMI 1640 培养基、胎牛血清、0.25% 胰蛋白酶消化液、0.4% 台盼蓝染液、5mg/ml MTT 溶液等。

3. 器材　移液器、细胞培养皿、96 孔细胞培养板、电子天平、酶标仪、细胞培养箱等。

四、实验方法

1. 白血病 HL-60 细胞和肺癌 A549 细胞的培养和接种 对数生长期的肺癌 A549 细胞用 0.25% 胰蛋白酶消化液消化后，悬浮于含 10% 胎牛血清的 RPMI 1640 培养液中，用移液器轻轻吹打成单细胞悬液。取少许单细胞悬液加等量的 0.4% 台盼蓝染液，显微镜下用细胞计数板计数活细胞，台盼蓝不着色的为活细胞。白血病 HL-60 细胞为悬浮细胞，直接用台盼蓝排染法计数。调整相应的细胞浓度，每孔将 100μl 细胞悬液接种于 96 孔细胞培养板中（每孔含 10 000 个细胞），随后置于细胞培养箱中培养 24h。设溶剂对照组，每组设 3 个平行复孔。

2. 实验药物配制及给药 将实验药物按给药浓度进行配制，紫杉醇的给药浓度为 0.08μmol/L、0.4μmol/L、2μmol/L，顺铂的给药浓度为 1.6μmol/L、8μmol/L、40μmol/L。每孔加 100μl 药液。置于细胞培养箱中培养 48h 后，每孔加入 10μl 5mg/ml MTT 溶液，继续培养 4h。

3. 吸光度检测 肺癌 A549 细胞仔细吸去上清液，HL-60 细胞先离心再吸去上清液。每孔加入 200μl 二甲基亚砜轻轻振荡以使甲臜完全溶解，约 1h 后在 570mm 波长（参考波长 450mm）检测吸光度。

4. 计算实验药物的抑制率和半数抑制浓度（IC_{50}） 以溶剂对照处理肿瘤细胞为对照组，按下述公式计算化合物对肿瘤细胞的抑制率，并改良寇氏法计算 IC_{50}：

$$抑制率（\%）= \frac{对照组吸光度均值 - 给药组吸光度均值}{对照组吸光度均值} \times 100\%$$

$$\lg IC_{50} = X_m - I [P - (3 - P_m - P_n)/4]$$

式中，X_m 为 lg 最大剂量；I 为 lg（最大剂量/相邻剂量）；P 为抑制率之和；P_m 为最大抑制率；P_n 为最小抑制率。

五、实 验 结 果

将实验结果填入表 8-3。

表 8-3 药物对肿瘤细胞的增殖抑制作用

药物	浓度（μmol/L）	HL-60 抑制率（%）	A549 抑制率（%）
紫杉醇	0.08		
	0.4		
	2		
顺铂	1.6		
	8		
	40		

紫杉醇抑制肿瘤细胞增殖的 IC_{50}：
HL-60： A549：
顺铂抑制肿瘤细胞增殖的 IC_{50}：
HL-60： A549：

六、注 意 事 项

细胞接种进入 96 孔细胞培养板要混匀以保持细胞悬液浓度均匀。

七、思 考 题

简述本实验中两个抗肿瘤药物的作用机制。

（苏 佳）

第九章 设计性实验

实验三十四 中枢神经系统药物的设计性实验

神经系统是机体内对生理功能活动起主导调节作用的系统,分为中枢神经系统和外周神经系统两大部分。中枢神经系统是神经系统的主要部分,作用于中枢神经系统的药物包括抗焦虑药、抗抑郁药、抗精神失常药、镇静催眠药、麻醉药和镇痛药等。针对不同的中枢神经系统药物具有多种不同的药效学研究方法。

以实验小组为单位,查阅文献及相关资料,了解目前国内外关于中枢神经系统药物的研究方法和研究现状。经小组酝酿、讨论后确立一个既科学又具有一定创新性的、能够辨别中枢神经系统药物作用特点的实验方案。注意,实验方案要符合现实实验条件,具有可操作性,不可不切实际空想。初步确定选题后,由教师对实验设计方案的科学性、创新性和可行性进行初审,与小组成员一起对实验方案进行进一步讨论,确定最终实验方案。

一、目 的 要 求

1. 掌握中枢神经系统药物的作用特点及作用机制。
2. 了解研究中枢神经系统药物的实验方法。
3. 熟悉不同给药方式的药物配制方法、合理的药物浓度及给药剂量的推算方法。
4. 熟悉具有不同药理效应的中枢神经系统药物的检测指标及其设计方法。

二、实 验 材 料

1. **动物** 根据实验所需选择所需动物。
2. **药品** 氯丙嗪、戊巴比妥钠、尼克刹米、生理盐水或其他实验所需的药品。
3. **器材** 量筒、注射器、烧杯、电子天平、鼠笼或其他实验所需的器材。

三、实 验 方 法

1. 各小组根据查阅的资料及文献,了解国内外研究的现状,在此基础之上确定实验的目的和意义,并规划实验中可能会用到的动物(品系、性别、数量)、实验器材(名称、型号、规格和数量等)与药品(名称、规格、给药方式、给药浓度、给药剂量等),包括特殊器材与药品等。
2. 设计实验方案与具体操作步骤,包括动物的分组、实验模型的建立、给药方案、观测指标等,以及每个方面所涉及的具体操作过程。将详细的实验方案与实验步骤写在记录本上,在教师指导下全班同学进行合理性及可行性讨论。
3. 根据讨论的结果各组确定本组的最佳实验方案。
4. 按照最终的实验方案做好实验准备后,按操作步骤认真进行实验。实验过程中小组成员要分工协作,加强配合以争取实验的成功,同时做好详细的实验记录,如实记录实验中的实验现象和实验原始数据。
5. 实验结束后,及时对实验数据进行归纳和处理并得出实验结论。全班同学一起对各组实验结果进行汇报和讨论,回答教师和同学提出的问题并总结实验心得。

四、实 验 结 果

将实验结果填入表 9-1。

表 9-1　药物对小鼠中枢神经系统行为活动的影响

组别	编号	体重（g）	药物	给药量（ml）	给药剂量（mg/kg）	检测指标 1	检测指标 2	检测指标 3
Ⅰ								
Ⅱ								
Ⅲ								
Ⅳ								
Ⅴ								
Ⅵ								

五、注 意 事 项

1. 实验设计在注重创新性的同时应注意可行性，切忌脱离现实的空想。
2. 若一次实验不成功，应分析原因，找到可能的影响因素，有条件的再重复开展实验。

（祁艳艳　曾广智）

实验三十五　心血管系统药物的设计性实验

心血管疾病是危害人类健康的严重疾病，由于本病种类繁多，病因复杂，因此作用于心血管系统药物研究很受重视，临床应用药物众多。心血管系统药物是指作用于心脏或血管系统的药物，主要包括治疗充血性心力衰竭药、抗高血压药、抗心律失常药、抗心绞痛药和调血脂药等。心血管系统药物研究主要包括强心、降压、抗心律失常、抗心肌缺血等药理实验方法。

本设计性实验目的是充分调动学生的自觉性、主动性和创造性，提高学生自主解决问题和分析问题的能力。学生在掌握基本心血管系统药物的药理学知识和药理学设计实验知识基础上，自主选择实验题目，自主安排实验过程和操作，并对实验结果和数据进行科学的分析和处理，对存在的问题进行深入的思考和解释，以达到将所学的理论知识与实践认识更好地结合的目的。

一、目 的 要 求

1. 掌握各类心血管药物的药理作用机制及临床应用。
2. 熟悉心血管药物药理学实验设计的基础知识。
3. 熟悉各类心血管药物的药效观测指标和评价方法。

二、实 验 材 料

1. 动物　根据具体实验目的选择所用动物，应遵循动物实验中"3R"原则（减少、替代、优化）。

2. 药品　0.1%盐酸肾上腺素、0.1%盐酸普萘洛尔、任-洛氏液及其他实验所需的药品。

3. 器材　张力换能器、恒温器、多道生理记录仪、手术剪和实验所需的其他器材。

三、实 验 方 法

1. 实验开始前，由教师布置学生根据已学的心血管药理学基础知识，通过上网查阅相关文献资料了解研究内容的国内外研究现状，经过小组集体讨论选定一个实验题目，设计性实验应具有科学性、创造性、可行性等。

2. 学生以实验小组为基本单位，按照拟定的实验题目，做好整个实验设计及准备。具体内容和格式要求如下：①设计性实验题目、设计者；②立题依据（通常包括实验目的、意义、国内外研究现状和拟解决的主要问题）；③实验动物品种、性别、规格和数量；④实验器材和药品（名称、规格和数量等）；⑤实验方法和具体实验步骤；⑥具体观测指标和预期结果；⑦可能遇到的问题和解决方案；⑧参考文献。

3. 实验操作部分，以实验小组为单位，按照实验方案进行实验，客观记录实验结果，结合理论知识对实验结果进行讨论和分析。

4. 总结和报告实验结果。实验结束后，按实验小组汇报实验结果，分析实验中遇到的问题和解决方法。指导教师根据各小组汇报的内容，跟踪学生对心血管药理学知识点掌握情况，对每个同学在整个设计性实验过程中的具体表现（参与程度、实验动手能力、回答问题的能力等）做出最终评分。

四、实 验 结 果

将实验结果填入表 9-2。

表 9-2 药物对家兔离体心房心肌收缩性、收缩频率和幅度的影响

药物	给药量（ml）	给药剂量（mg/kg）	检测指标1	检测指标2	检测指标3
A					
B					
C					

五、注 意 事 项

1. 实验方案应详细描述，遵循实验设计原则。
2. 选题应有创新性，原则上不与本实验教程中方案重复，必须是自己设计出的实验方案。
3. 检测指标不宜过多，为2~4项。
4. 为说明选题依据，实验报告附2~3篇国内外参考文献。

（何 波）

实验三十六　激素类药物及非甾体抗炎药设计性实验

一、目 的 要 求

1. 掌握实验设计的基础理论和方法。
2. 通过观察激素类药物和非甾体抗炎药的抗炎作用，掌握其抗炎作用特点，并能联系临床应用。

二、实 验 原 理

设计性实验是由教师给定实验目的、实验要求和实验条件，由学生运用已掌握的基本知识、基

本原理和实验技能，提出实验具体方案、拟定实验步骤、选定仪器和设备、独立完成操作、记录实验数据、分析实验结果等。

炎症反应是临床常见病理生理过程，感染、缺血、抗原-抗体反应、化学损伤、热损伤或机械损伤等均可诱发炎症反应，临床上有许多药物均有抗炎作用，通过挑选临床常用激素类药物及非甾体抗炎药，经过实验，观察比较两类药物在抗炎作用上的特点，深入了解临床用药中药物选择的依据。

三、实 验 材 料

1. 动物　小鼠、大鼠、豚鼠、家兔。

2. 药品　生理盐水、0.5% 地塞米松磷酸钠溶液、1%吲哚美辛溶液、二甲苯、苦味酸溶液等。

3. 器材　BL-420 生物机能实验系统（包含各种换能器，检测血压、呼吸、心电图、脉搏）、722S 型分光光度计、离心机、普通天平、兔台、鼠台、铁支架、广口瓶、广口烧杯、三角烧杯、各种规格量筒、试管、各种规格注射器、常用手术器材、气管插管、三通管、固定针、动脉夹、秒表、电子天平、灌胃针等。

四、实 验 方 法

1. 选题及可行性论证

（1）以实验小组为单位，根据已学的基础知识和实验操作技能，并利用图书馆及网络查阅相关的文献资料，了解国内外研究现状。经过小组集体酝酿、讨论确立一个既有科学性又有一定创新的关于激素类药物及非甾体抗炎药抗炎作用对比方面的实验题目。

（2）初步选题后，由实验指导教师根据设计方案的目的性、科学性、创新性和可行性进行初审，然后与同学一起对实验方案进行论证。

2. 确定实验设计方案

（1）每实验小组在立题基础上，认真地按照规定的格式写出关于激素类药物及非甾体抗炎药抗炎作用对比的动物实验设计方案。设计性实验方案的内容应详细和具可操作性，要注意动物实验方案不可过大和脱离现实条件。

（2）强调药理学实验设计的三大要素，即处理因素、实验对象与实验效应。

1）一次实验涉及的因素不宜过多，否则会使分组增多，受试对象的例数增多，在实际工作中难以控制。但处理因素过少，又难以实现实验的广度和深度。

2）处理因素在整个实验过程中应做到标准化，即保持不变，否则会影响实验结果的评价。例如，实验设计中处理因素是药物时，则药物的剂型、给药途径、质量（成分、出厂批号等）必须保持不变。

3）实验效应指标的选定需符合特异性、客观性、重复性、灵敏性、精确性、可行性等原则。

4）实验方案具体的内容要求如下：①题目、班级、设计者；②立题依据（实验的目的、意义，拟解决的问题和国内外研究现状）；③实验动物品种、性别、规格和数量；④实验器材与药品（器材名称、型号、规格和数量；药品或试剂的名称、规格、剂型和剂量），包括特殊仪器与药品需要；⑤实验方法与操作步骤，包括实验的技术路线、实验的进程安排、每个研究项目的具体操作过程，设立的观察指标及其检测手段；⑥结果记录表格制作；⑦预期结果；⑧可能遇到的困难和问题及解决的措施；⑨参考文献。

3. 实验操作

（1）预实验：按照实验设计方案和操作步骤认真进行预实验。在预实验过程中，同学要做好各项实验的原始记录。实验结束后，应及时整理实验结果，发现和分析预实验中存在的问题及需要改进、修改的地方，并向实验指导教师进行汇报。得到教师的同意之后，在正式实验时加以更正。

（2）正式实验：按照修改的实验设计方案和操作步骤认真进行正式实验，并强化小组成员的协调与配合，力争实验成功。实验过程中，记录好实验的原始数据；实验结束后，及时整理、分析实验结果。

五、实 验 结 果

1. 实验数据记录 根据实验设计中的项目记录各项实验数据。

2. 实验结果的分析与讨论 在提交实验报告前，各实验小组对实验数据进行归纳和处理，同时简单汇报一下实验的结果，并回答实验指导教师和其他组同学提出的问题。

3. 实验报告书写。

4. 评分 依据每组实验设计方案的科学性、先进性、创新性，以及实验完成的质量进行评分；依据每个同学在整个设计性实验过程中的具体表现，如方案设计的参与程度、实验动手能力、实验报告的质量、回答问题的能力进行评分。对小组中做出突出贡献者，能提出较高水平问题者，在回答问题时思路敏捷、语言表达准确和清楚者均给予适当加分。

六、注 意 事 项

1. 实验时间：实验选题确定时间由实验指导教师决定，建议在正式实验开始前至少 3 周；实验方案需在实验开始前 1 周确定；正式实验时间 4 课时，动物实验尽量在 1~2h 内完成，要留出足够的分析讨论和提问答辩时间。

2. 实验分组：为保证教学效果，设计实验每组 5~6 人，最多不超过 8 人。

3. 实验器材与药品请领：实验动物应在实验材料提供的 4 种动物中选择；实验器材应尽可能在实验材料提供的品种范围选择，实验药品除了实验材料提供的基本药品供选择外，可根据实验需要提出其他药品（需提前告知实验中心，并标明规格及供应商名称），但如遇到无法及时购买的药品或试剂时，应及时调整实验内容。

4. 自主设计实验在强调先进性和创新性的同时应注意可行性，切忌脱离现实条件，实验项目不要过多，动物数量不应过大，实验过程不得危害人体健康和污染环境。

5. 对不符合设计的抄袭方案将予取消实验资格；对不能及时立题的小组，小组成员将分散到其他小组观摩实验。

七、思 考 题

1. 分析甾体类和非甾体抗炎药在作用机制和临床疗效中的异同。
2. 分析思考设计和实施实验过程中的不足和改进方法。

（何　方）

第十章　临床用药情景指导

情景1　感冒、发热

1. 患者，男，37岁，近来受凉后出现鼻部瘙痒、流眼泪、打喷嚏、流鼻涕、全身酸痛不适，考虑普通感冒，自己服用快克后鼻部瘙痒、喷嚏、鼻流涕的感冒症状缓解，但患者出现嗜睡、眩晕、疲乏等副作用，引起以上症状的感冒药成分是（　　）成分。

A. 对乙酰氨基酚　　　　　　B. 麻黄碱
C. 氯苯那敏　　　　　　　　D. 可待因

2. 患者，女，50岁，糖尿病3年余，发热3天，体温39.5℃，咳嗽，咳少量痰，偶为黄色痰，呼吸24次/分，肺部听诊无啰音，胸片示右肺下叶背段有密度淡薄浸润阴影，血常规提示：白细胞$15×10^9$/L，中性粒细胞89%。临床诊断社区获得性肺炎，针对该患者下列治疗手段不正确的是（　　）。

A. 头孢呋辛钠抗感染
B. 阿司匹林赖氨酸盐退热
C. 盐酸氨溴索化痰
D. 地塞米松抗炎

3. 患者，女，64岁，10天来夜间咳嗽，痰多，诊断为急性支气管炎，除了抗感染治疗外，在选服右美沙芬时应加用的药品是（　　）。

A. 洛贝林　　　　　　　　　B. 氨溴索
C. 氨茶碱　　　　　　　　　D. 可待因

4. 患者，女，4岁，出现发热、鼻塞、流涕3天，诊断为病毒性感冒，应避免服用含有下列哪种成分的感冒药（　　）。

A. 对乙酰氨基酚　　　　　　B. 阿司匹林
C. 氯苯那敏　　　　　　　　D. 布洛芬

5. 患者，女，88岁，慢性阻塞性肺疾病（COPD）病史10年余，近来受凉后发热、咳嗽、咳痰3天，体温38.8℃，咳嗽夜间加重，端坐呼吸不能平躺，咳大量黄色浓痰且不易咳出。

1）对该患者目前下列药物中不宜使用的是（　　）。

A. 乙酰半胱氨酸　　　　　　B. 氨溴索
C. 羧甲司坦　　　　　　　　D. 可待因

2）针对该患者首选的退热药是（　　）。

A. 安乃近　　　　　　　　　B. 对乙酰氨基酚

C. 阿司匹林　　　　　　　　D. 布洛芬

3）该患者夜间咳嗽，待痰量减少后，选用（　　）治疗咳嗽较适宜。

A. 可待因　　　　　　　　　B. 氨溴索
C. 右美沙芬　　　　　　　　D. 羧甲司坦

6. 患者，女，17岁，咽痛，高热，肌肉酸痛，乏力1天，诊断为流行性感冒。以下常规处理不适的是（　　）。

A. 休息、多饮水
B. 隔离
C. 奥司他韦75mg，每日2次
D. 朋友应多探视、关心

7. 患儿，男，50天，体重5kg，时值夏季，体温37.9℃，出现烦躁，哭闹不安，无其他症状。其家人到药店购买退热药，药师应推荐（　　）。

A. 减少衣被，可物理降温或必要时就诊
B. 阿苯片，半片，研碎后溶于少量温开水服用
C. 阿司匹林泡腾片（500mg）1/10片，溶于少量温开水服用
D. 对乙酰氨基酚片（500mg）1/10片，溶于少量温开水服用

8. 患者，男，56岁，驾驶员，近来受凉后出现流眼泪、打喷嚏、流鼻涕、咽痛、偶有咳嗽，全身酸痛不适，7天后症状缓解，考虑普通感冒给予药物治疗，该患者可选用下列哪一类感冒药物（　　）。

A. 对乙酰氨基酚缓释片
B. 复方盐酸伪麻黄碱缓释胶囊（新康泰克）
C. 氨酚伪麻美芬片
D. 复方氨酚烷胺胶囊（快克）

9. 患者，女，78岁，既往有高血压病史5年余，肾功能不全病史2年余，近来受凉后出现发热，最高体温39.0℃，咳嗽咳痰，考虑感冒，针对该患者可以不建议选用的药是（　　）。

A. 对乙酰氨基酚　　　　　　B. 布洛芬
C. 氨溴索　　　　　　　　　D. 金刚烷胺

参考答案：1～4：CDCB　5：DBC　6～9：DACA

情景2　高　血　压

1. 患者，女，52岁，高血压1级，伴有心动过速和轻度充血性心力衰竭症状，有喘息和痛风

史，首选治疗药物（　　）。

A. α受体阻断药

B. β受体阻断药

C. 血管紧张素转化酶抑制剂

D. 中枢抗交感神经药

2. 患者，男，54岁，70kg，Cr 169mmol/L，诊断为高血压3级，慢性肾功能不全。该患者初始治疗方案选择时，以下抗高血压药需要调整剂量才可以使用的是（　　）。

A. 培哚普利　　　　B. 厄贝沙坦

C. 美托洛尔　　　　D. 氨氯地平

3. 患者，男，72岁，血压210/96mmHg，伴气促及下肢水肿，心率110次/分，最好选用下列何种抗高血压药（　　）。

A. 美托洛尔　　　　B. 卡托普利

C. 硝苯地平　　　　D. 双氢克尿噻

4. 患者，女，88岁，COPD病史12年余，近来受凉后出现喘息、咳嗽，以刺激性干咳为主，咳少量白色痰，近来感头胀痛、眩晕、胸闷不适，入院后查体血压180/100mmHg，入院诊断为慢性阻塞性肺疾病急性加重期（AECOPD），高血压2级，考虑给予抗高血压药治疗，下列不宜使用的药物是（　　）。

A. 依那普利　　　　B. 硝苯地平缓释片

C. 氢氯噻嗪　　　　D. 氨氯地平

5. 患者，男，40岁，近来患者感上腹部不适、剑突下钝痛、烧灼样不适，进餐后疼痛加剧，入院行胃镜检查提示：①胃窦多发溃疡（活动期）；②慢性浅表性胃炎。入院查体血压：186/96mmHg。入院诊断：①胃溃疡；②慢性胃炎；③高血压2级，该患者给予抗高血压药治疗不宜选择下列哪一类药物（　　）。

A. 钙通道阻滞剂　　B. ACEI

C. α受体阻断药　　D. β受体阻断药

6. 患者，男，75岁，诊断为高血压3级，极高危组，表现为收缩压升高，血压最高可达190/85mmHg，既往有稳定型心绞痛病史10年，哮喘病史25年，痛风病史10年，辅助检查：双肾彩超双侧肾动脉狭窄，则该患者最适宜选用的降压药物为（　　）。

A. 贝那普利　　　　B. 氢氯噻嗪

C. 普萘洛尔　　　　D. 氨氯地平

7. 患者，男，长期酗酒，近期在体检中发现血压增高（190/100mmHg），伴有左心室肥厚，该患者最宜服用的抗高血压药是（　　）。

A. 氨氯地平　　　　B. 氢氯噻嗪

C. 依那普利　　　　D. 普萘洛尔

参考答案：1～7：CADACDC

情景3 失　眠

1. 患者，女，69岁，近一个月出现入睡困难，白天有头昏、疲倦等不适感，尝试非药物治疗无改善，推荐的药物治疗方案是（　　）。

A. 唑吡坦 5mg po qn

B. 地西泮 5mg po qn

C. 氯硝西泮 2mg po qn

D. 艾司唑仑 1mg po qn

2. 患者，男，32岁，因工作压力大，近日多次入睡困难，失眠。下列处方用药不适宜的是（　　）。

A. 唑吡坦 5mg po qn

B. 氯苯那敏 4mg po qn

C. 佐匹克隆 7.5 mg po qn

D. 奥沙西泮 15 mg po qn

3. 患者，男，76岁，因COPD急性发作入院，患者诉因呼吸困难，难以入眠，选择哪一种失眠药物治疗较为合理（　　）。

A. 地西泮 5mg po qn

B. 氯苯那敏 4mg po qn

C. 唑吡坦 5mg po qn

D. 艾司唑仑 2mg po qn

4. 患者，女，56岁，近一周无明显诱因出现烦躁、焦虑、入睡困难，既往服用过唑吡坦 10mg 依旧无法入睡。诊断：焦虑，失眠。应选择下列哪一种药物治疗（　　）。

A. 唑吡坦片 10mg

B. 艾司唑仑片 2mg

C. 苯巴比妥片 30mg

D. 氯苯那敏片 4mg

5. 患者，女，88岁，COPD病史14年余，近来受凉后，喘息、咳嗽明显加重，夜间入睡困难、反复醒来，下列处方药中不宜选择的是（　　）。

A. 唑吡坦　　　　　B. 佐匹克隆

C. 雷美尔通　　　　D. 劳拉西泮

参考答案：1～5：ABCBD

情景4 冠 心 病

1. 患者，男，因心前区压榨样疼痛2h，入院急行心电图检查提示：ST段弓背向上型抬高，行冠状动脉造影提示：左冠状动脉狭窄（80%），临床诊断冠状动脉粥样硬化性心脏病，行冠状动脉介入治疗，介入术后给予"双抗"治疗，双抗具体指（　　）。

A. 阿司匹林+低分子肝素钙

B. 阿司匹林+氯吡格雷

C. 华法林+低分子肝素钙

D. 阿司匹林+双嘧达莫

2. 患者，男，80 岁，因冠心病、心力衰竭入院，入院血钾由 3.35mmol/L 升高至 4.52mmol/L。以下不会导致血钾升高的药物是（ ）。

A. 培哚普利　　　　B. 氢氯噻嗪

C. 螺内酯　　　　　D. 氯化钾

3. 患者，女，50 岁，高血压病史 5 年余，规律服用培哚普利、美托洛尔和阿司匹林治疗，无胸痛，查体无异常，实验室检查提示：血 TC 3.8mmol/L、LDL-C 2.0mmol/L、TG 5.9mmol/L、HDL-C 0.9mmol/L，首选的降脂药是（ ）。

A. 普罗布考　　　　B. 阿托伐他汀

C. 非洛贝特　　　　D. 考来烯胺

4. 患者，男，62 岁，近 1 年来劳累时胸痛，休息或含服硝酸甘油数分钟后可缓解，既往高血压病史 10 年余，药物控制满意，实验室检查：血 LDL-C 2.16mmol/L，对于该患者改善预后的药物不包括（ ）。

A. 硝酸异山梨酯　　B. 辛伐他汀

C. 福辛普利　　　　D. 美托洛尔

5. 患者，女，57 岁，高血压、冠心病 10 年余，近日心前区闷痛发作频繁，伴头胀痛，测血压 150/100mmHg。心电图提示胸痛发作时 ST 段一过性抬高，下列药物患者选用哪种最适合（ ）。

A. 洋地黄　　　　　B. 硝苯地平

C. 布洛芬　　　　　D. β 受体阻断药

参考答案：1～5：BBCAB

情景 5　消化性溃疡

1. 患者，男，40 岁，口服阿司匹林肠溶片、伏立康唑片，用药过程中出现胃黏膜出血，为避免相互作用，选用以下哪个抑酸药最适宜（ ）。

A. 奥美拉唑胶囊

B. 雷贝拉唑钠肠溶片

C. 埃索美拉唑肠溶片

D. 兰索拉唑肠溶胶囊

2. 患者，男，27 岁，大量饮酒后，反复上腹部不适 7 天，行胃镜提示：胃窦体交界溃疡，慢性浅表性-萎缩性胃炎，^{14}C 呼气试验提示幽门螺杆菌阳性，临床诊断胃溃疡，幽门螺杆菌感染，抗幽门螺杆菌的三联疗法正确的是（ ）。

A. 奥美拉唑+阿莫西林+雷尼替丁

B. 奥美拉唑+克拉霉素+阿奇霉素

C. 胶体碱式碳酸铋+哌仑西平+替硝唑

D. 兰索拉唑+阿莫西林+甲硝唑

3. 患者，女，58 岁，间断上腹部隐痛 2 年，伴反酸、胃灼痛、饮食正常，大便干燥，3～4 天 1 次，胃镜检查提示：反流性食管炎，患者既往有糖尿病病史，平素口服格列齐特，血糖控制良好，针对该患者的治疗，不宜选用下列哪种药物（ ）。

A. 西咪替丁　　　　B. 奥美拉唑

C. 泮托拉唑　　　　D. 雷贝拉唑

4. 患者，女，75 岁，反酸 3 年余，胃镜提示：胃食管反流病、浅表性胃炎，规律服用阿司匹林肠溶片，该患者的首选治疗药物为（ ）。

A. 西咪替丁　　　　B. 奥美拉唑

C. 莫沙必利　　　　D. 铝碳酸镁

5. 患者，男，45 岁，驾驶员，反复上腹部疼痛 2 年余，进食后疼痛有所缓解，偶有黑便，近一周上述症状加重，夜间为主，自行服用奥美拉唑片，胃镜提示：胃十二指肠溃疡，幽门螺杆菌阳性，实验室检查：大便隐血阳性。

1）该患者出现黑便应选择的药物是（ ）。

A. 柠檬酸胶体果胶铋　B. 前列腺素 E

C. 表皮生长因子　　　D. 生长抑素

2）下列药物对幽门螺杆菌有效的是（ ）。

A. 雷贝拉唑　　　　B. 西咪替丁

C. 前列腺素 E　　　D. 硫酸镁

6. 患者，女，46 岁，近 3 个月出现反酸伴吞咽困难，诊断为胃食管反流病，选择抑酸药奥美拉唑，治疗效果不佳，可加用的药物是（ ）。

A. 多潘立酮　　　　B. 米索前列醇

C. 埃索美拉唑　　　D. 铝碳酸镁

7. 患者，男，69 岁，脑梗死病史 1 月余，目前吞咽困难，近两日出现胃部不适，诊断十二指肠溃疡，以下药物适合该患者的是（ ）。

A. 雷贝拉唑肠溶片　　B. 兰索拉唑分散片

C. 兰索拉唑肠溶片　　D. 奥美拉唑肠溶胶囊

参考答案：1～4：BDAB　5：DA　6～7：AB

情景 6　综合案例

患者，男，77 岁，近来感行走时心前区疼痛不适，呈辛辣感，时常放射至左肩背部伴大汗，恶心，含服硝酸甘油后症状较前无明显缓解，入院时患者急性面容，胸痛呈进行性加剧，血压 210/100mmHg，既往病史：高血压 11 年余，糖尿病 7 年余，心力衰竭 3 年余，入院疼痛发作时急查心电图提示：Ⅰ、Ⅱ、Ⅲ、aVF 导联 ST 段压低，aVR 导联 ST 段抬高，实验室检查未见明显异常。临床诊断：①不稳定型心绞痛；②高血压3级，极高危；③2型糖尿病。给予如下药物治疗：阿司匹林 100mg，qd，po（晚饭后），氯吡格雷 75mg，qd，po，美托洛尔 25mg，bid，po，非洛地平缓释片 5mg qd，po（晨起），单硝酸异山梨酯缓释片 30mg qd，po（晨起），阿托伐他汀钙 20mg qd，po（睡前），二甲双胍 500mg tid，po（餐中）。

1. 该患者血压控制目标值为（　　　）。

A. 150/90mmHg　　　　B. 130/80mmHg

C. 140/90mmHg　　　　D. 140/80mmHg

2. 该患者应用上述药物期间出现黑便，考虑最有可能导致此不良反应发生的药物为（　　　）。

A. 阿司匹林　　　　　　B. 阿托伐他汀

C. 硝酸甘油　　　　　　D. 非洛地平

3. 该患者用药两周后复查肝功能，出现 ALT、AST 轻度升高，考虑导致此不良反应的药物是（　　　）。

A. 阿司匹林　　　　　　B. 阿托伐他汀

C. 硝酸甘油　　　　　　D. 非洛地平

4. 该患者用药一个月后出现心悸，心率 < 50 次/分，则考虑需停用的药物为（　　　）。

A. 阿司匹林　　　　　　B. 阿托伐他汀

C. 普萘洛尔　　　　　　D. 非洛地平

5. 患者心悸停用相关药物后，考虑替代治疗的药物为（　　　）。

A. 氯吡格雷　　　　　　B. 维拉帕米

C. 非洛贝特　　　　　　D. 贝那普利

参考答案：1～5：BABCD

（刘全义）

第二部分　药理学学习指导

第一篇　总　　论

第一章　绪　　论

一、选择题

A 型题（最佳选择题）

1. 药物主要为（　　）。
A. 一种天然化学物质
B. 能干扰细胞代谢活动的化学物质
C. 能影响机体生理功能的物质
D. 用于治疗、预防和诊断疾病的化学物质
E. 有滋补、营养、保健、康复作用的物质

2. 关于新药 I 期临床试验，以下叙述正确的是（　　）。
A. 先观察药物的安全性，而不是药效
B. 受试者只能是健康志愿者
C. 可以采用随机双盲试验方法
D. 为保证受试者安全，只进行单剂量给药后的研究
E. 一般观察例数超过 100 例

3. 药效学是研究（　　）的学科。
A. 药物的临床疗效
B. 药物疗效的途径
C. 如何改善药物质量
D. 机体如何对药物进行处理
E. 药物对机体的作用及作用机制

4. 药动学是研究（　　）的学科。
A. 机体如何对药物进行处理
B. 药物如何影响机体
C. 药物发生动力学变化的原因
D. 合理用药的治疗方案
E. 药物效应动力学

5. 世界上第一部由政府颁布的药典是（　　）。
A.《本草纲目》　　　　B.《神农本草经》
C.《新修本草》　　　　D.《英国药典》

E.《美国药典》

6. 新药进行临床试验必须提供（　　）。
A. 系统药理研究数据　　　B. 新药作用谱
C. 临床前研究资料　　　　D. LD_{50}
E. 急慢性毒理研究数据

X 型题（多项选择题）

1. 药理学是研究（　　）的学科。
A. 药物效应动力学
B. 药物代谢动力学
C. 药物
D. 与药物有关的生理科学
E. 药物与机体相互作用及其规律

2. 新药的来源包括（　　）。
A. 对已知化合物进行结构修饰
B. 对已知化合物进行重新组合
C. 合成新型结构的药物
D. 从天然物质中提取、分离
E. 应用生物技术和基因重组方法制备

3. 新药的临床前药理研究是在动物上进行的试验，具体内容包括（　　）。
A. 药效学研究　　　　B. 一般药理学研究
C. 药动学研究　　　　D. 药物相互作用研究
E. 毒理学研究

4. 新药的临床前药理研究，应遵循的基本原则包括（　　）。
A. 安全　　　　　　　B. 有效
C. 经济　　　　　　　D. 创新
E. 质量可控

二、简答题

简述药理学在新药研究与开发中的作用。

（纳　鑫）

第二章　药物代谢动力学

一、选择题

A 型题（最佳选择题）

1. 弱酸性药物在碱性尿液中（　　）。
A. 解离多，再吸收多，排泄慢
B. 解离少，再吸收多，排泄慢
C. 解离多，再吸收少，排泄快
D. 解离少，再吸收少，排泄快
E. 以上都不是

2. 药物的首关效应最容易发生于（　　）。
A. 舌下给药后　　　　　B. 口服给药后
C. 吸入给药后　　　　　D. 皮下注射给药后
E. 静脉给药后

3. 决定药物每天用药次数的主要因素是（　　）。
A. 吸收快慢　　　　　B. 作用强弱
C. 体内分布速度　　　D. 体内转化速度
E. 体内消除速度

4. 影响药物转运的因素不包括（　　）。
A. 药物的脂溶性　　　B. 药物的解离度
C. 体液的 pH　　　　　D. 药酶的活性
E. 药物与生物膜接触面的大小

5. 下列关于药物与血浆蛋白结合的描述,错误的是（　　）。
A. 药物与血浆蛋白结合一般是可逆的
B. 同时用两个药物可能会发生竞争置换现象
C. 结合型药物有较强的药理活性
D. 血浆蛋白减少可使结合型药物减少,游离型药物增多
E. 结合型药物不能跨膜转运而影响药物在体内的分布

6. 按一级动力学消除的药物,按一定时间间隔连续给予一定剂量,达到稳态血药浓度时间长短决定于（　　）。
A. 剂量大小　　　　　B. 给药次数
C. 吸收速率常数　　　D. 消除速率常数
E. 表观分布容积

7. 药物吸收达到血浆稳态浓度时意味着（　　）。
A. 药物作用最强
B. 药物吸收过程已完成
C. 药物消除过程正开始
D. 药物在体内分布达到平衡
E. 药物的吸收速率与消除速率达到平衡

8. 丙磺舒可以增加青霉素的疗效，原因是（　　）。
A. 在杀菌作用上有协同作用

B. 两者竞争肾小管的分泌通道
C. 对细菌代谢有双重阻断作用
D. 延缓抗药性产生
E. 增强细菌对药物的敏感性

9. 按一级动力学消除的药物,如按恒定的剂量每隔 1 个半衰期给药 1 次,为了迅速达到稳态血药浓度可将首次剂量（　　）。
A. 增加 0.5 倍　　　　　B. 增加 1 倍
C. 增加 2 倍　　　　　　D. 增加 3 倍
E. 增加 4 倍

10. 在体内药量相等时，表观分布容积（V_d）小的药物比 V_d 大的药物（　　）。
A. 血浆浓度较高　　　B. 血浆蛋白结合较少
C. 血浆浓度较低　　　D. 生物利用度较小
E. 能达到的治疗效果较强

11. 对药物吸收没有影响的因素是（　　）。
A. 药物的剂型
B. 组织亲和力
C. 药物的理化性质
D. 药物与血浆蛋白的结合率
E. 药物的首关效应

12. 对药物的分布没有影响的是（　　）。
A. 药物的理化性质
B. 组织器官血流量
C. 药物与血浆蛋白的结合率
D. 组织亲和力
E. 给药途径

13. 具有肝药酶活性抑制作用的药物是（　　）。
A. 链霉素　　　　　B. 苯巴比妥
C. 苯妥英钠　　　　D. 氟康唑
E. 地塞米松

14. 某药在 pH 为 5 时有 50% 解离，则其 pK_a 应为（　　）。
A. 3　　　　　　　　B. 4
C. 5　　　　　　　　D. 6
E. 7

15. 患者高热发生惊厥时,需用地西泮紧急抢救,最适宜的给药途径是（　　）。
A. 舌下给药　　　　B. 皮下注射
C. 肌内注射　　　　D. 静脉注射
E. 栓剂给药

16. 肝肠循环的定义是（　　）。
A. 药物在肝脏和小肠间往返循环的过程
B. 药物在肝脏和大肠间往返循环的过程

C. 药物在肝脏和十二指肠间往返循环的过程

D. 药物经十二指肠吸收后，经肝脏转化再入血被吸收的过程

E. 药物自胆汁排泄到十二指肠后，在肠道被再吸收又回到肝脏的过程

B 型题（配伍选择题）

[1～4 题共用选项]

A. 表观分布容积　　　B. 清除率

C. 血浆 $t_{1/2}$　　　D. 生物 $t_{1/2}$

E. 生物利用度

1. 血浆药物浓度下降一半的时间是（　　）。

2. 药物分布的广泛程度是（　　）。

3. 药物吸收进入血循环的速度和程度是（　　）。

4. 药物自体内消除的一个重要参数是（　　）。

[5～8 题共用选项]

A. C_{max}　　　B. T_{max}

C. CL　　　D. $t_{1/2}$

E. C_{ss}

5. 半衰期是（　　）。

6. 达峰时间是（　　）。

7. 清除率是（　　）。

8. 稳态血药浓度是（　　）。

[9～12 题共用选项]

A. 药物的吸收　　　B. 药物的分布

C. 药物的转运　　　D. 药物的排泄

E. 药物的代谢

9. 药物在体内的生物转化称为（　　）。

10. 药物及其代谢物自血液排出体外的过程是（　　）。

11. 药物吸收分布和排泄都涉及的过程是（　　）。

12. 药物从给药部位转运进入血液循环的过程是（　　）。

X 型题（多项选择题）

1. 直肠给药与口服相比，其优点在于（　　）。

A. 比口服吸收快、完全、规则

B. 适用于昏迷、抽搐等不能合作的患者

C. 无首关效应

D. 用于对胃刺激引起呕吐的药物

E. 可避免肝肠循环

2. 一级动力学消除的药物（　　）。

A. 按等比消除

B. 恒速恒量给药后，4～6 个半衰期达到稳态浓度

C. 增加给药次数可缩短达 C_{ss} 的时间

D. 其半衰期恒定

E. 增加首剂量可缩短达 C_{ss} 的时间

3. 药物在体内转化的方式有（　　）。

A. 氧化　　　B. 还原

C. 水解　　　D. 溶解

E. 结合

4. 关于生物利用度的叙述正确的是（　　）。

A. 是评价药物吸收程度的一个重要指标

B. 常被用来作为制剂的质量评价

C. 相对生物利用度主要用于比较两种制剂的吸收情况

D. 是制剂的质量控制标准

E. 分为相对生物利用度和绝对生物利用度

5. 大部分药物经代谢转化后（　　）。

A. 极性增加　　　B. 极性减小

C. 药理活性减弱　　　D. 药理活性增强

E. 毒性增加

6. 影响药物跨膜扩散的因素有（　　）。

A. 药物跨膜浓度梯度　　B. 药物的极性

C. 生物膜的特性　　　D. 药物分子的大小

E. 药物油/水分配系数

7. 属于主动转运的是（　　）。

A. 药物通过胎盘屏障　　B. 肾小球滤过

C. 水分子跨膜　　　D. 肾小管分泌

E. 质子泵转运

8. 常见的肝药酶诱导剂是（　　）。

A. 氯霉素　　　B. 苯巴比妥

C. 西咪替丁　　　D. 阿司匹林

E. 苯妥英钠

二、简答题

1. 简述药物血浆半衰期的概念及临床意义。

2. 什么是药物的表观分布容积（V_d)?有何意义?

三、论述题

试从药动学角度分析单用一个药物时哪些因素可引起血药浓度过高甚至中毒?

（卿　晨）

第三章　药物效应动力学

一、选择题

A 型题（最佳选择题）

1. 药物产生副作用的药理基础是（　　）。

A. 安全范围小

B. 治疗指数小

C. 选择性低，作用范围广泛

D. 患者肝肾功能低下

E. 药物剂量

2. 下述哪种剂量可产生不良反应（　　　）。

A. 治疗剂量　　　　　　　　B. 极量

C. 中毒量　　　　　　　　　D. LD_{50}

E. 最小中毒量

3. 半数有效量是指（　　　）。

A. 临床有效量的一半

B. LD_{50}

C. 引起 50%实验动物产生反应的剂量

D. 效应强度

E. 以上都不是

4. 药物半数致死量（LD_{50}）是指（　　　）。

A. 致死量的一半

B. 中毒量的一半

C. 杀死半数病原微生物的剂量

D. 杀死半数寄生虫的剂量

E. 引起半数实验动物死亡的剂量

5. 药物治疗指数是指（　　　）。

A. LD_{50} 与 ED_{50} 之比　　　B. ED_{50} 与 LD_{50} 之比

C. LD_{50} 与 ED_{50} 之差　　　D. ED_{50} 与 LD_{50} 之和

E. LD_{50} 与 ED_{50} 之乘积

6. 临床所用的药物治疗量是指（　　　）。

A. 有效量　　　　　　　　　B. 最小有效量

C. 半数有效量　　　　　　　D. 阈剂量

E. 1/2 LD_{50}

7. 药物作用是指（　　　）。

A. 药理效应

B. 药物具有的特异性作用

C. 对不同脏器的选择性作用

D. 药物与机体大分子作用引起的初始反应

E. 对机体器官兴奋或抑制作用

8. 安全范围是指（　　　）。

A. 最小治疗量至最小致死量间的距离

B. ED_{95} 与 LD_5 之间的距离

C. 有效剂量范围

D. 最小中毒量与治疗量间距离

E. 治疗量与最小致死量间的距离

9. 药物与受体结合后能否兴奋受体取决于
（　　　）。

A. 药物作用的强度

B. 药物与受体有无亲和力

C. 药物剂量大小

D. 药物是否具有效应力（内在活性）

E. 血药浓度高低

10. 药物与受体结合能力主要取决于（　　　）。

A. 药物作用强度　　　　　B. 药物的效应力

C. 药物与受体的亲和力

D. 药物分子量

E. 药物的极性

11. 受体阻断药的特点是（　　　）。

A. 对受体无亲和力，无效应力

B. 对受体有亲和力和效应力

C. 对受体有亲和力，而无效应力

D. 对受体无亲和力和效应力

E. 对配体单有亲和力

12. 受体激动药的特点是（　　　）。

A. 对受体有亲和力和效应力

B. 对受体无亲和力，有效应力

C. 对受体无亲和力和效应力

D. 对受体有亲和力，无效应力

E. 受体只有效应力

13. 受体部分激动药的特点（　　　）。

A. 受体无亲和力，有效应力

B. 受体有亲和力和弱的效应力

C. 受体无亲和力和效应力

D. 受体有亲和力，无效应力

E. 受体无亲和力但有强的效应力

14. 竞争性阻断药具有的特点有（　　　）。

A. 与受体结合后能产生效应

B. 抑制激动药的最大效应

C. 增加激动药剂量时，不能产生效应

D. 同时具有激动药的性质

E. 激动药量-效曲线平行右移，最大反应不变

15. 肌内注射阿托品治疗胆绞痛，引起视物模糊
的作用称为（　　　）。

A. 毒性反应　　　　　　　B. 副作用

C. 疗效　　　　　　　　　D. 变态反应

E. 应激反应

B 型题（配伍选择题）

[1～3 题共用选项]

A. 对症治疗　　　　　　　B. 对因治疗

C. 补充治疗　　　　　　　D. 对部治疗

E. 对接治疗

1. 青霉素治疗肺部感染是（　　　）。

2. 利尿药治疗水肿是（　　　）。

3. 胰岛素治疗糖尿病是（　　　）。

[4～5 题共用选项]

A. 药物慢代谢型　　　　　B. 耐受性

C. 耐药性　　　　　　　　D. 快速耐受性

E. 依赖性

4. 连续用药产生敏感性下降，称为（　　　）。

5. 用抗生素，细菌可产生（　　　）。

X 型题（多项选择题）

1. 有关副作用的认识正确的是（   ）。

A. 治疗量下出现的，可避免

B. 治疗量下出现的，难避免

C. 一般反应轻，可以恢复

D. 与药物的选择性低有关

E. 副作用都是难以克服改变的

2. 机体对药物产生耐受性有关的因素是（   ）。

A. 与机体遗传因素有关

B. 与药物剂量过大有关

C. 与连续用药有关

D. 与突然停药有关

E. 与机体肝肾功能有关

3. 对后遗效应的理解是（   ）。

A. 血药浓度已降至阈浓度以下

B. 血药浓度过高

C. 残存的药理效应

D. 短期内残存的药理效应

E. 机体产生依赖性

4. 通过量-效曲线可以反映（   ）。

A. 最小有效浓度　　　B. 半数有效量

C. 药物的依赖性　　　D. 药物作用时间

E. 最大效应

5. 有关量-效关系的认识正确的是（   ）。

A. 通常药物效应强度与血药浓度成正比

B. LD_{50} 与 ED_{50} 都是在量反应中出现的剂量

C. 量-效曲线可以反映药物的效能和效应强度

D. 量反应的量-效曲线呈常态分布

E. 药理效应的强弱与剂量无关

6. 药物与受体结合的特性是（   ）。

A. 可逆性　　　　　　B. 饱和性

C. 竞争性　　　　　　D. 特异性

E. 不可逆性

7. 第二信使包括（   ）。

A. DG　　　　　　　B. 环磷腺苷

C. 环磷鸟苷　　　　　D. 肌醇磷脂

E. 钙离子

8. 下面对受体的认识，哪些是正确的（   ）。

A. 受体是首先与药物直接反应的化学基团

B. 药物必须与全部受体结合后才能发挥最大效应

C. 受体兴奋后可能引起效应器官功能的兴奋和抑制

D. 受体与激动药及阻断药都能结合

E. 经常处于代谢转换状态

二、简答题

1. 药物对机体发挥作用是通过哪些机制产生的？

2. 受体有哪几种类型？

3. 细胞内第二信使主要有哪些？

4. 从受体角度解释药物耐受性产生的原因。

5. 简述量-效曲线的意义。

6. 效价强度与效能在临床用药上有何意义？

7. 从受体结合角度说明竞争性阻断药的特点。

（纳　鑫）

第二篇 外周神经系统药理学

第四章 传出神经系统药理概论

一、选择题

A 型题（最佳选择题）

1. 去甲肾上腺素能神经包括（　　）。
A. 部分交感神经节后纤维
B. 少数交感神经节后纤维
C. 几乎全部交感神经节后纤维
D. 传入神经
E. 少数副交感神经的节前纤维

2. 关于传出神经系统药物的叙述，错误的是（　　）。
A. 作用靶位可以是递质
B. 作用靶位可以是受体
C. 可以影响递质的释放
D. 可以影响递质的代谢
E. 可以改变递质的结构

3. 递质合成、转运和储存的主要场所是（　　）。
A. 突触前膜
B. 突触间隙
C. 囊泡
D. 突触后膜
E. 受体

4. 神经末梢能够同时释放多种递质的现象称（　　）。
A. 共同传递
B. 协同传递
C. 抑制传递
D. 释放传递
E. 递质传递

5. 能够使乙酰胆碱失活的是（　　）。
A. 阿托品
B. 新斯的明
C. 单胺氧化酶
D. 乙酰胆碱酯酶
E. 胆碱乙酰化酶

6. 去甲肾上腺素的主要失活方式是（　　）。
A. 氧化
B. 还原
C. 摄取
D. 水解
E. 结合

7. M 受体激动后不会产生的效应是（　　）。
A. 胃酸分泌减少
B. 降低心肌收缩力和心率
C. 瞳孔缩小
D. 血管平滑肌舒张
E. 腺体分泌增加

8. 位于神经节和神经肌肉接头的胆碱受体对烟碱较敏感，称为（　　）。
A. M 受体
B. N 受体
C. β 受体
D. α 受体
E. α 和 β 受体

9. 下列哪种效应是通过激动 M 受体实现的（　　）。
A. 膀胱括约肌收缩
B. 骨骼肌收缩
C. 汗腺分泌
D. 虹膜辐射肌收缩
E. 睫状肌舒张

10. M 样作用是指（　　）。
A. 烟碱样作用
B. 血管收缩、扩瞳
C. 血管舒张、平滑肌松弛
D. 骨骼肌收缩、心脏兴奋
E. 心脏抑制、腺体分泌增加、胃肠平滑肌收缩

11. 骨骼肌血管上分布有（　　）。
A. α 受体
B. α、β 受体
C. β、M 受体
D. α、M 受体
E. α、β、M 受体

12. α 受体分布占优势的效应器是（　　）。
A. 瞳孔括约肌
B. 冠状动脉血管
C. 骨骼肌
D. 皮肤、黏膜、内脏血管
E. 脂肪组织

13. 利血平抗去甲肾上腺素能神经作用是通过（　　）。
A. 拮抗 α 受体
B. 拮抗 β 受体
C. 影响递质的储存
D. 拮抗 α 和 β 受体
E. 激动 M 受体

B 型题（配伍选择题）

[1～5 题共用选项]
A. α 受体
B. $β_1$ 受体
C. $β_2$ 受体
D. M 受体
E. N 受体

1. 唾液腺上的优势受体是（　　）。
2. 瞳孔开大肌上的优势受体是（　　）。

3. 肾小球旁细胞的优势受体是（　　）。
4. 神经肌肉接头的优势受体是（　　）。
5. 支气管平滑肌的优势受体是（　　）。
[6～10 题共用选项]
A. 乙酰胆碱　　　　　B. 去甲肾上腺素
C. 多巴胺　　　　　　D. 乙酰胆碱酯酶
E. 胆碱乙酰化酶
6. 囊泡内合成去甲肾上腺素的前体物质是（　　）。
7. 与乙酰胆碱合成有关的酶是（　　）。
8. 使乙酰胆碱失活的酶是（　　）。
9. 去甲肾上腺素能神经的主要递质是（　　）。
10. 胆碱能神经的主要递质是（　　）。
[11～13 题共用选项]
A. 阻断药　　　　　　B. 激动药
C. 拮抗药
11. 乙酰胆碱是 M 受体的（　　）。
12. 阿托品是 M 受体的（　　）。
13. 阿托品是乙酰胆碱的（　　）。
X 型题（多项选择题）
1. 与去甲肾上腺素作用的消失有关的酶包括（　　）。
A. 酪氨酸羟化酶　　　B. 多巴脱羧酶
C. 单胺氧化酶　　　　D. 多巴胺 β-羟化酶

E. 儿茶酚-O-甲基转移酶
2. 传出神经系统药物可以通过以下哪些作用发挥效应（　　）。
A. 影响递质的合成　　B. 影响递质的储存
C. 影响递质的释放　　D. 影响递质的失活
E. 直接作用于受体
3. 具有拟胆碱作用的药物是（　　）。
A. α_2 受体阻断药　　B. β_2 受体阻断药
C. M 受体激动药　　　D. 胆碱酯酶抑制剂
E. 胆碱酯酶复活药
4. 通过直接作用于受体而产生效应的药物是（　　）。
A. 新斯的明　　　　　B. 肾上腺素
C. 利血平　　　　　　D. 阿托品
E. 多巴酚丁胺

二、简答题
1. 传出神经根据释放的递质可分为几类？各类分别包括哪些神经？
2. 简述传出神经系统的分类及相应的功能。

三、论述题
试述传出神经系统药物按作用方式的分类及其代表性药物。

（曾广智　熊　勇）

第五章　胆碱能系统激动药和阻断药

一、选择题
A 型题（最佳选择题）
1. 不属于 M 受体激动药的是（　　）。
A. 卡巴胆碱　　　　　B. 毛果芸香碱
C. 毒蕈碱　　　　　　D. 醋甲胆碱
E. 东莨菪碱
2. 属于生物碱类 M 受体激动药的是（　　）。
A. 乙酰胆碱　　　　　B. 卡巴胆碱
C. 毛果芸香碱　　　　D. 醋甲胆碱
E. 贝胆碱
3. 下列关于毛果芸香碱药理作用，叙述错误的是（　　）。
A. 降低眼内压　　　　B. 扩大瞳孔
C. 刺激唾液腺分泌　　D. 兴奋支气管平滑肌
E. 减慢心率
4. 与毛果芸香碱缩瞳作用相关的是（　　）。
A. 兴奋瞳孔括约肌上的 α 受体
B. 抑制瞳孔括约肌上的 α 受体

C. 兴奋瞳孔括约肌上的 M 受体
D. 抑制瞳孔括约肌上的 M 受体
E. 兴奋瞳孔开大肌上的 M 受体
5. 下列作用中与阿托品阻断 M 受体无关的是（　　）。
A. 抑制腺体分泌　　　B. 升高眼内压
C. 加快心率　　　　　D. 扩张血管
E. 松弛胃肠平滑肌
6. 不能用阿托品治疗的疾病是（　　）。
A. 青光眼　　　　　　B. 虹膜睫状体炎
C. 胃肠痉挛　　　　　D. 缓慢型心律失常
E. 中毒性休克
7. 毛果芸香碱用于虹膜炎治疗时的使用方法是（　　）。
A. 与扩瞳药交替使用　B. 与扩瞳药同时使用
C. 与缩瞳药交替使用　D. 与缩瞳药同时使用
E. 单次长时间使用
8. 下列药物中具有抗胆碱作用的是（　　）。

A. 毒蕈碱 　　　　B. 山莨菪碱
C. 新斯的明 　　　　D. 毒扁豆碱
E. 加兰他敏

9. 胆碱酯酶抑制剂不能用于治疗（　　　）。
A. 重症肌无力 　　　　B. 房室传导阻滞
C. 青光眼 　　　　D. 阿托品中毒
E. 尿潴留

10. 有机磷酸酯中毒时可用于解毒的药物是（　　　）。
A. 阿托品 　　　　B. 戊乙奎醚
C. 碘解磷定 　　　　D. 氯解磷定
E. 以上皆可以

11. 能水解琥珀胆碱，使其肌松作用消失的是（　　　）。
A. 琥珀酸脱氢酶 　　　　B. 琥珀酸氧化酶
C. 胆碱酯酶 　　　　D. 酪氨酸羟化酶
E. 单胺氧化酶

12. 能加强琥珀胆碱肌松作用的药物是（　　　）。
A. 阿托品 　　　　B. 碘解磷定
C. 毛果芸香碱 　　　　D. 吡斯的明
E. 东莨菪碱

13. 有机磷酸酯中毒后，不会出现的症状是（　　　）。
A. 尿潴留
B. 心率减慢
C. 泪腺、唾液腺分泌增加
D. 呼吸困难
E. 缩瞳

14. 常与毛果芸香碱交替使用来治疗虹膜炎的药物是（　　　）。
A. 新斯的明 　　　　B. 筒箭毒碱
C. 卡巴胆碱 　　　　D. 阿托品
E. 毒扁豆碱

B 型题（配伍选择题）

[1～5题共用选项]
A. 激动 M、N 受体 　　B. 激动 M 受体
C. 激动 N 受体 　　　　D. 阻断 M 受体
E. 阻断 N 受体

1. 毛果芸香碱的作用是（　　　）。
2. 阿托品的作用是（　　　）。
3. 阿曲库铵的作用是（　　　）。
4. 卡巴胆碱的作用是（　　　）。
5. 烟碱的作用是（　　　）。

[6～10题共用选项]
A. 卡巴胆碱 　　　　B. 乙酰胆碱
C. 新斯的明 　　　　D. 氯解磷定
E. 有机磷酸酯

6. 属于胆碱能神经递质的是（　　　）。
7. 属于易逆性胆碱酯酶抑制剂的是（　　　）。
8. 属于难逆性胆碱酯酶抑制剂的是（　　　）。
9. 对 M、N 受体无选择性，主要用于治疗青光眼的药物是（　　　）。
10. 属于胆碱酯酶复活药的是（　　　）。

[11～15题共用选项]
A. 阿托品 　　　　B. 碘解磷定
C. 新斯的明 　　　　D. 毛果芸香碱
E. A 和 B 　　　　F. A 和 D

11. 能治疗虹膜炎的是（　　　）。
12. 能用于有机磷酸酯类中毒解救的是（　　　）。
13. 用于重症肌无力治疗的是（　　　）。
14. 对眼有调节痉挛作用的是（　　　）。
15. 对眼有调节麻痹作用的是（　　　）。

X 型题（多项选择题）

1. 直接作用于胆碱受体的拟胆碱药是（　　　）。
A. 毒蕈碱 　　　　B. 毒扁豆碱
C. 毛果芸香碱 　　　　D. 筒箭毒碱
E. 卡巴胆碱

2. 直接作用于胆碱受体的抗胆碱药是（　　　）。
A. 阿托品 　　　　B. 东莨菪碱
C. 碘解磷定 　　　　D. 新斯的明
E. 琥珀胆碱

3. 能产生拟胆碱作用的药物是（　　　）。
A. 毛果芸香碱 　　　　B. 东莨菪碱
C. 新斯的明 　　　　D. 毒扁豆碱
E. 有机磷酸酯

4. 阿托品的临床应用包括（　　　）。
A. 虹膜睫状体炎 　　　B. 验光、眼底检查
C. 全麻前给药 　　　　D. 有机磷酸酯中毒
E. 青光眼

二、简答题

1. 毛果芸香碱的主要药理作用和临床应用是什么？
2. 拟胆碱药的分类、作用机制及其代表药物是什么？

三、论述题

发现有机磷酸酯急性中毒患者后应该怎样解救？说明原因。

（曾广智　熊　勇）

第六章　肾上腺素能系统激动药和阻断药

一、选择题

A 型题（最佳选择题）

1. 对 α 和 β 受体都有较强激动作用的是(　　)。
A. 肾上腺素　　　　　B. 去甲肾上腺素
C. 异丙肾上腺素　　　D. 去氧肾上腺素
E. 甲氧明

2. 关于肾上腺素对血管的作用，叙述正确的是(　　)。
A. 产生缩血管作用
B. 产生舒张血管作用
C. 收缩皮肤、黏膜血管
D. 收缩冠状动脉
E. 收缩骨骼肌血管

3. 治疗过敏性休克的首选药物是(　　)。
A. 去甲肾上腺素　　　B. 去氧肾上腺素
C. 异丙肾上腺素　　　D. 多巴酚丁胺
E. 肾上腺素

4. 肾上腺素的临床应用不包括(　　)。
A. 心搏骤停　　　　　B. 尿潴留
C. 支气管哮喘　　　　D. 局部止血
E. 过敏性休克

5. 下列关于去甲肾上腺素的叙述，错误的是(　　)。
A. 主要激动 α 受体
B. 主要激动 β 受体
C. 会导致局部组织缺血性坏死
D. 会导致急性肾衰竭
E. 可用于上消化道止血

6. 下列药物中，中枢兴奋作用最明显的是(　　)。
A. 肾上腺素　　　　　B. 去甲肾上腺素
C. 异丙肾上腺素　　　D. 多巴胺
E. 麻黄碱

7. 可以使肾上腺素的升压作用翻转为降压作用的是(　　)。
A. 普萘洛尔　　　　　B. 美托洛尔
C. 拉贝洛尔　　　　　D. 酚妥拉明
E. 羟甲唑啉

8. β2 受体激动药在临床上的主要用途是(　　)。
A. 抗休克　　　　　　B. 用于心律失常
C. 抗高血压　　　　　D. 用于心力衰竭
E. 用于支气管哮喘

9. 有内在拟交感活性的 β 受体阻断药是(　　)。
A. 普萘洛尔　　　　　B. 噻吗洛尔

C. 吲哚洛尔　　　　　D. 美托洛尔
E. 阿替洛尔

10. 多巴酚丁胺临床主要用于治疗(　　)。
A. 心力衰竭　　　　　B. 支气管哮喘
C. 高血压　　　　　　D. 青光眼
E. 尿潴留

11. 不能用异丙肾上腺素治疗的是(　　)。
A. 支气管哮喘　　　　B. 心源性哮喘
C. 休克　　　　　　　D. 心搏骤停
E. 房室传导阻滞

12. 先给酚妥拉明后，再给肾上腺素对血压的影响是(　　)。
A. 血压不变　　　　　B. 血压先降后升
C. 血压先升后降　　　D. 血压下降
E. 血压升高

13. 普萘洛尔不能用于治疗(　　)。
A. 心律失常　　　　　B. 心绞痛
C. 支气管哮喘　　　　D. 高血压
E. 甲状腺功能亢进

14. 皮下或肌内注射易导致局部组织坏死的药物是(　　)。
A. 多巴胺　　　　　　B. 肾上腺素
C. 异丙肾上腺素　　　D. 去甲肾上腺素
E. 多巴酚丁胺

15. 为了延长局麻药的局麻作用和减少不良反应，可加用(　　)。
A. 肾上腺素　　　　　B. 去甲肾上腺素
C. 异丙肾上腺素　　　D. 去氧肾上腺素
E. 多巴胺

B 型题（配伍选择题）

[1～5题共用选项]
A. 肾上腺素　　　　　B. 异丙肾上腺素
C. 去甲肾上腺素

1. 主要激动 α 受体的是(　　)。
2. 主要激动 β 受体的是(　　)。
3. 对 α 和 β 受体都有激动作用的是(　　)。
4. 青霉素引起过敏性休克时首选(　　)。
5. 不能皮下或肌内注射的是(　　)。

[6～10题共用选项]
A. 增强　　B. 减弱　　C. 不变　　D. 翻转

6. α受体阻断药能使肾上腺素的升压效应(　　)。
7. β受体阻断药能使肾上腺素的升压效应(　　)。
8. α 受体阻断药能使去甲肾上腺素的升压效应(　　)。

9. α 受体阻断药能使异丙肾上腺素的降压效应（   ）。

10. β 受体阻断药能使异丙肾上腺素的降压效应（   ）。

[11～14 题共用选项]

A. α 受体　　　　　　　B. β 受体

C. 两者均可　　　　　　D. 两者均否

11. 麻黄碱可激动（   ）。

12. 多巴酚丁胺可激动（   ）。

13. 去氧肾上腺素可激动（   ）。

14. 拉贝洛尔可激动（   ）。

X 型题（多项选择题）

1. 可用于支气管哮喘的药物是（   ）。

A. 肾上腺素　　　　　　B. 去甲肾上腺素

C. 异丙肾上腺素　　　　D. 沙丁胺醇

E. 普萘洛尔

2. 既能直接激动 α 受体，又能促进去甲肾上腺素能神经末梢释放去甲肾上腺素的药物是（   ）。

A. 多巴胺　　　　　　　B. 麻黄碱

C. 间羟胺　　　　　　　D. 酚苄明

E. 哌唑嗪

3. 属于选择性 α_1 受体阻断药的是（   ）。

A. 哌唑嗪　　　　　　　B. 特拉唑嗪

C. 酚苄明　　　　　　　D. 育亨宾

E. 坦洛辛

4. 能使肾上腺素的升压作用翻转为降压作用的是（   ）。

A. 羟甲唑啉　　　　　　B. 酚妥拉明

C. 酚苄明　　　　　　　D. 普萘洛尔

E. 哌唑嗪

二、简答题

1. 肾上腺素、去甲肾上腺素和异丙肾上腺素都能用于支气管哮喘治疗吗？为什么？

2. 酚妥拉明会使去甲肾上腺素的升压作用翻转为降压作用吗？为什么？

三、论述题

试述普萘洛尔的药理作用、临床应用、不良反应及禁忌证。

（曾广智　熊　勇）

第七章　局部麻醉药

一、选择题

A 型题（最佳选择题）

1. 局麻药的主要作用机制是（   ）。

A. 在细胞膜内侧阻断钙通道

B. 在细胞膜外侧阻断钙通道

C. 在细胞膜外侧阻断钾通道

D. 在细胞膜内侧阻断钠通道

E. 在细胞膜外侧阻断钠通道

2. 下列关于局麻药的叙述，错误的是（   ）。

A. 抑制 Na^+ 内流

B. 只能抑制感觉神经纤维

C. 部分局麻药具有抗心律失常作用

D. 可使神经动作电位降低、传导减慢

E. 局麻作用是可逆的

3. 局麻药在炎症或坏死组织中（   ）。

A. 作用减弱　　　　　　B. 作用增强

C. 作用不受影响　　　　D. 不良反应增多

E. 作用时间缩短

4. 利多卡因一般不用于（   ）。

A. 表面麻醉　　　　　　B. 浸润麻醉

C. 传导麻醉　　　　　　D. 硬膜外麻醉

E. 脊髓麻醉

5. 利多卡因作浸润麻醉时，宜合用（   ）。

A. 去甲肾上腺素　　　　B. 异丙肾上腺素

C. 肾上腺素　　　　　　D. 去氧肾上腺素

E. 多巴胺

6. 不必加入肾上腺素合用的局麻药是（   ）。

A. 利多卡因　　　　　　B. 普鲁卡因

C. 阿替卡因　　　　　　D. 罗哌卡因

E. 布比卡因

7. 应避免与磺胺类药物同时应用的药物是（   ）。

A. 利多卡因　　　　　　B. 普鲁卡因

C. 阿替卡因　　　　　　D. 布比卡因

E. 丁卡因

8. 临床上常用于治疗心律失常的局麻药是（   ）。

A. 丁卡因　　　　　　　B. 布比卡因

C. 罗哌卡因　　　　　　D. 利多卡因

E. 阿替卡因

9. 不能用局麻药进行的麻醉是（   ）。

A. 表面麻醉　　　　　　B. 浸润麻醉

C. 传导麻醉　　　　　　D. 硬膜外麻醉

E. 吸入麻醉

B 型题（配伍选择题）
[1～6 题共用选项]
A. 利多卡因　　　　　B. 布比卡因
C. 普鲁卡因　　　　　D. 罗哌卡因
E. 丁卡因
1. 容易引发过敏,用药前要做皮肤过敏性试验的是（　　）。
2. 黏膜穿透力强,常用于表面麻醉的酯类麻醉药是（　　）。
3. 可治疗室性心律失常的是（　　）。
4. 具有较强收缩血管作用的是（　　）。
5. 有心脏毒性，可引发室性心律失常的是（　　）。
6. 应避免与磺胺类药物同时使用的是（　　）。

X 型题（多项选择题）
1. 能影响局麻药作用的因素是（　　）。
A. 体液的 pH　　　　　B. 患者性别
C. 药物剂量与剂型　　 D. 血管收缩情况
E. 患者的体位与局麻药液的比重
2. 常用的酰胺类局麻药有（　　）。
A. 普鲁卡因　　　　　B. 利多卡因
C. 丁卡因　　　　　　D. 布比卡因
E. 阿替卡因
3. 局麻药被吸收后会产生的不良反应是（　　）。
A. 对中枢神经系统是先兴奋后抑制
B. 降低心肌兴奋性，心肌收缩力减弱
C. 高敏反应
D. 松弛血管平滑肌，引起血压下降
E. 变态反应

二、简答题
1. 浸润麻醉时,在局麻药中加入少量肾上腺素的目的是什么?
2. 局麻药吸收后对中枢神经系统的影响及可能出现的症状是什么?

三、论述题
试述局麻药的药理作用机制及常见的不良反应。

（曾广智　熊　勇）

第三篇　中枢神经系统药理学

第八章　中枢神经系统药理概论

一、选择题

A 型题（最佳选择题）

1. 脑内最重要的抑制性神经递质是（　　）。

A. 乙酰胆碱　　　　　B. 谷氨酸
C. GABA　　　　　　D. 去甲肾上腺素
E. 多巴胺

2. 与觉醒、学习、记忆和运动调节关系最密切的中枢神经递质是（　　）。

A. 乙酰胆碱　　　　　B. 多巴胺
C. 5-HT　　　　　　 D. GABA
E. 去甲肾上腺素

3. 目前治疗阿尔茨海默病最常用的药物是（　　）。

A. 拟胆碱药　　　　　B. 抗胆碱药
C. 拟多巴胺药　　　　D. 多巴胺受体阻断药
E. 肾上腺素受体激动药

4. 抗精神分裂症药作用的主要受体是（　　）。

A. 胆碱受体　　　　　B. 肾上腺素受体
C. 多巴胺受体　　　　D. GABA 受体
E. 谷氨酸受体

5. 下列不是谷氨酸受体的是（　　）。

A. NMDA 受体　　　　B. AMPA 受体
C. KA 受体　　　　　 D. GABA 受体
E. mGluR

6. 下列疾病与中枢去甲肾上腺素无关的是（　　）。

A. 焦虑症　　　　　　B. 腺体分泌
C. 抑郁症　　　　　　D. 注意力缺乏
E. 阿片戒断症状

B 型题（配伍选择题）

[1～5 题共用选项]

A. 胆碱受体　　　　　B. 肾上腺素受体
C. 多巴胺受体　　　　D. GABA 受体
E. 谷氨酸受体

1. 与阿尔茨海默病有关的是（　　）。
2. 抗精神分裂症药作用的主要受体是（　　）。

3. 中枢兴奋性受体主要是（　　）。
4. 中枢抑制性受体主要是（　　）。
5. 与抑郁症相关的主要是（　　）。

[6～8 题共用选项]

A. 黑质-纹状体通路
B. 结节-漏斗通路
C. 中脑-皮质通路
D. 中脑-边缘通路

6. 与锥体外系有关的多巴胺通路是（　　）。
7. 与垂体前叶激素分泌有关的多巴胺通路是（　　）。
8. 与精神分裂症有关的多巴胺通路是（　　）和（　　）。

X 型题（多项选择题）

1. 中枢多巴胺神经通路主要包括（　　）。

A. 黑质-纹状体通路　　　B. 结节-漏斗通路
C. 中脑-皮质通路　　　　D. 中脑-边缘通路
E. 小脑-前庭外侧核通路

2. 目前认为，与多巴胺有关的疾病包括（　　）。

A. 帕金森病　　　　　　 B. 癫痫
C. 阿尔茨海默病　　　　 D. 精神分裂症
E. 男性乳房发育

3. 兴奋性氨基酸受体是（　　）。

A. GABA 受体　　　　　 B. NMDA 受体
C. AMPA 受体　　　　　 D. KA 受体
E. 5-HT 受体

4. 中枢 5-HT 参与的调节有（　　）。

A. 心血管活动　　　　　 B. 觉醒
C. 痛觉　　　　　　　　 D. 精神情感活动
E. 神经内分泌活动

二、简答题

1. 中枢乙酰胆碱的受体有哪些类型？各有什么功能？
2. 中枢多巴胺系统的通路有哪些？各有什么功能？

（沈　磊）

第九章 全身麻醉药

一、选择题

A 型题（最佳选择题）

1. 全麻药分为以下哪两种（　　）。
A. 气体麻醉药和液体麻醉药
B. 吸入性麻醉药和静脉麻醉药
C. 吸入性麻醉药和注射用麻醉药
D. 局麻药和全麻药
E. 局麻药和静脉麻醉药

2. 最小肺泡浓度（MAC）指的是（　　）。
A. 使50%患者痛觉消失的肺泡气体中药物的浓度
B. 指血中药物浓度与吸入气中药物浓度达到平衡时的比值
C. 使10%患者痛觉消失的肺泡气体中药物的浓度
D. 使90%患者痛觉消失的肺泡气体中药物的浓度
E. 以上均对

3. 以下关于恩氟烷和异氟烷的描述错误的是（　　）。
A. 麻醉诱导平稳
B. 苏醒快
C. 肌肉松弛良好
D. 对肝无明显的副作用
E. 增加心肌对儿茶酚胺的敏感性

4. 全麻药作用的主要分子靶点是（　　）。
A. 胆碱受体　　　B. 肾上腺素受体
C. 多巴胺受体　　D. GABA 受体
E. 谷氨酸受体

5. 易燃易爆，有特殊臭味的麻醉药是（　　）。
A. 乙醚　　　　　B. 氟烷
C. 恩氟烷　　　　D. 异氟烷
E. 氧化亚氮

6. 下列有关氧化亚氮描述不正确的是（　　）。
A. 该药性质稳定，不易燃易爆
B. 是临床仍在使用的气体吸入性麻醉药
C. 能使患者感觉舒适愉快，亦称笑气
D. 麻醉效价低
E. 镇痛作用弱

7. 不属于麻醉前给药的是（　　）。
A. 苯巴比妥　　　B. 哌替啶
C. 阿托品　　　　D. 地西泮
E. 氯丙嗪

8. 下列有关静脉麻醉药描述不正确的是（　　）。
A. 镇痛作用不强
B. 肌肉松弛作用不完全
C. 排出较慢

D. 强烈刺激呼吸道
E. 麻醉诱导迅速

9. 下列有关丙泊酚描述不正确的是（　　）。
A. 代谢物有麻醉作用
B. 对呼吸道无刺激
C. 可降低脑代谢率和颅内压
D. 起效快
E. 维持时间短

10. 下列有关氯胺酮描述正确的是（　　）。
A. 属于巴比妥类　　B. 脂溶性低
C. 无镇痛作用　　　D. 可引起意识模糊
E. 能抑制边缘系统

B 型题（配伍选择题）

[1~4题共用选项]
A. 氧化亚氮　　　　B. 地氟烷
C. 七氟烷　　　　　D. 异氟烷
E. 恩氟烷

1. MAC 值最大的是（　　）。
2. MAC 值最小的是（　　）。
3. 骨骼肌松弛作用最差的是（　　）。
4. 不宜用于儿童吸入麻醉的是（　　）。

[5~8题共用选项]
A. 阿托品　　　　　B. 异氟烷
C. 氧化亚氮　　　　D. 氯丙嗪
E. 地西泮

5. 性质稳定，麻醉效价强度低，镇痛作用较强的麻醉药是（　　）。
6. 为消除手术患者的精神紧张，手术前常用的药物是（　　）。
7. 为防止麻醉时唾液及支气管分泌物所致的吸入性肺炎的药物是（　　）。
8. 可降低体温的药物是（　　）。

[9~12题共用选项]
A. 硫喷妥钠　　　　B. 琥珀胆碱
C. 硝普钠　　　　　D. 氯丙嗪
E. 异氟烷

9. 产生肌肉松弛的药物是（　　）。
10. 有低温麻醉效果的药物是（　　）。
11. 诱导期短，使患者迅速进入麻醉状态的是（　　）。
12. 可用于手术短期降压的药物是（　　）。

X 型题（多项选择题）

1. 恩氟烷和异氟烷的优点是（　　）。
A. 起效快　　　　　B. 肌肉松弛好

C. 副作用少　　　　　D. 苏醒快
E. 增加心肌收缩力
2. 以下对氯胺酮描述正确的是（　　　）。
A. 麻醉诱导慢　　　　B. 肌张力降低
C. 血压升高　　　　　D. 镇痛效果满意
E. 常有意识模糊
3. 影响吸入性麻醉药排出过程的因素有(　　　)。
A. 肺血流量

B. 药物的 MAC
C. 肺泡通气量
D. 药物的血-气分配系数
E. 药物的脑-血分配系数

二、简答题

什么情况需要麻醉前给药？常用什么药物？

（沈　磊）

第十章　镇静催眠药

一、选择题

A 型题（最佳选择题）

1. 苯二氮䓬类药物的作用机制是（　　　）。
A. 抑制中枢神经细胞氯通道，减少 Cl⁻ 流入细胞
B. 抑制中枢神经细胞钠通道，减少 Na⁺ 流入细胞
C. 影响中枢胆碱受体
D. 影响中枢多巴胺受体
E. 影响中枢 GABA 受体
2. 不属于苯二氮䓬类药物是（　　　）。
A. 氯氮䓬　　　　　　B. 氟西泮
C. 奥沙西泮　　　　　D. 三唑仑
E. 唑吡坦
3. 关于地西泮的不良反应，下列叙述错误的是（　　　）。
A. 治疗量可见困倦等中枢抑制作用
B. 治疗量口服可产生心血管抑制
C. 大剂量引起共济失调等现象
D. 长期服用可产生依赖性和成瘾性
E. 久用突然停药可产生戒断症状如失眠
4. 地西泮不用于（　　　）。
A. 焦虑症或焦虑性失眠　　B. 诱导麻醉
C. 高热惊厥　　　　　D. 癫痫持续状态
E. 麻醉前给药
5. 苯巴比妥钠连续应用产生耐受性的主要原因是（　　　）。
A. 诱导肝药酶使自身代谢加快
B. 排泄加快
C. 被假性胆碱酯酶破坏
D. 被单胺氧化酶破坏
E. 分布于脂肪组织
6. 苯巴比妥过量中毒，为了促使其快速排泄应（　　　）。
A. 碱化尿液，使解离度增大，增加肾小管再吸收
B. 碱化尿液，使解离度减小，增加肾小管再吸收

C. 碱化尿液，使解离度增大，减少肾小管再吸收
D. 酸化尿液，使解离度增大，减少肾小管再吸收
E. 酸化尿液，使解离度减小，减少肾小管再吸收
7. 苯二氮䓬类药物与巴比妥类药物比较，前者没有下列哪一项作用（　　　）。
A. 镇静、催眠　　　　B. 抗焦虑
C. 麻醉作用　　　　　D. 抗惊厥
E. 抗癫痫
8. 代谢产物具有与母体药物相似活性的药物是（　　　）。
A. 苯巴比妥　　　　　B. 水合氯醛
C. 三唑仑　　　　　　D. 地西泮
E. 甲丙氨酯
9. 苯二氮䓬类药物急性中毒时，选用的解毒药物是（　　　）。
A. 氟马西尼　　　　　B. 尼可刹米
C. 苯巴比妥　　　　　D. 卡马西平
E. 氯丙嗪
10. 下列关于苯二氮䓬类药物优于巴比妥类药物的优点的描述，错误的是（　　　）。
A. 对 REMS 睡眠影响小，停药后出现反跳性 REMS 延长较巴比妥类药物轻
B. 依赖性、戒断症状轻
C. 高于催眠剂量能产生抗焦虑作用，缓解患者紧张情绪
D. 治疗指数高，对呼吸影响小
E. 对肝药酶几乎无诱导作用，不影响其他药物的代谢

B 型题（配伍选择题）

[1～5 题共用选项]
A. 硫喷妥钠　　　　　B. 地西泮
C. 水合氯醛　　　　　D. 苯巴比妥
E. 氟马西尼
1. 安全范围较大且成瘾性较轻的催眠药是

(　　)。

2. 可以引起肝药酶诱导作用的药物是（　　）。

3. 静脉麻醉选用的药物是（　　）。

4. 因有局部刺激性，溃疡患者禁用的药物是（　　）。

5. 选择性的中枢性苯二氮䓬受体阻断药是（　　）。

[6～10题共用选项]

A. 艾司唑仑　　　　　B. 地西泮

C. 三唑仑　　　　　　D. 唑吡坦

E. 苯巴比妥

6. 长效类苯二氮䓬类药物是（　　）。

7. 常用于抗癫痫的非苯二氮䓬类药物是（　　）。

8. 短效类苯二氮䓬类药物是（　　）。

9. 中效类苯二氮䓬类药物是（　　）。

10. 作用于 GABA 受体苯二氮䓬结合位点的非苯二氮䓬类药物是（　　）。

X 型题（多项选择题）

1. 关于苯二氮䓬类药物抗焦虑作用，下列叙述正确的是（　　）。

A. 低于镇静剂量即有良好的抗焦虑作用

B. 抗焦虑作用的部位在边缘系统

C. 对持续性焦虑症宜选用长效类药

D. 对间断性严重焦虑者宜选用中、短效类药物

E. 地西泮是常用的抗焦虑药

2. 苯二氮䓬类药物对下列哪些惊厥有效（　　）。

A. 子痫　　　　　　　B. 破伤风惊厥

C. 中毒引起的惊厥　　D. 小儿高热惊厥

E. 癫痫持续状态引起的惊厥

3. 巴比妥类药物具有下列哪些作用（　　）。

A. 镇静催眠　　　　　B. 中枢性肌肉松弛

C. 抗惊厥　　　　　　D. 治疗高胆红素血症

E. 抗癫痫

4. 通过影响 GABA 而引起中枢抑制作用的药物有（　　）。

A. 唑吡坦　　　　　　B. 地西泮

C. 佐匹克隆　　　　　D. 左旋多巴

E. 苯巴比妥

二、简答题

1. 地西泮类药物作为镇静催眠药应用的主要优点有哪些？

2. 佐匹克隆与苯二氮䓬类镇静催眠药相比具有哪些特点？

三、论述题

论述苯二氮䓬类药物的不良反应。

（赖　泳）

第十一章　抗癫痫药及抗惊厥药

一、选择题

A 型题（最佳选择题）

1. 具有抗癫痫作用的药物是（　　）。

A. 戊巴比妥　　　　　B. 硫喷妥钠

C. 司可巴比妥　　　　D. 苯巴比妥

E. 异戊巴比妥

2. 下列叙述中错误的是（　　）。

A. 苯妥英钠能诱导其自身的代谢

B. 扑米酮对小发作无效

C. 丙戊酸钠为广谱抗癫痫药

D. 乙琥胺为治疗小发作的首选药

E. 苯巴比妥对精神运动性发作疗效强于大发作

3. 对癫痫大发作疗效高，且无催眠作用的首选药是（　　）。

A. 苯妥英钠　　　　　B. 苯巴比妥

C. 地西泮　　　　　　D. 乙琥胺

E. 丙戊酸钠

4. 治疗癫痫小发作的首选药物是（　　）。

A. 乙琥胺　　　　　　B. 苯妥英钠

C. 苯巴比妥　　　　　D. 扑米酮

E. 地西泮

5. 长期用于抗癫痫治疗时会引起齿龈增生的药物是（　　）。

A. 苯巴比妥　　　　　B. 扑米酮

C. 地西泮　　　　　　D. 苯妥英钠

E. 乙琥胺

6. 不属于苯妥英钠的不良反应的是（　　）。

A. 嗜睡　　　　　　　B. 齿龈增生

C. 粒细胞减少　　　　D. 可致畸胎

E. 共济失调

7. 下列有关苯妥英钠的叙述中错误的是（　　）。

A. 治疗某些心律失常有效

B. 刺激性大，不宜肌内注射

C. 口服吸收慢而不规则

D. 代谢物有很强的活性

E. 首选治疗大发作

8. 苯妥英钠不宜用于（　　）。

A. 癫痫大发作　　　　B. 癫痫持续状态

C. 癫痫小发作　　　　D. 精神运动性发作
E. 局限性发作

9. 下列哪种药物能引起叶酸吸收及代谢障碍，发生巨幼红细胞贫血（　　）。
A. 苯巴比妥　　　　　B. 卡马西平
C. 苯妥英钠　　　　　D. 丙戊酸钠
E. 乙琥胺

10. 下列哪种机制不是苯妥英钠抗癫痫机制（　　）。
A. 降低各种细胞膜的兴奋性
B. 能阻滞钠通道，减少 Na^+ 内流
C. 对高频异常放电的钠通道阻滞作用明显
D. 对正常的低频放电也有明显阻滞作用
E. 能阻滞 T 型钙通道，阻滞 Ca^{2+} 内流

11. 使用苯妥英钠时错误的护理是（　　）。
A. 餐后服药
B. 出现严重的不良反应时应立即停药
C. 不作肌内注射，应稀释后静脉注射
D. 告诉患者应经常按摩齿龈
E. 注意观察变态反应的发生

12. 长期应用苯妥英钠应补充（　　）。
A. 维生素 A 和维生素 C
B. 维生素 B_{12} 和维生素 D
C. 叶酸和维生素 D
D. 甲酰四氢叶酸和维生素 D
E. 维生素 C 和甲酰四氢叶酸

13. 治疗三叉神经痛和舌咽神经痛的首选药物是（　　）。
A. 卡马西平　　　　　B. 阿司匹林
C. 苯巴比妥　　　　　D. 戊巴妥钠
E. 乙琥胺

14. 下列关于卡马西平的描述错误的是（　　）。
A. 能阻滞钠通道
B. 对躁狂症的疗效比锂盐差
C. 可诱导肝药酶的活性
D. 对三叉神经痛疗效优于苯妥英钠
E. 对小发作疗效差

15. 不但对癫痫无效，甚至可诱发癫痫发作的药物是（　　）。
A. 苯巴比妥　　　　　B. 苯妥英钠
C. 丙戊酸钠　　　　　D. 乙琥胺
E. 氯丙嗪

16. 用于控制癫痫持续状态的首选药物是（　　）。
A. 硫喷妥钠静脉注射
B. 苯妥英钠肌内注射
C. 戊巴妥钠肌内注射

D. 水合氯醛灌肠
E. 地西泮静脉注射

17. 下列关于癫痫治疗原则的叙述，错误的是（　　）。
A. 任意给药比不用药更坏
B. 有效剂量因人而异
C. 长期服药才能减少复发
D. 长期用药可停药时需缓慢减量
E. 一种药无效应立即换用其他药

18. 下列哪种药物首选治疗肌阵挛性发作（　　）。
A. 地西泮　　　　　　B. 苯妥英钠
C. 乙琥胺　　　　　　D. 丙戊酸钠
E. 卡马西平

19. 对惊厥治疗无效的药物是（　　）。
A. 口服硫酸镁　　　　B. 注射硫酸镁
C. 苯巴比妥　　　　　D. 地西泮
E. 水合氯醛

20. 硫酸镁抗惊厥的主要机制是（　　）。
A. 抑制脊髓
B. 抑制网状结构
C. 抑制大脑运动区
D. 竞争 Ca^{2+} 受点，阻断神经肌肉接头的传递
E. 直接抑制骨骼肌受体

B 型题（配伍选择题）
[1～5 题共用选项]
A. 苯妥英钠　　　　　B. 乙琥胺
C. 丙戊酸钠　　　　　D. 地西泮
E. 卡马西平
1. 大发作首选的是（　　）。
2. 小发作首选的是（　　）。
3. 精神运动性发作首选的是（　　）。
4. 癫痫持续状态首选的是（　　）。
5. 肌阵挛性发作首选的是（　　）。

[6～9 题共用选项]
A. 苯巴比妥　　　　　B. 苯妥英钠
C. 地西泮　　　　　　D. 乙琥胺
E. 氯丙嗪
6. 不但对癫痫无效，甚至可诱发癫痫发作的药物（　　）。
7. 对癫痫小发作无效，甚至可诱发小发作的药物（　　）。
8. 治疗外周神经痛有效的抗癫痫药（　　）。
9. 仅对癫痫小发作有效的药物（　　）。

[10～11 题共用选项]
A. 卡马西平　　　　　B. 硫酸镁
C. 苯巴比妥　　　　　D. 扑米酮

E. 戊巴比妥

10. 对子痫有良好治疗作用的药物是（　　）。

11. 对三叉神经痛和舌咽神经痛有较好疗效的药物是（　　）。

X 型题（多项选择题）

1. 对惊厥有效的药物有（　　）。

A. 地西泮　　　　　　　B. 水合氯醛

C. 氯丙嗪　　　　　　　D. 苯巴比妥

E. 硫酸镁

2. 口服硫酸镁后可产生（　　）。

A. 抗惊厥作用　　　　　B. 降压作用

C. 利胆作用　　　　　　D. 泻下作用

E. 抑制中枢

3. 癫痫大发作可用哪些药物治疗（　　）。

A. 氯丙嗪　　　　　　　B. 乙琥胺

C. 卡马西平　　　　　　D. 苯妥英钠

E. 苯巴比妥

4. 癫痫小发作可用哪些药物治疗（　　）。

A. 丙戊酸钠　　　　　　B. 乙琥胺

C. 氯硝西泮　　　　　　D. 苯妥英钠

E. 卡马西平

5. 关于卡马西平作用的叙述,下列哪些是正确的（　　）。

A. 能阻滞钠通道

B. 能阻滞异常放电的扩散

C. 能抑制癫痫病灶放电

D. 能治疗舌咽神经痛

E. 对精神运动性发作无疗效

二、简答题

1. 苯妥英钠有哪些临床应用?

2. 癫痫大发作、小发作、精神运动性发作和持续状态应分别选择什么药物?

3. 口服和注射硫酸镁分别有哪些作用?

三、论述题

苯妥英钠有哪些不良反应?

（沈　磊）

第十二章　精神障碍治疗药物

一、选择题

A 型题（最佳选择题）

1. 氯丙嗪治疗精神病的机制是（　　）。

A. 阻断脑内胆碱受体

B. 阻断中脑-边缘系统和中脑-皮质通路的多巴胺受体

C. 激动脑内胆碱受体

D. 激动脑内阿片受体

E. 激动网状结构的 α 受体

2. 氯丙嗪对正常人产生的作用是（　　）。

A. 烦躁不安

B. 紧张失眠

C. 安定,镇静和情感淡漠

D. 以上都是

E. 以上都不是

3. 小剂量氯丙嗪镇吐作用的部位是（　　）。

A. 呕吐中枢

B. 延脑催吐化学感受区

C. 黑质-纹状体通路

D. 结节-漏斗通路

E. 中脑-边缘系统

4. 服用氯丙嗪后分泌增多的是（　　）。

A. 甲状腺素　　　　　　B. 生长素

C. 胰岛素　　　　　　　D. 催乳素

E. 肾上腺素

5. 氯丙嗪引起锥体外系反应的机制是阻断（　　）。

A. 中脑-边缘系统的多巴胺受体

B. 结节-漏斗通路的多巴胺受体

C. 黑质-纹状体通路的多巴胺受体

D. 中枢 M 受体

E. α 受体

6. 氯丙嗪引起的锥体外系反应中不能用抗胆碱药苯海索治疗的是（　　）。

A. 迟发性运动障碍

B. 静坐不能

C. 急性肌张力障碍

D. 药源性帕金森综合征

E. 以上均不是

7. 下列不属于氯丙嗪不良反应的是（　　）。

A. 锥体外系反应　　　　B. 中枢抑制症状

C. 直立性低血压　　　　D. 内分泌紊乱

E. 齿龈增生

8. 氯丙嗪引起的低血压状态应选用（　　）。

A. 多巴胺　　　　　　　B. 肾上腺素

C. 麻黄碱　　　　　　　D. 异丙肾上腺素

E. 去甲肾上腺素

9. 下述锥体外系反应轻微的药物是（　　）。

A. 氟哌啶醇   B. 氟哌利多
C. 氯氮平   D. 五氟利多
E. 氯丙嗪

10.下述对精神分裂症的阴性症状疗效好的药物是（　　）。
A. 氟哌啶醇   B. 奋乃静
C. 五氟利多   D. 利培酮
E. 氯丙嗪

11.碳酸锂主要用于（　　）。
A. 躁狂症   B. 抑郁药
C. 焦虑症   D. 精神分裂症
E. 以上均不是

12.有关帕罗西汀的作用特点，错误的是（　　）。
A. 阻断 NA、5-HT 在神经末梢的再摄取
B. 具有弱的 M 受体阻断作用
C. 口服吸收良好，个体差异性大
D. 与单胺氧化酶抑制剂合用，可引起 5-HT 明显升高
E. 具有抗抑郁作用

13. 以下哪项不是抗抑郁药马普替林的禁忌证（　　）。
A. 急性心肌梗死   B. 尿潴留
C. 甲状腺功能亢进   D. 闭角型青光眼
E. 癫痫或有惊厥病史

14. 通过抑制 5-HT 及去甲肾上腺素再摄取发挥抗抑郁作用的药物是（　　）。
A. 米氮平   B. 氟西汀
C. 度洛西汀   D. 马普替林
E. 瑞波西汀

15. 下列哪个药物没有抗抑郁作用（　　）。
A. 马普瑞林   B. 西酞普兰
C. 多奈哌齐   D. 文拉法辛
E. 度洛西汀

16. 西酞普兰的作用机制是（　　）。
A. 选择性抑制 5-HT 的再摄取，增加突触间隙 5-HT 浓度
B. 抑制突触前膜对 5-HT 及去甲肾上腺素的再摄取
C. 抑制突触前膜对去甲肾上腺素的再摄取
D. 抑制 A 型单胺氧化酶，减少去甲肾上腺素、5-HT 及多巴胺的降解
E. 阻断 5-HT 受体

17. 舍曲林不可与下列哪类药物合用（　　）。
A. 肝药酶抑制剂
B. 单胺氧化酶抑制剂
C. 核酸合成抑制剂
D. 竞争性 β-内酰胺酶抑制剂

E. 二氢蝶酸合成酶抑制剂

18. 下述可用于抗抑郁症的药物是（　　）。
A. 碳酸锂   B. 氯丙嗪
C. 地西泮   D. 喹硫平
E. 氟西汀

B 型题（配伍选择题）
[1~4 题共用选项]
A. 米氮平   B. 马普替林
C. 艾司西酞普兰   D. 吗氯贝胺
E. 阿米替林
1. 属于单胺受体阻断药的抗抑郁药是（　　）。
2. 属于选择性 5-HT 再摄取抑制剂的药物是（　　）。
3. 属于四环类抗抑郁药物的是（　　）。
4. 属于 A 型单胺氧化酶抑制剂的是（　　）。

[5~9 题共用选项]
A. 安全范围窄，最好每日进行血药浓度监测
B. 无镇静作用，锥体外系反应轻
C. 严重肝功能损害禁用
D. 可治疗抑郁症
E. 第二代抗精神病药，镇静作用强
5. 马普替林（　　）。
6. 碳酸锂（　　）。
7. 氯丙嗪（　　）。
8. 氯氮平（　　）。
9. 舒必利（　　）。

[10~12 题共用选项]
A. 肾上腺素   B. 去甲肾上腺素
C. 苯海索   D. 左旋多巴
E. 卡比多巴
10. 用于治疗氯丙嗪引起的低血压（　　）。
11. 用于治疗氯丙嗪引起的药源性帕金森综合征（　　）。
12. 用于治疗帕金森综合征，但对阻断多巴胺受体的抗精神病药引起的锥体外系反应无效（　　）。

X 型题（多项选择题）
1. 氯丙嗪对哪些呕吐有效（　　）。
A. 癌症   B. 放射病
C. 晕动病   D. 顽固性呃逆
E. 胃肠炎
2. 氯丙嗪的中枢药理作用包括（　　）。
A. 抗精神病   B. 镇吐
C. 降低血压   D. 降低体温
E. 加强中枢抑制剂的作用
3. 氯丙嗪的锥体外系反应有（　　）。
A. 急性肌张力障碍   B. 直立性低血压

C. 静坐不能　　　　D. 帕金森综合征
E. 迟发性运动障碍
4. 氟西汀可用于治疗（　　）。
A. 强迫症　　　　　B. 癫痫大发作
C. 躁狂症　　　　　D. 抑郁症
E. 神经性贪食症
5. 下列哪些抗抑郁药与华法林合用需要密切监测凝血酶原时间（　　）。

A. 丙咪嗪　　　　　B. 文拉法辛
C. 多塞平　　　　　D. 氯米帕明
E. 米氮平

二、简答题
试述氯丙嗪的主要不良反应。

三、论述题
试述氯丙嗪的主要药理作用与用途。

（王　莹）

第十三章　镇　痛　药

一、选择题
A 型题（最佳选择题）
1. 对 μ 受体有轻度阻断作用的镇痛药是（　　）。
A. 吗啡　　　　　　B. 哌替啶
C. 芬太尼　　　　　D. 喷他佐辛
E. 美沙酮
2. 吗啡呼吸抑制作用的机制为（　　）。
A. 提高延髓呼吸中枢对 CO_2 的敏感性及间接抑制脑桥呼吸调节中枢
B. 降低延髓呼吸中枢对 CO_2 的敏感性及间接抑制脑桥呼吸调节中枢
C. 提高延髓呼吸中枢对 CO_2 的敏感性及直接抑制脑桥呼吸调节中枢
D. 降低延髓呼吸中枢对 CO_2 的敏感性及直接抑制脑桥呼吸调节中枢
E. 激动 κ 受体
3. 常用的吗啡和海洛因所致的药物依赖脱毒治疗时重要的替代药是（　　）。
A. 哌替啶　　　　　B. 二氢埃托啡
C. 美沙酮　　　　　D. 阿法罗定
E. 布桂嗪
4. 药物作用与阿片受体无关的是（　　）。
A. 哌替啶　　　　　B. 纳洛酮
C. 可待因　　　　　D. 海洛因
E. 罗通定
5. 吗啡急性中毒的解救药是（　　）。
A. 肾上腺素　　　　B. 曲马多
C. 硝苯地平　　　　D. 阿托品
E. 纳洛酮
6. 与吗啡成瘾性相关的作用部位是（　　）。
A. 孤束核　　　　　B. 导水管周围的灰质
C. 蓝斑核　　　　　D. 脊髓胶质区
E. 中脑边缘叶
7. 吗啡采用注射给药的原因是口服（　　）。

A. 不吸收　　　　　B. 吸收不稳定
C. 刺激性大　　　　D. 易在消化道破坏
E. 首关效应显著
8. 在国际上我国是唯一将其列为二类精神药品管理的国家，该药物是（　　）。
A. 吗啡　　　　　　B. 可待因
C. 曲马多　　　　　D. 芬太尼
E. 罗通定
9. 对吗啡成瘾者可迅速诱发戒断症状的是（　　）。
A. 纳洛酮　　　　　B. 喷他佐辛
C. 美沙酮　　　　　D. 哌替啶
E. 芬太尼
10. 哌替啶不具有下列哪项作用（　　）。
A. 镇痛作用　　　　B. 呼吸抑制作用
C. 扩血管作用　　　D. 催吐作用
E. 兴奋子宫平滑肌作用
11. 哌替啶用量过大，出现中枢兴奋症状的中毒患者，除应用纳洛酮外，还应使用（　　）。
A. 阿托品　　　　　B. 鱼精蛋白
C. 维生素 K　　　　D. 巴比妥类药物
E. 尼可刹米
12. 在镇痛药中，常作为心血管外科手术或心功能不良患者手术的基础麻醉用药的是（　　）。
A. 罗通定　　　　　B. 美沙酮
C. 芬太尼　　　　　D. 曲马多
E. 奈福泮
13. 在药政管理上已列入非麻醉品的镇痛药是（　　）。
A. 哌替啶　　　　　B. 芬太尼
C. 丁丙诺啡　　　　D. 喷他佐辛
E. 美沙酮
14. 下列有关哌替啶的作用特点，哪一项是错误的（　　）。

A. 镇咳作用与可待因相似

B. 镇痛作用比吗啡弱

C. 成瘾性较吗啡轻，产生也较慢

D. 一般不引起便秘，也无止泻作用

E. 治疗剂量能引起直立性低血压

15. 吗啡与哌替啶比较，哪一项是错误的（　　　）。

A. 吗啡不能用于产前止痛

B. 吗啡的镇痛作用比哌替啶强

C. 吗啡的呼吸抑制作用较哌替啶强

D. 吗啡的成瘾性较哌替啶弱

E. 两药均可提高胃肠道平滑肌的张力

B 型题（配伍选择题）

[1～4 题共用选项]

A. 欣快感　　　　　B. 镇痛作用

C. 缩瞳作用　　　　D. 镇咳作用

E. 便秘作用

1. 吗啡作用于蓝斑核的阿片受体产生（　　　）。

2. 吗啡作用于延脑孤束核的阿片受体产生（　　　）。

3. 吗啡作用于中脑盖前核的阿片受体产生（　　　）。

4. 吗啡作用于脑室及导水管周围灰质的阿片受体产生（　　　）。

[5～8 题共用选项]

A. 喷他佐辛　　　　B. 芬太尼

C. 纳洛酮　　　　　D. 罗通定

E. 阿司匹林

5. 作用于前列腺素系统缓解疼痛（　　　）。

6. 阿片受体完全激动药（　　　）。

7. 阿片受体部分激动药（　　　）。

8. 阿片受体阻断药（　　　）。

[9～11 题共用选项]

A. 可待因　　　　　B. 吗啡或哌替啶

C. 芬太尼　　　　　D. 哌替啶

E. 高乌甲素

9. 心源性哮喘可选用（　　　）。

10. 用于无痰刺激性干咳的药物是（　　　）。

11. 与氯丙嗪、异丙嗪组成人工冬眠合剂的药物是（　　　）。

[12～15 题共用选项]

A. 芬太尼　　　　　B. 罗通定

C. 高乌甲素　　　　D. 奈福泮

E. 氟吡汀

12. 主要用于胃肠及肝胆系统等内科疾病引起的钝痛，以及头痛和月经痛的药物是（　　　）。

13. 临床用于创伤、手术类、癌症晚期的镇痛，也可用于肌痛、牙痛及急性内脏平滑肌绞痛的药物是（　　　）。

14. 临床用于外伤、烧伤、术后、癌症晚期疼痛的治疗。轻、中度疼痛的备选药，用药时间不能超过两周，用药期间宜每周监测肝功能的药物是（　　　）。

15. 在癌症疼痛阶梯疗法中，作为轻度和中度疼痛的备选药物是（　　　）。

X 型题（多项选择题）

1. 吗啡的药理作用包括（　　　）。

A. 收缩胆道括约肌　　B. 抑制呼吸

C. 镇痛镇静　　　　　D. 兴奋胃肠平滑肌

E. 收缩血管平滑肌

2. 哌替啶的临床用途包括（　　　）。

A. 止泻　　　　　　　B. 镇痛

C. 镇咳　　　　　　　D. 心源性哮喘

E. 人工冬眠

3. 吗啡的禁忌证包括（　　　）。

A. 新生儿和婴儿　　B. 肺源性心脏病

C. 分娩止痛　　　　D. 颅脑损伤致颅内压增高

E. 支气管哮喘

4. 吗啡的不良反应有（　　　）。

A. 恶心、呕吐　　　　B. 呼吸抑制

C. 耐受性和成瘾性　　D. 直立性低血压

E. 便秘、尿潴留

二、简答题

1. 哌替啶与吗啡在药理作用及临床应用上有何异同？

2. 吗啡的不良反应有哪些？

三、论述题

试述吗啡对平滑肌的药理作用与相应的不良反应。

（李春艳）

第十四章　治疗神经退行性疾病的药物

一、选择题

A 型题（最佳选择题）

1. 左旋多巴治疗帕金森病的作用机制是（　　　）。

A. 阻断中枢胆碱受体

B. 减少中枢多巴胺降解

C. 抑制多巴胺的再摄取

D. 补充纹状体中多巴胺的不足

E. 直接激动中枢的多巴胺受体

2. 左旋多巴的不良反应主要是由于（ ）。

A. 在脑内转变为去甲肾上腺素

B. 在外周转变为多巴胺

C. 在脑内形成大量多巴胺

D. 激动外周 α 受体

E. 激动中枢 β 受体

3. 单用时无抗帕金森病作用的药物是（ ）。

A. 金刚烷胺　　　　　B. 卡比多巴

C. 苯海索　　　　　　D. 左旋多巴

E. 溴隐亭

4. 关于金刚烷胺帕金森病机制的叙述，错误的是
（ ）。

A. 增加多巴胺受体的敏感性

B. 与左旋多巴合用有协同作用

C. 促进多巴胺释放

D. 直接激动多巴胺受体

E. 减少多巴胺的再摄取

5. 罗匹尼罗治疗帕金森病的机制是（ ）。

A. 中枢抗胆碱作用　　B. 激动多巴胺受体

C. 抑制 MAO-B　　　　D. 提高脑内多巴胺浓度

E. 抑制 COMT

6. 苯海索治疗帕金森病的机制是（ ）。

A. 阻断中枢胆碱受体

B. 激动多巴胺受体

C. 补充纹状体中多巴胺的不足

D. 抑制多巴脱羧酶活性

E. 抑制 COMT

7. 卡比多巴治疗帕金森病的机制是（ ）。

A. 激动中枢多巴胺受体

B. 使多巴胺受体增敏

C. 补充纹状体中多巴胺的不足

D. 抑制多巴胺再摄取

E. 抑制外周多巴脱羧酶活性

8. 左旋多巴治疗帕金森病初期最常见的不良反
应是（ ）。

A. "开-关现象"

B. 胃肠道反应

C. 躁狂、妄想、幻觉等

D. 不自主异常运动

E. 精神障碍

9. 下列哪种药能缓解氯丙嗪引起的急性肌张力
障碍（ ）。

A. 苯海索　　　　　　B. 金刚烷胺

C. 左旋多巴　　　　　D. 溴隐亭

E. 卡比多巴

10. 司来吉兰治疗帕金森病的机制是（ ）。

A. 激动中枢多巴胺受体

B. 抑制多巴胺再摄取

C. 补充纹状体中多巴胺的不足

D. 抑制 MAO-B

E. 抑制 COMT

11. 恩他卡朋治疗帕金森病的机制是（ ）。

A. 激动中枢多巴胺受体

B. 抑制 COMT

C. 补充纹状体中多巴胺的不足

D. 抑制 MAO-B

E. 抑制外周多巴脱羧酶

12. 石杉碱甲治疗阿尔茨海默病的机制是
（ ）。

A. 激动中枢胆碱受体

B. 激动中枢 NMDA 受体

C. 阻断中枢 NMDA 受体

D. 抑制中枢胆碱酯酶

E. 抑制 Tau 蛋白过度磷酸化

B 型题（配伍选择题）

[1～4 题共用选项]

A. 促进多巴胺能神经元释放多巴胺

B. 在脑内转变为多巴胺，补充纹状体中多巴胺
的不足

C. 激动多巴胺受体

D. 阻断中枢胆碱受体

E. 激动中枢胆碱受体

1. 罗匹尼罗的作用是（ ）。

2. 苯海索的作用是（ ）。

3. 左旋多巴的作用是（ ）。

4. 金刚烷胺的作用是（ ）。

[5～7 题共用选项]

A. 促进多巴胺能神经元释放多巴胺

B. 抑制 MAO-B

C. 抑制 COMT

D. 抑制外周多巴脱羧酶活性

E. 阻断中枢胆碱受体

5. 司来吉兰的作用是（ ）。

6. 恩他卡朋的作用是（ ）。

7. 卡比多巴的作用是（ ）。

X 型题（多项选择题）

1. 苯海索（ ）。

A. 对震颤效果好

B. 但对运动迟缓效果差

C. 用于氯丙嗪阻断多巴胺受体引起的锥体外系
反应

D. 用于震颤为主的帕金森病

E. 抑制黑质-纹状体通路的乙酰胆碱
2. 左旋多巴的特点是（　　）。
A. 对运动困难和肌肉僵直的疗效好
B. 在脑内才能作用转变为多巴胺
C. 起效慢
D. 对肌肉震颤的疗效好
E. 与卡比多巴合用可减少不良反应
3. 下列哪些药物可以治疗阿尔茨海默病（　　）。
A. 多奈哌齐　　　　B. 齐多夫定
C. 美金刚　　　　　D. 加兰他敏
E. 石杉碱甲

二、简答题
1. 简述抗帕金森病药的分类，每类列举一个代表药。
2. 何谓"开-关"现象？如何减轻？
三、论述题
1. 为什么治疗帕金森病时将左旋多巴与卡比多巴合用？
2. 左旋多巴的不良反应有哪些？

（沈　磊）

第十五章　其他具有中枢作用的药物

选择题

A 型题（最佳选择题）
1. 关于哌甲酯的描述，错误的是（　　）。
A. 强烈刺激食欲
B. 对皮质和皮质下中枢有兴奋作用
C. 可兴奋呼吸中枢
D. 是治疗儿童注意缺陷多动障碍（ADHD）的主要药物
E. 可治疗小儿遗尿症
2. 关于尼可刹米的描述，错误的是（　　）。
A. 直接兴奋延髓呼吸中枢
B. 可反射性兴奋呼吸中枢
C. 起效慢
D. 安全范围大
E. 可治疗中枢性呼吸抑制
3. 关于洛贝林的描述，错误的是（　　）。
A. 对呼吸中枢并无直接兴奋作用
B. 可反射性兴奋呼吸中枢
C. 起效快
D. 安全范围大
E. 对自主神经节先抑制后兴奋

B 型题（配伍选择题）
[1～4 题共用选项]
A. 主要兴奋大脑皮质
B. 主要兴奋呼吸中枢
C. 主要抑制呕吐中枢
D. 促进脑功能恢复
E. 主要兴奋体温中枢
1. 二甲弗林（　　）。
2. 氯丙嗪（　　）。
3. 哌甲酯（　　）。
4. 吡拉西坦（　　）。
X 型题（多项选择题）
1. 下列哪些药物可以兴奋延髓呼吸中枢（　　）。
A. 氯丙嗪　　　　　B. 吗啡
C. 尼可刹米　　　　D. 二甲弗林
E. 多沙普仑
2. 下列描述正确的是（　　）。
A. 哌甲酯用于治疗 ADHD
B. 尼可刹米用于治疗各种原因所致呼吸衰竭
C. 二甲弗林兴奋呼吸中枢的作用弱于尼可刹米
D. 洛贝林可直接兴奋呼吸中枢
E. 胞磷胆碱可增强学习记忆功能

（沈　磊）

第四篇 心血管系统药理学

第十六章 利尿药和脱水药

一、选择题

A 型题（最佳选择题）

1. 下列关于利尿药的描述正确的是（   ）。
A. 凡是能促进尿量的药物
B. 一种治疗无法排尿的药物
C. 改善水肿的药物
D. 阻滞抗利尿激素释放的药物
E. 作用于肾脏，增加电解质和水排泄的药物

2. 作用靶点是 Na^+，K^+-2Cl^-转运体的药物是（   ）。
A. 呋塞米   B. 氢氯噻嗪
C. 氨苯蝶啶   D. 氯噻酮
E. 螺内酯

3. 关于氢氯噻嗪药理作用的描述，不正确的是（   ）。
A. 抑制尿酸排泄
B. 为中等强度利尿药
C. 患者有严重肾衰竭时，反而加重肾损伤
D. 可增加尿中钙的排泄
E. 既利尿，又有抗利尿作用

4. 在临床上能治疗青光眼和辅助性治疗水肿性疾病的药物是（   ）。
A. 螺内酯   B. 乙酰唑胺
C. 氨苯蝶啶   D. 吲哚帕胺
E. 氯噻酮

5. 下列关于弱效利尿药的描述，正确的是（   ）。
A. 靶点作用在醛固酮
B. 有相同的化学结构
C. 属于保钾利尿药
D. 药物作用在集合管
E. 仅用于轻度水肿患者

6. 下列不是髓袢利尿剂临床适应证的是（   ）。
A. 急性肾衰竭   B. 阴离子过量
C. 高钾血症   D. 高尿酸血症
E. 水肿

7. 治疗左心室功能不全造成急性肺水肿的首选药是（   ）。

A. 髓袢利尿药   B. 噻嗪类利尿药
C. 钙通道阻滞剂   D. ACEI
E. 脱水药

8. 呋塞米（速尿）利尿的作用是由于（   ）。
A. 抑制肾脏对尿液的稀释功能
B. 抑制肾脏对尿液的浓缩功能
C. 抑制肾脏对尿液的浓缩和稀释功能
D. 抑制 Ca^{2+}、Mg^{2+}的重吸收
E. 抑制血管加压素的作用

9. 氨苯蝶啶的利尿作用部位是（   ）。
A. 近曲小管   B. 髓袢降支粗段
C. 髓袢升支粗段   D. 远曲小管近端
E. 远曲小管远端

10. 所有利尿药均有的不良反应是（   ）。
A. 水和电解质平衡紊乱   B. 高尿酸血症
C. 高钾血症   D. 耳毒性
E. 渗透性肾病

B 型题（配伍选择题）

[1～5 题共用选项]
A. 螺内酯   B. 氢氯噻嗪
C. 呋塞米   D. 乙酰唑胺
E. 甘露醇

1. 高效能利尿药是（   ）。
2. 中效能利尿药是（   ）。
3. 保钾利尿药是（   ）。
4. 碳酸酐酶抑制剂是（   ）。
5. 渗透性利尿药是（   ）。

[6～10 题共用选项]
A. 螺内酯   B. 氢氯噻嗪
C. 呋塞米   D. 乙酰唑胺
E. 甘露醇

6. 首选用于治疗脑水肿的药物是（   ）。
7. 可加速毒物排泄的药物是（   ）。
8. 具有拮抗醛固酮产生利尿作用的药物是（   ）。
9. 可用于治疗尿崩症的药物是（   ）。
10. 可用于治疗青光眼及急性高山病引起的肺水肿的药物是（   ）。

X 型题（多项选择题）

1. 噻嗪类药物的不良反应有（　　）。

A. 低钾血症　　　　B. 低钠血症

C. 低钙血症　　　　D. 高尿酸血症

E. 耳毒性

2. 呋塞米的临床应用有（　　）。

A. 急性脑水肿　　　B. 高钙血症

C. 急性肾衰竭　　　D. 高血压

E. 加速毒物排泄

3. 下列关于高效利尿药的共同特点,描述正确的是（　　）。

A. 作用部位在髓袢降支粗段

B. 抑制肾小管上皮细胞膜对 Na^+, K^+-2Cl^-同向转运系统

C. 主要用于治疗多种原因引起的严重水肿

D. 可引起低钾、低钙血症等电解质平衡紊乱

E. 对严重肝功能损伤者可诱发肝性脑病

4. 有关保钾利尿剂使用后的不良作用,下列叙述正确的是（　　）。

A. 氨苯蝶啶可导致肾结石

B. 螺内酯可导致男子乳房女性化

C. 阿米洛利可诱发高钾血症

D. 保钾利尿剂可导致代谢性碱中毒

E. 乙酰唑胺可纠正过多使用保钾利尿剂造成的代谢性碱中毒

二、简答题

1. 试比较乙酰唑胺和螺内酯作用的异同。

2. 简述脱水药禁用于充血性心力衰竭患者的理由。

三、论述题

1. 举例说明高效能利尿药与中效能利尿药的作用机制、临床应用和不良反应。

2. 任意列举两类保钾利尿药并写出其作用机制。

（郑昌博）

第十七章　抗高血压药

一、选择题

A 型题（最佳选择题）

1. 下列药物中具有利尿作用的抗高血压药为（　　）。

A. 卡托普利　　　　B. 利血平

C. 氢氯噻嗪　　　　D. 利美尼定

E. 肼屈嗪

2. 患者患有高血压,并伴有糖尿病、高脂血症及肾功能不全,应选用哪种抗高血压药（　　）。

A. 氢氯噻嗪　　　　B. 硝苯地平

C. 硝普钠　　　　　D. 吲达帕胺

E. 普萘洛尔

3. 哌唑嗪降低血压而不引起心率加快的原因是（　　）。

A. 阻断 α_1 受体与 α_2 受体

B. 阻断 β 受体

C. 阻断 α_1 受体与 β 受体

D. 阻断 α_2 受体

E. 阻断 α_1 受体而不阻断 α_2 受体

4. 长期使用利尿抗高血压药的降压机制是（　　）。

A. 排 Na^+利尿,降低血容量

B. 减少细胞外液和血容量

C. 降低小动脉血管内 Na^+浓度

D. 降低血浆肾素活性

E. 增加血浆肾素活性

5. 长期用药过程中,易出现停药反应的是（　　）。

A. 普萘洛尔　　　　B. 哌唑嗪

C. 氨氯地平　　　　D. 胍乙啶

E. 肼屈嗪

6. 患者有高血压同时患有除变异型心绞痛外的其他心绞痛,此时下列何种药物比较适宜（　　）。

A. 普萘洛尔　　　　B. 肼屈嗪

C. 可乐定　　　　　D. 氢氯噻嗪

E. 阿司匹林

7. 患者有高血压同时患有消化性溃疡,此时下列何种药物比较适宜（　　）。

A. 利血平　　　　　B. 肼屈嗪

C. 甘露醇　　　　　D. 可乐定

E. 胍乙啶

8. 下列何种抗高血压药必须通过静脉滴注才能维持降压（　　）。

A. 硝苯地平　　　　B. 卡托普利

C. 硝普钠　　　　　D. 硝酸甘油

E. 哌唑嗪

9. 吸食吗啡等阿片类毒品患者有高血压,此时使用下列何种药物比较适宜（　　）。

A. 拉贝洛尔　　　　B. 肼屈嗪

C. 硝苯地平　　　　　　D. 维拉帕米

E. 可乐定

10. 下列关于高血压治疗原则的描述，不正确的是（　　）。

A. 间断性治疗　　　　　B. 平稳降压

C. 联合用药　　　　　　D. 保护靶器官

E. 个性化治疗

B 型题（配伍选择题）

[1～5 题共用选项]

A. 卡托普利　　　　　　B. 氢氯噻嗪

C. 可乐定　　　　　　　D. 硝普钠

E. 利血平

1. 治疗肾性高血压兼患消化性溃疡的高血压患者宜用（　　）。

2. 治疗高血压脑病患者宜用（　　）。

3. 治疗高血压合并肾功能不良患者宜用（　　）。

4. 治疗高血压伴痛风患者不宜使用（　　）。

5. 治疗高血压伴精神抑郁患者不宜使用（　　）。

[6～10 题共用选项]

A. 美托洛尔　　　　　　B. 维拉帕米

C. 米诺地尔　　　　　　D. 替米沙坦

E. 哌唑嗪

请将下列药物一一对应其抗高血压药所属分类：

6. α 受体阻断药是（　　）。

7. 血管紧张素Ⅱ受体阻断药是（　　）。

8. 钾通道激动剂是（　　）。

9. 钙通道阻滞剂是（　　）。

10. β 受体阻断药是（　　）。

X 型题（多项选择题）

1. 卡托普利的降压机制有（　　）。

A. 抑制血浆与组织中 ACE

B. 抑制缓激肽降解

C. 促进组胺的释放

D. 减少肾脏组织中 AngⅡ 的生成

E. 降低循环与血管组织 RAS 活性

2. 可用于治疗高血压的钙通道阻滞剂有（　　）。

A. 尼群地平　　　　　　B. 可乐定

C. 氨氯地平　　　　　　D. 地尔硫䓬

E. 维拉帕米

3. 高血压一线用药包括（　　）。

A. ACEI　　　　　　　　B. 利尿药

C. 钙通道阻滞剂　　　　D. β 受体阻断药

E. AT$_1$ 受体阻断药

4. 下列关于硝苯地平不良反应的描述，正确的是（　　）。

A. 便秘　　　　　　　　B. 头疼

C. 面部潮红　　　　　　D. 心悸

E. 踝部水肿

二、简答题

1. 简述抗高血压药分类及代表药物。

2. 与其他抗高血压药比较，ACEI 有哪些优点？

三、论述题

1. 简述普萘洛尔的降压作用、临床应用及其不良反应。

2. 请分别列举直接扩张血管抗高血压药的不良反应，以及能有效解决该类抗高血压药不良反应的方法。

（郑昌博）

第十八章　抗心绞痛药

一、选择题

A 型题（最佳选择题）

1. 下列关于硝酸酯类药物舒张血管的作用机制正确的是（　　）。

A. 仅作用于平滑肌　　　B. 抑制 α$_1$ 受体

C. 激活前列环素　　　　D. 释放一氧化氮

E. 阻断血管平滑肌钾通道

2. 下列关于硝酸甘油、维拉帕米和普萘洛尔的描述正确的是（　　）。

A. 均能减慢心率

B. 均能扩张冠状动脉

C. 均能降低心肌耗氧量

D. 均能导致心肌收缩力下降

E. 均能缩小心室容积

3. 下列药物治疗不稳定型心绞痛的效果最不好的是（　　）。

A. 阿司匹林　　　　　　B. 肝素

C. 美托洛尔　　　　　　D. 硝苯地平

E. 硝酸甘油

4. 下列药物有停药反跳现象的是（　　）。

A. 硝酸甘油　　　　　　B. 普萘洛尔

C. 卡托普利　　　　　　D. 可乐定

E. 呋塞米

5. 使用大剂量硝酸甘油治疗稳定型心绞痛时，并用下列何种药物，能减少硝酸甘油刺激心脏导致的不良反应（　　）。

A. 钙通道阻滞剂　　　B. M 受体阻断药
C. α 受体阻断药　　　D. β 受体阻断药
E. α 受体激动药

6. 下列药物中，禁用于变异型心绞痛的是
（　　）。
A. 维拉帕米　　　　　B. 地尔硫草
C. 单硝酸异戊酯　　　D. 普萘洛尔
E. 硝苯地平

7. 下列选项中与普萘洛尔作用无关的是(　　)。
A. 降低心肌耗氧量　　B. 改善缺血区供血
C. 减慢心率　　　　　D. 改善心肌代谢
E. 释放一氧化氮，促进 CGRP 的释放，扩张动静脉，降低前后负荷

8. 下列关于硝酸甘油的叙述中错误的是(　　)。
A. 降低室壁张力
B. 减慢心率，减弱心肌收缩力
C. 释放一氧化氮，促进 CGRP 释放
D. 降低前负荷，降低心室充盈压
E. 降低后负荷，减轻射血阻力

9. 下列选项中哪一项是抗心绞痛药物治疗的主要作用（　　）。
A. 加强心肌收缩力
B. 改善心肌代谢
C. 降低心肌耗氧量，改善缺血区供血
D. 减弱心肌收缩力
E. 抑制血小板凝集

10. 下列选项中哪一项不是硝酸甘油的给药途径
（　　）。
A. 舌下　　　　　　　B. 口服
C. 静脉滴注　　　　　D. 吸入
E. 经皮给药

B 型题（配伍选择题）
[1～5 题共用选项]
A. 硝酸甘油　　　　　B. 硝苯地平
C. 普萘洛尔　　　　　D. 尼可地尔
E. 吗多明
1. 新型一氧化氮供体（　　）
2. 钾通道激动剂（　　）
3. 硝酸酯类（　　）
4. β 受体阻断药（　　）

5. 钙通道阻滞剂（　　）
[6～10 题共用选项]
A. 普萘洛尔　　　　　B. 硝苯地平
C. 硝酸甘油　　　　　D. 维拉帕米
E. 氨氯地平
6. 治疗伴心律失常的心绞痛患者宜选用（　　）
7. 治疗变异型心绞痛患者宜选用（　　）
8. 不宜用于变异型心绞痛的药物是（　　）
9. 能显著减少稳定型心绞痛患者心绞痛发作的药物是（　　）
10. 可用于治疗各型心绞痛的药物是（　　）

X 型题（多项选择题）
1. 不是口服普萘洛尔禁忌的是（　　）。
A. 青光眼　　　　　　B. 震颤
C. 气喘　　　　　　　D. 高血压
E. 面部潮红
2. 为心绞痛伴哮喘病的患者首选用药的是
（　　）。
A. 普萘洛尔　　　　　B. 美托洛尔
C. 硝酸甘油　　　　　D. 硝苯地平
E. 单硝酸异山梨酯
3. 下列选项中哪些为硝酸甘油的不良反应
（　　）。
A. 搏动性头痛　　　　B. 眼内压升高
C. 高铁血红蛋白血症　D. 耐受性
E. 直立性低血压
4. 下列抗心绞痛药物中具有直接扩张冠状动脉作用的是（　　）。
A. 维拉帕米　　　　　B. 普萘洛尔
C. 硝苯地平　　　　　D. 氨氯地平
E. 硝酸甘油

二、简答题
1. 请简述卡托普利和硝酸甘油的异同。
2. 请简述普萘洛尔治疗心绞痛的药理作用机制。

三、论述题
1. 试述硝酸甘油治疗心绞痛的机制及与 β 受体阻断药合用的好处。
2. 试述抗心绞痛药物的分类，列举出其代表药物并说明其作用机制。

（郑昌博）

第十九章　抗充血性心力衰竭药

一、选择题
A 型题（最佳选择题）
1. 强心苷作用的有效部位是（　　）。

A. 甾核部分　　　　　B. 苷元部分
C. 糖部分　　　　　　D. 内酯环部分
E. C_{12} 位上的羟基

2. 下列药物中能用于治疗心力衰竭的 β 受体激动药是（ ）。
A. 异丙肾上腺素　　　B. 氯沙坦
C. 卡托普利　　　　　D. 多巴酚丁胺
E. 地高辛

3. 卡托普利抑制血管重构的作用机制是（ ）。
A. 减少 AngⅡ 的形成
B. 利尿减少血容量，扩张外周血管
C. 抑制 Na^+，K^+-ATP 酶
D. 增加胞质内 Ca^{2+} 浓度
E. 阻断 β 受体

4. 对伴有心房纤颤或心率快的充血性心力衰竭患者宜优先使用下列哪种药物（ ）。
A. 肾上腺素　　　　　B. 呋塞米
C. 硝普钠　　　　　　D. 哌唑嗪
E. 强心苷

5. 下列强心苷类药物中肝肠循环最多的是（ ）。
A. 毛花苷丙　　　　　B. 毒毛花苷K
C. 洋地黄毒苷　　　　D. 地高辛
E. 铃兰毒苷

6. 下列药物既能治疗高血压又能治疗充血性心力衰竭的是（ ）。
A. 卡托普利　　　　　B. 硝酸甘油
C. 多巴胺　　　　　　D. 地高辛
E. 米力农

7. 关于强心苷的作用机制,下列对其正性肌力的描述正确的是（ ）。
A. 抑制磷酸二酯酶
B. 抑制 ACE
C. 抑制 Na^+，K^+-ATP 酶
D. 抑制 Na^+，K^+-2Cl$^-$ 转运体
E. 抑制腺苷酸环化酶

8. 血中何种离子浓度减少会增强强心苷类药物地高辛的不良反应（ ）。
A. Ca^{2+}　　　　　B. Na^+
C. K^+　　　　　　D. Cl^-
E. Mg^{2+}

9. 下列何种情况禁用强心苷进行治疗（ ）。
A. 心房纤颤　　　　　B. 心房扑动
C. 心力衰竭　　　　　D. 阵发性室上性心动过速
E. 室性心动过速

10. 通过拮抗交感神经活性而治疗充血性心力衰竭的是（ ）。
A. 米力农　　　　　　B. 氯沙坦
C. 多巴胺　　　　　　D. 美托洛尔
E. 卡里普多

11. 强心苷治疗心房纤颤的机制主要是（ ）。
A. 缩短心房有效不应期
B. 抑制房室传导，减慢室率
C. 抑制窦房结
D. 降低浦肯野纤维自律性
E. 以上都不是

B 型题（配伍选择题）
[1～5 题共用选项]
A. 奎尼丁　　　　　　B. 洋地黄毒苷
C. 阿托品　　　　　　D. 依普利酮
E. 依那普利

1. 哪种药物可纠正单用 ACEI 伴发的"醛固酮逃逸"现象（ ）。
2. 能使强心苷血药浓度上升的药物是（ ）。
3. 生物转化率高、作用持久的强心苷是（ ）。
4. 可用于强心苷中毒引起的传导阻滞或窦性心动过缓治疗的药物是（ ）。
5. 对射血分数正常的心力衰竭患者疗效明显优于强心苷类传统药物的是（ ）。

[6～10 题共用选项]
A. 卡托普利　　　　　B. 地高辛
C. 美托洛尔　　　　　D. 米力农
E. 多巴胺丁酚
下列各个药物靶点所对应的药物是:
6. 抑制 Na^+，K^+-ATP 酶的是（ ）。
7. 抑制磷酸二酯酶Ⅲ的是（ ）。
8. 抑制血管紧张素转化酶的是（ ）。
9. 激动 β 受体的是（ ）。
10. 抑制 β 受体的是（ ）。

X 型题（多项选择题）
1. 下列因素中易诱发强心苷中毒的是（ ）。
A. 低钾血症　　　　　B. 低镁血症
C. 高钙血症　　　　　D. 高钾血症
E. 缺氧

2. 强心苷对心脏正性肌力作用的机制中,细胞内的离子有变化的是（ ）。
A. Ca^{2+}减少　　　　B. Ca^{2+}增加
C. K^+减少　　　　　D. K^+增加
E. Na^+增加

3. 下列关于强心苷不良反应的描述,正确的是（ ）。
A. 恶心呕吐　　　　　B. 视觉障碍
C. 室性心律失常　　　D. 水钠潴留
E. 窦性心动过缓

4. 患者心力衰竭病情加重恶化,可能是下列哪种因素（ ）。
A. 稀释性低钠血症减缓

B. RAAS 激活

C. 交感神经活性增高

D. β 受体过度激活

E. 精氨酸加压素分泌增加

二、简答题

1. 请简述在强心苷中毒时可采取哪些治疗措施。

2. 请简述硝酸甘油治疗心力衰竭的主要药理学

基础。

三、论述题

1. 请说明治疗心力衰竭的药物选用强心苷而不选用肾上腺素的原因。

2. 请列举四类常用治疗心力衰竭的代表药物、所属分类及作用机制。

（郑昌博）

第二十章　抗心律失常药

一、选择题

A 型题（最佳选择题）

1. 关于折返激动，下列描述错误的是（　　）。

A. 经传导回路折回原激动发生处

B. 只有一条传导通路也可发生折返

C. 单次折返可引发期前收缩

D. 连续折返可引起阵发性室上性或室性心动过速

E. 多个折返同时发生，可引起心房或心室的扑动或颤动

2. 强心苷中毒所致的室性心动过速性心律失常首选治疗药物为（　　）。

A. 苯妥英钠　　　　　B. 胺碘酮

C. 维拉帕米　　　　　D. 地尔硫草

E. 奎尼丁

3. 顽固性心律心失常伴预激综合征的首选治疗药物为（　　）。

A. 奎尼丁　　　　　　B. 普萘洛尔

C. 胺碘酮　　　　　　D. 维拉帕米

E. 利多卡因

4. 急性心肌梗死左心功能不全伴发多源性室性期前收缩，用利多卡因治疗无效，应优先选择以下哪种药物治疗（　　）。

A. 普鲁卡因　　　　　B. 胺碘酮

C. 普罗帕酮　　　　　D. 索他洛尔

E. 维拉帕米

5. 以下抗心律失常药物属于 I$_a$ 类的是（　　）。

A. 利多卡因　　　　　B. 奎尼丁（异奎宁）

C. 普罗帕酮（心律平）D. 美西律（慢心律）

E. 胺碘酮（乙胺碘呋酮）

6. 下列哪项不是胺碘酮的常见药物不良反应（　　）。

A. 低血糖　　　　　　B. 室性快速性心律失常

C. 肺纤维化　　　　　D. 角膜微粒沉着

E. 光过敏

7. 下列不是奎尼丁对心肌作用的是（　　）。

A. 降低浦肯野纤维的自律性

B. 缩短有效不应期

C. 抗胆碱能神经传导

D. 降低心肌收缩力

E. 降低细胞膜稳定性

8. 心肌梗死伴室性心动过速首选药物是（　　）。

A. 普萘洛尔　　　　　B. 利多卡因

C. 奎尼丁　　　　　　D. 普鲁卡因

E. 维拉帕米

9. 患者，男，65 岁，因扩张型心肌病、心脏扩大，心功能 IV 级，心电监测呈频发室性期前收缩伴短阵发性室性心动过速住院治疗，该患者首选治疗方法是（　　）。

A. 静脉注射胺碘酮

B. 静脉注射利多卡因

C. 静脉注射美托洛尔

D. 静脉注射普罗帕酮

E. 静脉注射维拉帕米

10. 慢性心房颤动应用洋地黄治疗的主要目的是（　　）。

A. 控制心室率

B. 转复房颤率

C. 预防室性心律失常

D. 为实施电转复做准备

E. 增强心肌收缩力，提高心排血量

11. 下列不属于胺碘酮抗心律失常主要电生理效应的是（　　）。

A. 显著减慢 V_{max}

B. 抑制电压依赖性钾通道

C. 延长动作电位时程

D. 延长有效不应期

E. 对 Ca^{2+} 有轻度的抑制作用

12. 维拉帕米治疗心律失常的作用机制是（　　）。

A. 抑制心肌细胞 K^+ 外流

B. 抑制心肌细胞 Na^+ 内流

C. 抑制心肌细胞 Ca^{2+} 内流

D. 抑制窦房结和房室结 Na^+ 内流

E. 抑制窦房结和房室结 Ca^{2+} 内流

13. 胺碘酮在抗心律失常中不具有下列哪项作用（　　）。

A. 延长动作电位时程

B. 提高心肌细胞内 cAMP 浓度

C. 抑制心肌 Na^+ 内流

D. 抑制心肌 Ca^{2+} 内流

E. 抗房性及室性心动过速

14. 下列能缩短动作电位时程的抗心律失常药是（　　）。

A. 奎尼丁　　　　　　B. 胺碘酮

C. 利多卡因　　　　　C. 普罗帕酮

E. 普鲁卡因胺

15. 下列不是奎尼丁引起的金鸡纳反应症状的是（　　）。

A. 头疼　　　　　　　B. 恶心、呕吐

C. 血压升高　　　　　D. 视物模糊，听力减退

E. 耳鸣

16. 具有抗癫痫作用的治疗心律失常药是（　　）。

A. 普鲁卡因胺　　　　B. 奎尼丁

C. 利多卡因　　　　　D. 胺碘酮

E. 苯妥英钠

17. 长期使用易引起系统性红斑狼疮（SLE）的抗心律失常药是（　　）。

A. 利多卡因　　　　　B. 奎尼丁

C. 普鲁卡因胺　　　　D. 苯妥英钠

E. 地高辛

B 型题（配伍选择题）

[1～7题共用选项]

A. 利多卡因　　　　　B. 地尔硫䓬

C. 胺碘酮　　　　　　D. 普萘洛尔

E. 普鲁卡因胺　　　　F. 普罗帕酮

G. 腺苷

1. 属于 Ⅰa 类抗心律失常药的是（　　）。

2. 属于 Ⅰb 类抗心律失常药的是（　　）。

3. 属于 Ⅰc 类抗心律失常药的是（　　）。

4. 属于 Ⅱ类抗心律失常药的是（　　）。

5. 属于 Ⅲ类抗心律失常药的是（　　）。

6. 属于 Ⅳ类抗心律失常药的是（　　）。

7. 其他抗心律失常药（　　）。

[8～13题共用选项]

A. 阻滞 L 型钙通道，使钙电流减少，减慢房室结传导速度

B. 阻断肾上腺素能神经对心肌的 β 受体效应，同时具有阻滞钠通道作用和缩短复极过程

C. 轻度阻滞钠通道，缩短动作电位时程，相对延长有效不应期

D. 适度阻滞钠通道，减慢传导速度，延长复极过程且延长有效不应期

E. 阻滞钾通道，减少 K^+ 外流，延长动作电位时程有效不应期

F. 明显阻滞钠通道，显著降低动作电位 0 相上升速度和幅度，减慢传导作用最为明显

8. Ⅰa 类抗心律失常药的作用机制是（　　）。

9. Ⅰb 类抗心律失常药的作用机制是（　　）。

10. Ⅰc 类抗心律失常药的作用机制是（　　）。

11. Ⅱ类抗心律失常药的作用机制是（　　）。

12. Ⅲ类抗心律失常药的作用机制是（　　）。

13. Ⅳ类抗心律失常药的作用机制是（　　）。

X 型题（多项选择题）

1. 抗心律失常药的用药原则包括（　　）。

A. 先单独用药，然后联合用药

B. 以最小剂量取得满意的临床效果

C. 先考虑降低危险性，再考虑缓解症状

D. 减少药物不良反应及致心律失常作用

E. 所有类型的心律失常因影响心排血量，必须治疗致转复正常心律

2. 抗心律失常药物的选择原则正确的是（　　）。

A. 窦性心动过速，针对病因治疗

B. 房性期前收缩，一般不用药物治疗，若频繁发作并引起阵发房性心动过速使用药物治疗

C. 心房扑动、心房颤动转律用奎尼丁类治疗，转律后继续用奎尼丁、丙吡胺防止复发

D. 阵发性室性心动过速用具有延长房室结有效不应期的药物治疗

E. 室性期间收缩首选普鲁卡因胺或其他 Ⅰ类抗心律失常药物治疗

3. 消除激动折返可能的机制是（　　）。

A. 缩短动作电位时程 > 缩短有效不应期

B. 增加细胞膜反应性

C. 延长动作电位时程 < 缩短有效不应期

D. 降低细胞膜反应性

E. 以上都不是

4. 抗心律失常基本的电生理机制有（　　）。

A. 降低自律性

B. 增加后除极触发冲动

C. 改变动作电位时程及有效不应期而减少折返

D. 减少后除极触发冲动

E. 改变细胞膜反应性而改变传导速度

5. 以下方法中可以降低心肌自律性的有( )。
A. 延长动作电位时程
B. 提高阈电位水平
C. 升高最大舒张电位
D. 加快 4 相自动除极速率
E. 减慢 4 相自动除极速率

6. 利多卡因和普萘洛尔都有的药理作用是( )。
A. 降低窦房结自律性
B. 延长动作电位时程
C. 促进 K^+ 外流
D. 用于室性心动过速心律失常的治疗
E. 用于室上性心动过速的治疗

7. 利多卡因临床上用于下列哪些心律失常的治疗( )。
A. 室性期前收缩   B. 心室纤颤
C. 心房纤颤   D. 室性心动过速
E. 室上性心动过速

8. 奎尼丁晕厥正确的抢救方法包括( )。
A. 立即停药
B. 应用乳酸钠

C. 应用异丙肾上腺素
D. 应用普萘洛尔
E. 吸氧

9. 下列关于腺苷用于抗心律失常治疗的叙述,正确的是( )。
A. 激活乙酰胆碱敏感的钾通道
B. 抵制 Ca^{2+} 内流
C. 缩短动作电位时程
D. 主要用于终止折返性室上性心律失常
E. 促进 K^+ 外流

10. 苯妥英钠的临床应用有哪些( )。
A. 治疗外周神经炎
B. 抗癫痫
C. 抗高血压
D. 治疗窦性心动过速
E. 治疗强心苷中毒引起的快速性心律失常

二、简答题

1. 简述引起心律失常的电生理机制。
2. 简述抗心律失常药基本的电生理作用。

（杨仁华）

第二十一章 调血脂药与抗动脉粥样硬化药

一、选择题

A 型题（最佳选择题）

1. 下列血脂成分中,能降低动脉粥样硬化发生的是( )。
A. 乳糜颗粒（CM）
B. 极低密度脂蛋白（VLDL）
C. 低密度脂蛋白（LDL）
D. 中间密度脂蛋白（IDL）
E. 高密度脂蛋白（HDL）

2. 下列疾病不会引起血脂异常的是( )。
A. 糖尿病   B. 肾病综合征
C. 甲状腺功能减退   D. 高血压
E. 肝炎

3. 血脂异常的非药物治疗叙述不正确的是( )。
A. 限制热量摄入,强调低胆固醇、低动物脂肪饮食
B. 增加体力活动,提倡参加高强度对抗性体育运动
C. 保持心理平衡,学会自我放松,缓解精神压力
D. 戒烟
E. 限制饮酒,乙醇会干扰脂肪代谢

4. 他汀类药物降血脂的作用机制是( )。
A. 激活脂肪酶
B. 抑制脂肪酶
C. 激活羟甲基戊二酸单酰辅酶 A（HMG-CoA）还原酶
D. 抑制 HMG-CoA 还原酶
E. 阻止胆固醇从食物中被吸收

5. 下列关于他汀类药物的描述，不正确的是( )。
A. 抑制乙酰辅酶 A 羧化酶,减少 TC 及 LDL 的合成
B. 抑制 HMG-CoA 还原酶,减少内源性胆固醇
C. 对血脂的调节能力依剂量增加
D. 提高血管内皮细胞对扩血管物质的反应性，改善血供
E. 可降低 C 反应蛋白含量，减轻血管炎症性反应

6. 杂合性家族性高胆固醇血症应选用下列哪种调血脂药( )。
A. 硫酸软骨素 A   B. 普罗布考
C. 考来替泊   D. 苯扎贝特
E. 普伐他汀

7. 纯合性家族性高胆固醇血症应用选用( )。

A. 硫酸软骨素 A　　　　B. 普罗布考

C. 考来替泊　　　　　　D. 苯扎贝特

E. 阿托伐他汀

8. 下列属于广谱调血脂药的是（　　　）。

A. 烟酸　　　　　　　　B. 辛伐他汀

C. 非诺贝特　　　　　　D. 硫酸软骨素

E. 亚油酸

9. 考来烯胺对血脂的影响，正确的是（　　　）。

A. 明显降低 VLDL　　　B. 明显降低 LDL

C. 明显降低总胆固醇　　D. 明显降低 HDL

E. 轻度降低 HDL 或无影响

10. 长期应用可引起脂溶性维生素缺乏的调血脂药是（　　　）。

A. 考来烯胺　　　　　　B. 非诺贝特

C. 二十碳五烯酸（EPA）　D. 普罗布考

E. 烟酸

11. 糖尿病引起的高脂血症首选的调血脂药是（　　　）。

A. 阿昔莫司　　　　　　B. 考来烯胺

C. 辛伐他汀　　　　　　D. 普罗布考

E. 苯扎贝特

12. 有横纹肌溶解不良反应的调血脂药是（　　　）。

A. 烟酸类药　　　　　　B. 他汀类药

C. 胆汁酸螯合树脂类药

D. 贝特类药　　　　　　E. 多烯脂肪酸类药

13. 下列降血浆胆固醇效果最明显的调血脂药是（　　　）。

A. 烟酸类药　　　　　　B. 他汀类药

C. 胆汁酸螯合树脂类药　D. 贝特类药

E. 多烯脂肪酸类药

14. 下列降血浆甘油三酯效果最明显的调血脂药是（　　　）。

A. 黏多糖类　　　　　　B. 他汀类药

C. 胆汁酸螯合树脂类药　D. 贝特类药

E. 多烯脂肪酸类药

15. 下列能明显降血浆中胆固醇，但对甘油三酯及 HDL 无明显影响的调血脂药是（　　　）。

A. 黏多糖类　　　　　　B. 他汀类药

C. 胆汁酸螯合树脂类药　D. 贝特类药

E. 多烯脂肪酸类药

B 型题（配伍选择题）

[1～5 题共用选项]

A. 辛伐他汀　　　　　　B. 吉非贝齐

C. 烟酸　　　　　　　　D. 考来烯胺

E. 亚油酸　　　　　　　F. 普罗布考

1. 结合到脂蛋白中，抑制 ox-LDL 的生成的药物是（　　　）。

2. 作用于肠道脂肪酶,抑制甘油三酯吸收的药物是（　　　）。

3. 抑制 HMG-CoA 还原酶，减少内源性胆固醇合成的药物是（　　　）。

4. 在肠道内与胆汁酸结合，阻断肝肠循环的药物是（　　　）。

5. 抑制乙酰辅酶 A 羧化酶，降低体内合成脂肪酸的药物是（　　　）。

[6～10 题共用选项]

A. 可引起横纹肌溶解，肌肉疼痛及心肌酶谱升高

B. 常引起恶心、腹胀、便秘，长期使用可导致脂溶性维生素缺乏

C. 常引起轻度腹泻、腹痛、恶心

D. 可引起皮肤潮红、瘙痒，如服药前 30min 服用阿司匹林可以明显减轻

E. 可引起 Q-T 间期延长

F. 可引起尿酸升高，加重或引发痛风

6. 普罗布考具有的不良反应是（　　　）。

7. 辛伐他汀具有的不良反应是（　　　）。

8. 吉非贝齐具有的不良反应是（　　　）。

9. 考来烯胺具有的不良反应是（　　　）。

10. 烟酸具有的不良反应是（　　　）。

X 型题（多项选择题）

1. 他汀类调血脂药的不良反应包括（　　　）。

A. 胃肠道不良反应　　　B. 皮肤潮红

C. 头痛　　　　　　　　D. 一过性转氨酶升高

E. 横纹肌溶解

2. 调血脂药烟酸的不良反应包括（　　　）。

A. 胃肠道功能紊乱　　　B. 皮肤潮红

C. 肝功能减低　　　　　D. 糖耐量减低

E. 诱发痛风

3. 贝特类调血脂药的非调血脂药理活性有（　　　）。

A. 抗炎

B. 降低血浆纤维蛋白原及凝血因子，从而降低血液黏度

C. 增加胰岛素敏感性，降低胰岛素抵抗

D. 改善血管内皮功能

E. 促进骨形成和（或）抑制骨吸收，改善骨质疏松症状

二、简答题

1. 简述药物抗动脉粥样硬化的作用机制。

2. 抗动脉粥样硬化药有哪几类？各类给出一种代表药物。

3. 简述考来烯胺调血脂的作用机制。

（杨仁华）

第五篇 炎症、免疫、自体活性物质药理学

第二十二章 解热镇痛抗炎药、抗风湿病药与抗痛风药

一、选择题

A 型题（最佳选择题）

1. 解热镇痛抗炎药的作用机制是（　　）。
A. 直接抑制中枢神经系统
B. 抑制前列腺素（PG）的生物合成
C. 增加 PG 的生物合成
D. 减少缓激肽分解代谢
E. 直接抑制 PG 的生物效应

2. 解热镇痛抗炎药的特点叙述错误的是（　　）。
A. 对内源性致热原引起的发热有效
B. 可减少炎症部位 PG 合成
C. 治疗浓度可抑制 COX 合成，减少 PG 生成
D. 镇痛作用部位主要在外周
E. 能根治风湿类风湿性关节炎

3. 小剂量阿司匹林防止血栓形成的机制是（　　）。
A. 激活 COX 合成，增加血栓素生成，抗血小板聚集及抗血栓形成
B. 抑制 COX 合成，减少前列环素生成，抗血小板聚集及抗血栓形成
C. 抑制 COX 合成，增加前列环素生成，抗血小板聚集及抗血栓形成
D. 抑制 COX 合成，减少血栓素生成，抗血小板聚集及抗血栓形成
E. 激活 COX 合成，减少血栓素生成，抗血小板聚集及抗血栓形成

4. 下列对于解热镇痛抗炎药说法错误的是（　　）。
A. 仅使高热患者体温降低
B. 中度镇痛作用
C. 大多数解热镇痛药都有抗炎作用
D. 对正常人体温无影响
E. 此类药物均具有抗血栓形成作用

5. 患者，男，52 岁，患风湿性关节炎 10 多年，近期症状加重，服用阿司匹林 6g/d，出现眩晕、耳鸣及视力减退等症状。关于该患者下列叙述错误的是（　　）。
A. 考虑为过量服用阿司匹林引起的中毒
B. 应立即停药
C. 酸化尿液，加速药物自尿液排出
D. 该症状称为水杨酸反应
E. 若处理不当易导致昏迷甚至危及生命

6. 胃溃疡患者宜选用下列（　　）药物解热镇痛。
A. 吲哚美辛
B. 对乙酰氨基酚
C. 吡罗昔康
D. 保泰松
E. 阿司匹林

7. 下列叙述是错误的是（　　）。
A. 吡罗昔康为强效、长效抗炎镇痛药
B. 吲哚美辛为强效选择性 COX-2 抑制剂
C. 双氯芬酸解热、镇痛、抗炎作用强于阿司匹林
D. 美洛昔康对 COX-2 的选择性抑制作用比 COX-1 强
E. 尼美舒利口服制剂禁用于 12 岁以下儿童

8. 下列对解热镇痛抗炎药叙述正确的是（　　）。
A. 能降低发热者的体温
B. 与氯丙嗪对体温的影响相同
C. 镇痛作用部位主要在中枢
D. 对各种严重创伤性剧痛有效
E. 很容易产生耐受与成瘾

9. 关于对乙酰氨基酚叙述错误的是（　　）。
A. 解热镇痛作用缓和持久
B. 对中枢 COX 抑制作用弱
C. 通过抑制 PG 合成，产生解热镇痛作用
D. 抗炎、抗风湿作用弱
E. 无明显的胃肠刺激

10. 关于阿司匹林，下列描述错误的是（　　）。
A. 既抑制 COX-2，又抑制 COX-1
B. 血浆 $t_{1/2}$ 短，约 15min
C. 碱性尿促其加速从体内排出
D. 防止血栓形成时宜用大剂量
E. 用量大于 1g 时，水杨酸的代谢从一级动力学转变为零级动力学

11. 治疗急性痛风较好的药物是（　　）。
A. 阿司匹林
B. 甲芬那酸
C. 秋水仙碱
D. 吲哚美辛
E. 舒林酸

12. 下列叙述错误的是（　　）。
A. 塞来昔布主要用于骨关节炎，类风湿性关节炎和牙痛的治疗
B. 秋水仙碱治疗急性痛风性关节炎
C. 别嘌醇可抑制尿酸合成，使血尿酸浓度降低，从而缓解痛风症状

D. 美洛昔康治疗剂量时对胃肠道和肾脏的不良反应较少

E. 秋水仙碱可降低血中尿酸，故对慢性痛风疗效佳

13. 阿司匹林特点叙述错误的是（ ）。

A. 最常见恶心呕吐、胃出血等胃肠道反应

B. 大剂量应用时促进血小板聚集，促进凝血过程

C. 某些哮喘患者应用后可引起"阿司匹林哮喘"

D. 感染病毒性疾病的儿童应用易引起瑞氏综合征

E. 中毒时应碱化尿液，加速排泄

14. 儿童感冒发热，可首选的解热镇痛药是（ ）。

A. 对乙酰氨基酚　　　B. 美洛昔康

C. 布洛芬　　　D. 萘普生

E. 阿司匹林

15.过量可引起肝坏死的解热镇痛抗炎药是（ ）。

A. 甲芬那酸　　　B. 布洛芬

C. 对乙酰氨基酚　　　D. 阿司匹林

E. 保泰松

B 型题（配伍选择题）

[1～4 题共用选项]

A. 秋水仙碱　　　B. 塞来昔布

C. 阿司匹林　　　D. 吲哚美辛

E. 布洛芬

1. 具有抗血栓作用的解热镇痛药是（ ）。

2. 选择性 COX-2 抑制剂是（ ）。

3. 目前所知最强的 COX 抑制剂是（ ）。

4. 常用的抗痛风药物是（ ）。

[5～8 题共用选项]

A. 阿司匹林　　　B. 对乙酰氨基酚

C. 别嘌醇　　　D. 氯丙嗪

E. 以上都不是

5. 可降低正常及发热患者体温的药物是（ ）。

6. 解热镇痛强，几乎无抗风湿作用的药物是（ ）。

7. 可治疗缺血性心脏病的药物是（ ）。

8. 可治疗慢性痛风的药物是（ ）。

[9～10 题共用选项]

A. 抑制外周 PG 的合成

B. 不影响 P 物质的释放

C. 阻断痛觉神经冲动的传导

D. 抑制中枢神经系统，引起痛觉缺失

E. 直接作用于痛觉感受器，降低其对致痛物质的敏感性

9. 阿司匹林的镇痛作用机制主要是（ ）。

10. 吗啡的镇痛作用机制主要是（ ）。

[11～13 题共用选项]

A. 瑞氏综合征　　　B. 高铁血红蛋白血症

C. 偶致视物障碍　　　D. 急性中毒可致肝坏死

E. 水、钠潴留

11. 阿司匹林可引起（ ）。

12. 布洛芬可引起（ ）。

13. 对乙酰氨基酚（ ）。

X 型题（多项选择题）

1. 阿司匹林胃肠道反应表现有（ ）。

A. 恶心、呕吐　　　B. 腹胀、腹痛

C. 上腹不适　　　D. 食欲缺乏

E. 诱发胃溃疡

2. 对解热镇痛抗炎药不正确的描述为（ ）。

A. 对体温的影响与氯丙嗪不同

B. 对内热原引起的发热无解热作用

C. 镇痛作用部位主要在中枢

D. 临床上广泛使用

E. 各类药物均有镇痛作用

3. 吲哚美辛的特点是（ ）。

A. 是最强的 PG 合成酶抑制剂之一

B. 对炎性疼痛有明显镇痛效果

C. 对痛风性关节炎有效

D. 对癌性发热及其他不易控制的发热常有效

E. 对偏头痛、痛经、手术后疼痛有效

4. 关于对乙酰氨基酚正确描述为（ ）。

A. 长期应用可致依赖性

B. 口服易吸收

C.60%与葡萄糖醛酸结合

D. 过量中毒可致肝坏死

E. 长期用药无肾损害

5. 阿司匹林引起胃出血和诱发胃溃疡的原因是（ ）。

A. 凝血障碍　　　B. 变态反应

C. 局部刺激　　　D. 抑制 PG 合成

E. 水杨酸反应

6. 下列哪些药物可以用于治疗痛风（ ）。

A. 别嘌醇　　　B. 青霉素

C. 对乙酰氨基酚　　　D. 秋水仙碱

E. 丙磺舒

7. 下列哪些做法能避免阿司匹林诱发的胃溃疡和胃出血（ ）。

A. 饭后服用　　　B. 将药片嚼碎

C. 同服碳酸氢钠　　　D. 服用肠溶片

E. 同服酸乳

二、简答题

比较吗啡与阿司匹林的镇痛作用和应用有哪些不同。

三、论述题

1. 简述小剂量阿司匹林防止血栓形成的机制。

2. 简述阿司匹林的药理作用和临床应用。

（张雪梅）

第二十三章　影响免疫功能的药物

一、选择题

A 型题（最佳选择题）

1. 主要用于抑制异体器官移植排斥反应的药物是（　　）。

A. 白细胞介素 2　　　　　B. 卡介苗

C. 环孢素 A　　　　　　　D. 干扰素

E. 左旋咪唑

2. 环孢素 A 主要抑制下列（　　）细胞。

A. 巨噬细胞　　　　B. NK 细胞

C. T 细胞　　　　　D. B 细胞

E. 以上都不是

3. 环孢素 A 最主要的不良反应是（　　）。

A. 继发性病毒反应　　B. 胃肠道反应

C. 肝、肾毒性　　　　D. 齿龈增生

E. 过敏反应

4. 兼有抗病毒、抗肿瘤作用的免疫增强剂是（　　）。

A. 左旋咪唑　　　　　B. 他克莫司

C. 环孢素 A　　　　　D. 云芝多糖

E. 干扰素

5. 干扰嘌呤代谢，抑制细胞 DNA、RNA 及蛋白质合成产生免疫抑制作用的药物是（　　）。

A. 硫唑嘌呤　　　　　B. 肾上腺皮质激素

C. 他克莫司　　　　　D. 吗替麦考酚酯

E. 白细胞介素-2

6. 不属于免疫增强药的是（　　）。

A. 左旋咪唑　　　　　B. 他克莫司

C. 白细胞介素-2　　　D. 异丙肌苷

E. 胸腺素

7. 患者，男，30 岁，计划进行角膜移植手术，为防止移植后排斥反应，应选择（　　）。

A. 左旋咪唑　　　　　B. 环孢素

C. 干扰素　　　　　　D. 转移因子

E. 胸腺素

8. 患者应用免疫增强剂白细胞介素 2 治疗，白细胞介素 2 最常见的不良反应是（　　）。

A. 瑞氏综合征　　　　B. 赫氏反应

C. 发热、寒战　　　　D. 肝肾毒性

E. 过敏性休克

9. 卡介苗常见的不良反应是（　　）。

A. 注射局部出现红斑、硬结或溃疡

B. 心律失常　　　　C. 肝肾损害

D. 恶心、呕吐　　　E. 白细胞减少

10. 环磷酰胺的主要不良反应是（　　）。

A. 心脏毒性　　　　　B. 肾脏毒性

C. 肝脏损伤　　　　　D. 骨髓抑制

E. 过敏反应

B 型题（配伍选择题）

[1～4 题共用选项]

A. 口服治疗反复感染的免疫力低下患者

B. 注射治疗细胞免疫缺陷性疾病

C. 血小板减少性紫癜

D. 白血病辅助性免疫疗法

E. 肾移植

1. 泼尼松的主要适应证是（　　）。

2. 硫唑嘌呤的主要适应证是（　　）。

3. 左旋咪唑的主要适应证是（　　）。

4. 转移因子的主要适应证是（　　）。

[5～8 题共用选项]

A. 糖皮质激素不能耐受的自身免疫性疾病

B. 黑色素瘤

C. 胸腺依赖性细胞免疫缺陷病

D. 病毒感染

E. 获得性免疫缺陷病

5. 环磷酰胺的主要适应证是（　　）。

6. 卡介苗的主要适应证是（　　）。

7. 胸腺素的主要适应证是（　　）。

8. 干扰素的主要适应证是（　　）。

[9～11 题共用选项]

A. T 细胞　　　　　　　　B. B 细胞

C. NK 细胞　　　　　　　D. 单核巨噬细胞

E. 传递细胞免疫信息

9. 转移因子的主要作用机制是（　　）。

10. 胸腺素主要影响（　　）。

11. 环孢素 A 主要影响（　　）。

X 型题（多项选择题）

1. 属于免疫抑制剂的有（　　）。

A. 环磷酰胺　　　　　B. 卡介苗

C. 地塞米松　　　　　D. 环孢素

E. 单克隆抗体

2. 属于免疫增强剂的是（　　）。

A. 左旋咪唑　　　　　B. 干扰素

C. 白细胞介素 2　　　D. 硫唑嘌呤

E. 转移因子

3. 干扰素主要具有哪些作用（　　）。

A. 抗真菌　　　　　　B. 抗病毒

C. 抗肿瘤　　　　　　D. 调节免疫

E. 抑制细胞增殖

二、简答题

患者，女，40 岁，患系统性红斑狼疮。使用环孢素治疗，其药理作用机制是什么？

（张雪梅）

第二十四章　组胺受体阻断药

一、选择题

A 型题（最佳选择题）

1. 组胺主要存在于人体的（　　）中。
A. 嗜酸细胞　　　　　B. 嗜碱细胞
C. 中性粒细胞　　　　D. 巨噬细胞
E. 肝细胞

2. H_1 受体兴奋时的效应不包括（　　）。
A. 支气管舒张　　　　B. 支气管收缩
C. 肠道平滑肌收缩　　D. 血管扩张
E. 子宫收缩

3. 苯海拉明的药理作用不包括（　　）。
A. 镇静　　　　　　　B. 催眠
C. 抗过敏　　　　　　D. 抑制胃酸分泌
E. 抗晕止吐

4. 患者，男，40 岁，驾驶员，患荨麻疹，急需开车执行任务，最宜选用的药物是（　　）。
A. 苯海拉明　　　　　B. 异丙嗪
C. 氯苯那敏　　　　　D. 阿司咪唑
E. 苯巴比妥

5. 第一代 H_1 受体阻断药最常见的不良反应是（　　）。
A. 烦躁、失眠　　　　B. 胃肠道反应
C. 致畸胎　　　　　　D. 耳毒性
E. 嗜睡、乏力

6. H_2 受体阻断药主要用于（　　）。
A. 抗过敏　　　　　　B. 止吐
C. 治疗消化性溃疡　　D. 镇静
E. 治疗晕动病

7. 西咪替丁治疗胃溃疡的机制是（　　）。
A. 保护胃黏膜
B. 抗幽门螺杆菌
C. 中和胃酸
D. H^+，K^+-ATP 酶抑制剂，抑制胃酸分泌
E. H_2 受体阻断药，抑制胃酸分泌

8. 下列药物中，抑制胃酸分泌作用最强的是（　　）。
A. 雷尼替丁　　　　　B. 法莫替丁
C. 西咪替丁　　　　　D. 尼扎替丁
E. 奥美替丁

9. 长期应用能引起阳痿的抗消化性溃疡药是（　　）。
A. 氢氧化铝　　　　　B. 哌仑西平
C. 西咪替丁　　　　　D. 奥美拉唑

E. 阿莫西林

10. H_1 和 H_2 受体拮抗可引起的共同效应（　　）。
A. 支气管平滑肌松弛　B. 中枢抑制
C. 胃酸分泌减少　　　D. 血管收缩
E. 胃肠蠕动减弱

B 型题（配伍选择题）

[1～6 题共用选项]
A. 苯海拉明　　　　　B. 阿司咪唑
C. A、B 均可　　　　D. A、B 均不可

1. 具有抗过敏作用的是（　　）。
2. 具有镇静、催眠作用的是（　　）。
3. 具有防晕、止吐作用的是（　　）。
4. 属于 H_1 受体阻断药的是（　　）。
5. 没有中枢抑制作用的是（　　）。
6. 能够抑制胃酸分泌的药物是（　　）。

[7～11 题共用选项]
A. 抑制 H^+ 泵　　　　B. 阻断 H_1 受体
C. 阻断 H_2 受体　　　D. 阻断 DA 受体
E. 阻断 M 受体

7. 氯丙嗪的主要药理作用机制是（　　）。
8. 奥美拉唑治疗胃溃疡的机制是（　　）。
9. 阿托品能够缓解胃肠绞痛的原因是（　　）。
10. 氯苯那敏能够抗过敏的原因是（　　）。
11. 西咪替丁治疗消化性溃疡的机制是（　　）。

X 型题（多项选择题）

1. 下列疾病中，苯海拉明有效的是（　　）。
A. 荨麻疹　　　　　　B. 过敏性鼻炎
C. 过敏性休克　　　　D. 血管神经性水肿
E. 花粉症

2. 下列组胺的生理效应，H_1 受体阻断药所对抗的是（　　）。
A. 正性肌力作用　　　B. 负性传导作用
C. 血管舒张　　　　　D. 胃酸分泌
E. 血管通透性增强

3. 下列药物中能够用于治疗消化性溃疡的有（　　）。
A. 奥美拉唑　　　　　B. 阿司匹林
C. 阿莫西林　　　　　D. 米索前列醇
E. 雷尼替丁

二、简答题

抗组胺药分几类？分类依据是什么？它们的临床用途及不良反应是什么？

（何　方）

第二十五章　影响其他自体活性物质的药物

一、选择题

A 型题（最佳选择题）

1. 下列物质中，不属于自体活性物质的是
（　　）。
A. 组胺　　　　　　　B. 白三烯
C. 前列腺素　　　　　D. 甲状腺素
E. 5-HT

2. 对内皮素的描述不正确的是（　　）。
A. 是至今发现的最强的缩血管物质
B. 具有收缩血管作用
C. 收缩内脏平滑肌
D. 具有负性肌力作用
E. 促进平滑肌细胞分裂

3. 下列作用中，激肽的作用不包括（　　）。
A. 扩血管　　　　　　B. 舒张平滑肌
C. 提高血管通透性　　D. 引起剧烈的疼痛
E. 促进白细胞的游走和聚集

4. 至今发现的最强缩血管物质是（　　）。
A. 内皮素　　　　　　B. 缓激肽
C. 组胺　　　　　　　D. 5-HT
E. 前列腺素

5. 麦角胺主要用于诊断和治疗（　　）。
A. 烦躁、失眠　　　　B. 偏头痛
C. 休克　　　　　　　D. 消化性溃疡
E. 肥胖症

6. 依前列醇具有明显的（　　）作用。
A. 收缩血管
B. 促进血小板聚集
C. 松弛胃肠道平滑肌
D. 促进血管平滑肌细胞增生
E. 抑制血小板聚集

7. 下列药物中，能用于治疗胃、十二指肠溃疡的
是（　　）。
A. 依前列醇　　　　　B. 芬氟拉明
C. 米索前列醇　　　　D. 丁螺环酮
E. 西地那非

8. 舒马普坦主要用于治疗（　　）。
A. 焦虑症　　　　　　B. 抑郁症
C. 荨麻疹　　　　　　D. 急性偏头痛
E. 严重心力衰竭

9. 昂丹司琼治疗严重恶心、呕吐的机制是
（　　）。
A. 阻断 M 受体　　　　B. 阻断 DA 受体
C. 抑制呕吐中枢　　　D. 阻断 H_1 受体
E. 阻断 5-HT 受体

10. 心房利尿钠肽的作用为（　　）。
A. 排钠利尿　　　　　B. 收缩血管
C. 降低肾小球滤过率　D. 增加肾素的分泌
E. 升高血压

B 型题（配伍选择题）

[1～5 题共用选项]
A. 急性心肌病　　　　B. 焦虑症
C. 抑郁症　　　　　　D. 严重心力衰竭
E. 荨麻疹
1. 丁螺环酮用于治疗（　　）。
2. 依前列醇用于治疗（　　）。
3. 乌拉立肽用于治疗（　　）。
4. 赛庚啶用于治疗（　　）。
5. 氟西汀用于治疗（　　）。

[6～10 题共用选项]
A. 昂丹司琼　　　　　B. 帕罗西汀
C. 右芬氟拉明　　　　D. 西地那非
E. 地诺前列酮
6. 用于终止妊娠的药物是（　　）。
7. 用于治疗男性勃起功能障碍的药物是（　　）。
8. 用于治疗抑郁症的药物是（　　）。
9. 用于治疗手术、化疗伴发的严重恶心呕吐的药
物是（　　）。
10. 用于治疗肥胖症的药物是（　　）。

X 型题（多项选择题）

1. 前列腺素具有的特点是（　　）。
A. 能使子宫强烈收缩　B. 代谢快
C. 作用广泛　　　　　D. 易致血压升高
E. 易致凝血障碍

2. 下列物质中，属于自体活性物质的是（　　）。
A. 5-HT　　　　　　　B. 白三烯
C. P 物质　　　　　　D. 甲状腺素
E. 激肽

二、简答题

简述前列腺素和血栓素的药理作用。

（何　方）

第六篇 内分泌、生殖与代谢药理学

第二十六章 肾上腺皮质激素类药

一、选择题

A 型题（最佳选择题）

1. 治疗过敏性休克最宜选用的药物是（ ）。
A. 糖皮质激素
B. 糖皮质激素与肾上腺素合用
C. 抗菌药物
D. 盐皮质激素
E. 糖皮质激素与抗菌药物合用

2. 治感染中毒性休克时最宜选用的药物是（ ）。
A. 糖皮质激素
B. 糖皮质激素与肾上腺素合用
C. 抗菌药物
D. 盐皮质激素
E. 糖皮质激素与抗菌药物合用

3. 下列药物中，抗炎作用最强的糖皮质激素是（ ）。
A. 氢化可的松
B. 可的松
C. 泼尼松龙
D. 地塞米松
E. 泼尼松

4. 属于长效糖皮质激素的药物是（ ）。
A. 氢化可的松
B. 地塞米松
C. 可的松
D. 甲泼尼龙
E. 泼尼松龙

5. 患者因长期大量使用糖皮质激素,影响脂质代谢后出现的特殊体型是（ ）。
A. 水肿
B. 身体消瘦
C. 向心性肥胖
D. 四肢粗壮
E. 面部消瘦

6. 糖皮质激素用于慢性肾上腺皮质功能不全治疗时，应采取（ ）。
A. 小剂量替代疗法
B. 中等剂量短期疗法
C. 一般剂量长期疗法
D. 大剂量冲击疗法
E. 小剂量间歇疗法

7. 糖皮质激素具有强大的抗炎作用,但其在抑制炎症及减轻症状的同时也会导致（ ）。
A. 咳嗽
B. 新的炎症产生

C. 创面愈合延迟
D. 过敏反应
E. 高热不止

8. 以下患者，不能够使用糖皮质激素治疗的是（ ）。
A. 系统性红斑狼疮患者
B. 伴有活动性消化性溃疡的过敏性疾病患者
C. 肾上腺皮质次全切除术患者
D. 器官移植患者
E. 多发性皮肌炎患者

9. 醛固酮的主要生理作用是（ ）。
A. 维持糖代谢平衡
B. 促进蛋白代谢
C. 促进脂肪代谢
D. 抑制蛋白代谢
E. 维持机体正常的水、电解质代谢

10. 糖皮质激素具有下列哪种作用（ ）。
A. 增加白三烯生成
B. 增加 PGE_2、PGI_2
C. 使血小板增多
D. 促进 COX-2 表达
E. 增加 IL-2 的产生

11. 糖皮质激素对血液和造血系统的主要作用是（ ）。
A. 刺激骨髓造血功能
B. 使中性粒细胞增加
C. 使红细胞增加
D. 使血小板增加
E. 提高纤维蛋白原浓度

12. 糖皮质激素治疗严重急性感染的主要目的是（ ）。
A. 减轻炎症反应
B. 增强机体抵抗力
C. 减轻后遗症
D. 缓解症状，帮助患者度过危险期
E. 增强机体应激性

13. 糖皮质激素诱发和加重感染的主要因素是（ ）。
A. 加重了炎症反应
B. 代偿性产生肾上腺皮质功能不全
C. 促进了病原微生物的繁殖
D. 抑制炎症反应和免疫反应，降低机体防疫能力
E. 患者对糖皮质激素的敏感性降低

14. 长期服用糖皮质激素的患者减量过快或突然停药后会产生（　　）。
A. 骨质疏松
B. 诱发感染
C. 医源性肾上腺皮质功能不全
D. 严重精神障碍
E. 糖尿病

15. 使用糖皮质激素治疗的患者，饮食上宜采用（　　）。
A. 高盐、高糖、高蛋白饮食
B. 高盐、低糖、高蛋白饮食
C. 低盐、低糖、低蛋白饮食
D. 低盐、高糖、低蛋白饮食
E. 低盐、低糖、高蛋白饮食

16. 糖皮质激素联合抗生素用于急性重症感染的目的是（　　）。
A. 增强糖皮质激素的抗炎能力
B. 用糖皮质激素缓解症状，度过危险期，用抗生素控制感染
C. 增强机体的应激能力
D. 增强抗生素的抗菌活性
E. 降低抗生素的副作用

17. 不属于糖皮质激素禁忌证的是（　　）。
A. 肾上腺皮质功能亢进
B. 创伤修复期、骨折
C. 角膜炎、虹膜炎
D. 活动性十二指肠溃疡病
E. 严重高血压、糖尿病

B 型题（配伍选择题）
[1～4 题共用选项]
A. 糖皮质激素小剂量替代疗法
B. 糖皮质激素大剂量冲击疗法
C. 抗菌药与糖皮质激素合用
D. 糖皮质激素与肾上腺素合用
1. 原发性或继发性慢性肾上腺皮质功能减退采用（　　）。
2. 严重感染采用（　　）。
3. 过敏性休克采用（　　）。
4. 危重症患者的抢救采用（　　）。
[5～8 题共用选项]
A. 氢化可的松　　B. 去氧皮质酮
C. 地塞米松　　D. 可的松
5. 需经脏肝转化后才有活性的药物是（　　）。
6. 对水盐代谢影响最大的药物是（　　）。
7. 对水盐代谢几乎无影响，抗炎作用最强的药物

是（　　）。
8. 常用于感染性休克的药物是（　　）。
[9～14 题共用选项]
A. 肾上腺皮质功能亢进　　B. 骨质疏松
C. 消化性溃疡　　D. 影响生长发育
E. 满月脸、水牛背　　F. 精神失常
糖皮质激素：
9. 影响脂肪代谢会导致（　　）。
10. 影响中枢神经兴奋性会诱发（　　）。
11. 导致负氮平衡会（　　）。
12. 影响胃黏液分泌会导致（　　）。
13. 长期大剂量应用会导致（　　）。
14. 影响钙磷吸收会导致（　　）。

X 型题（多项选择题）
1. 以下属于肾上腺皮质激素类药物的是（　　）。
A. 地塞米松　　B. 泼尼松龙
C. 去氧皮质酮　　D. 炔雌醇
E. 甲地孕酮
2. 长期大量使用糖皮质激素会引发的不良反应是（　　）。
A. 骨质疏松　　B. 高血压
C. 加重感染　　D. 诱发十二指肠溃疡
E. 糖尿病
3. 糖皮质激素对消化系统的影响，表述正确的是（　　）。
A. 增加胃酸分泌
B. 增加胃黏液分泌
C. 抑制胃黏液分泌
D. 增加胃蛋白酶的分泌
E. 抑制胃蛋白酶的分泌
4. 糖皮质激素对物质代谢的影响，表述正确的是（　　）。
A. 降低血糖
B. 导致负氮平衡
C. 促进脂肪分解及重分布
D. 导致水、钠潴留
E. 升高血钙、血磷浓度

二、简答题
对于未知病原菌感染的严重感染患者，能否用糖皮质激素进行治疗？为什么？

三、论述题
试述糖皮质激素的主要药理作用、临床应用的主要不良反应及表现。

（曾广智　蒋云涛）

第二十七章 胰岛素及降血糖药

一、选择题

A 型题（最佳选择题）

1. 胰岛素过量使用引发的最常见的不良反应是
（　　）。
A. 低血糖　　　　　　B. 过敏反应
C. 胰岛素抵抗　　　　D. 脂肪萎缩
E. 酮症酸中毒

2. 糖尿病酮症酸中毒时宜选用（　　）。
A. 罗格列酮　　　　　B. 甲苯磺丁脲
C. 胰岛素　　　　　　D. 氯磺丙脲
E. 二甲双胍

3. 口服降糖药氯磺丙脲的主要不良反应是
（　　）。
A. 肾上腺皮质功能亢进
B. 粒细胞减少及肝损害
C. 肾衰竭
D. 乳酸血症
E. 黏膜出血

4. 糖尿病患者在进行大手术时宜选用胰岛素治
疗的理由是（　　）。
A. 改善糖代谢
B. 改善脂肪代谢
C. 改善蛋白质代谢
D. 避免胰岛素耐受性
E. 防止和纠正代谢紊乱恶化

5. 关于口服降血糖药，叙述正确的是（　　）。
A. 罗格列酮属于餐时血糖调节剂
B. 双胍类药物对正常人血糖具有降低作用
C. 阿卡波糖不能与其他降糖药合用
D. 磺酰脲类的主要机制为刺激胰岛细胞释放胰
岛素
E. 瑞格列奈属于胰岛素增敏剂

6. 可使磺酰脲类药物降血糖作用降低的是
（　　）。
A. 保泰松　　　　　　B. 双香豆素
C. 吲哚美辛　　　　　D. 青霉素
E. 氯丙嗪

7. 可使磺酰脲类游离药物浓度升高的药物是
（　　）。
A. 氯丙嗪　　　　　　B. 保泰松
C. 噻嗪类利尿药　　　D. 口服避孕药
E. 糖皮质激素

8. 双胍类药物治疗糖尿病的主要作用机制是
（　　）。

A. 增加靶细胞膜上胰岛素受体数量
B. 刺激胰岛素的分泌
C. 促进组织摄取葡萄糖等
D. 增加胰岛素与靶组织的结合力
E. 增强胰岛素的作用

9. 关于 α-葡萄糖苷酶抑制剂的作用特点，不正
确的是（　　）。
A. 主要不良反应为胃肠道反应
B. 易导致低血糖
C. 临床用于各型糖尿病
D. 可单用于老年患者或餐后高血糖患者
E. 通常与口服降糖药合用

10. 属于胰岛素增敏剂的是（　　）。
A. 罗格列酮　　　　　B. 瑞格列奈
C. 格列美脲　　　　　D. 伏格列波糖
E. 苯乙双胍

11. 下列关于胰岛素作用的描述，错误的是
（　　）。
A. 促进脂肪合成并抑制其分解
B. 增加蛋白质的合成，抑制蛋白质分解
C. 加速葡萄糖的氧化和酵解
D. 抑制糖原的分解和异生
E. 升高血钾浓度

12. 关于应用胰岛素后的低血糖反应的描述，错
误的是（　　）。
A. 轻者可饮糖水或进食改善低血糖症状
B. 严重者应静脉注射葡萄糖
C. 是胰岛素使用最常见的不良反应
D. 低血糖昏迷即酮症酸中毒性昏迷
E. 低血糖可导致昏迷

13. 可促进抗利尿素分泌的降血糖药是（　　）。
A. 甲苯磺丁脲　　　　B. 格列苯脲
C. 吡格列酮　　　　　D. 格列吡嗪
E. 瑞格列奈

14. 阿卡波糖的作用靶点是（　　）。
A. α-葡萄糖脱氢酶　　B. β-葡萄糖脱氢酶
C. 二肽基肽酶　　　　D. α-葡萄糖苷酶
E. β-葡萄糖苷酶

15. 下列病症中，不需要用胰岛素治疗的是（　　）。
A. 糖尿病合并重度感染
B. 肥胖的 2 型糖尿病
C. 胰岛功能完全丧失
D. 糖尿病伴严重并发症
E. 糖尿病伴高热

16. 关于磺酰脲类口服降糖药，叙述错误的是（   ）。

A. 能改善胰岛素抵抗

B. 对 1 型糖尿病患者无效

C. 能够刺激胰岛素的释放

D. 对正常人血糖无影响

E. 血浆蛋白结合率高

17. 关于新型抗糖尿病药物依克纳肽（exenatide），描述正确的是（   ）。

A. 属于长效胰岛素类药物

B. 属于速效胰岛素类药物

C. 属于餐时血糖调节剂

D. 是胰淀粉样多肽类似物

E. 是胰高血糖素样肽-1（GLP-1）受体激动药

B 型题（配伍选择题）

[1～5 题共用选项]

A. 格列苯脲   B. 阿卡波糖

C. 二甲双胍   D. 吡格列酮

E. 胰岛素

1. 肥胖及单用饮食控制无效的轻症糖尿病患者宜用（   ）。

2. 主要刺激胰岛 B 细胞释放胰岛素的药物是（   ）。

3. 抑制 α-葡萄糖苷酶作用的药物是（   ）。

4. 经饮食和降糖药治疗无效的糖尿病患者采用（   ）。

5. 合并高血压和血脂异常的高血糖患者宜用（   ）。

[6～9 题共用选项]

A. 减慢碳水化合物水解产生葡萄糖

B. 刺激胰岛 B 细胞释放胰岛素

C. 促进糖原合成与储存

D. 提高组织对胰岛素敏感性

6. 格列美脲的降血糖作用是（   ）。

7. 胰岛素的降血糖作用是（   ）。

8. 阿卡波糖的降血糖作用是（   ）。

9. 罗格列酮的降血糖作用是（   ）。

[10～13 题共用选项]

A. 普通胰岛素

B. 低精蛋白锌胰岛素

C. 精蛋白锌胰岛素

D. 单组分猪胰岛素

10. 临床广泛应用的中效胰岛素是（   ）。

11. 不易引起过敏反应的是（   ）。

12. 作用时间最长的是（   ）。

13. 可静脉注射，适用于酮症酸中毒患者的是（   ）。

X 型题（多项选择题）

1. 属于胰岛素不良反应的是（   ）。

A. 低血糖反应   B. 过敏反应

C. 变态反应   D. 脂肪萎缩

E. 酮症酸中毒

2. 胰岛素主要用于下列哪些情况（   ）。

A. 非胰岛素依赖性糖尿病

B. 重症糖尿病

C. 糖尿病酮症酸中毒

D. 糖尿病合并妊娠

E. 糖尿病合并高热

3. 关于磺酰脲类口服降糖药，叙述正确的是（   ）。

A. 对胰岛功能尚存的患者才有效

B. 皮肤过敏是常见不良反应

C. 能刺激纤溶酶原的合成

D. 与青霉素合用易引起低血糖

E. 不会发生低血糖反应

4. 能够促进胰岛素分泌的药物是（   ）。

A. 格列美脲   B. 格列齐特

C. 阿卡波糖   D. 甘精胰岛素

E. 瑞格列奈

二、简答题

1. 比较餐时血糖调节剂与磺酰脲类口服降糖药的异同点。

2. 比较胰岛素、磺酰脲类口服降糖药和双胍类口服降糖药的降糖作用及其优缺点。

三、论述题

胰岛素治疗糖尿病的主要适应证包括哪些？不良反应有哪些？

（曾广智   蒋云涛）

第二十八章   甲状腺激素与抗甲状腺药

一、选择题

A 型题（最佳选择题）

1. 下列关于甲状腺激素叙述错误的是（   ）。

A. 包括甲状腺素和三碘甲状腺原氨酸

B. 能促进蛋白质的合成

C. 儿童期分泌不足会导致克汀病

D. 能降低代谢和产热

E. 成人期分泌不足会引发黏液性水肿

2. 药物甲硫氧嘧啶的作用机制是（　　）。

A. 减少促甲状腺激素的释放

B. 抑制甲状腺激素释放

C. 抑制甲状腺细胞内过氧化物酶

D. 直接拮抗已合成的甲状腺素

E. 直接拮抗促甲状腺激素

3. 甲状腺素不能用于治疗（　　）。

A. 克汀病

B. 单纯性甲状腺肿

C. 轻度黏液性水肿

D. 甲状腺功能亢进

E. 黏液性水肿昏迷

4. 甲状腺素的合成需要（　　）。

A. 蛋白水解酶　　　　B. 磷酸化酶

C. 还原化酶　　　　　D. 碳酸酐酶

E. 过氧化物酶

5. 下列药物中，能够诱发甲状腺功能亢进的是（　　）。

A. 丙硫氧嘧啶　　　　B. 碘化物

C. 放射性碘　　　　　D. 甲巯咪唑

E. 普萘洛尔

6. 能抑制甲状腺球蛋白水解而减少甲状腺素分泌的药物是（　　）。

A. 甲硫氧嘧啶　　　　B. 美托洛尔

C. 甲巯咪唑　　　　　D. I^{131}

E. 碘化钾

7. 卡比马唑的作用机制是（　　）。

A. 抑制甲状腺激素的合成

B. 抑制甲状腺激素的释放

C. 破坏甲状腺实质

D. 促进促甲状腺素的分泌

E. 抑制甲状腺摄取碘

8. 下列有关碘剂的说法不正确的是（　　）。

A. 大剂量可暂时抑制甲状腺激素的释放

B. 可用于甲状腺功能亢进的手术前准备

C. 不能用于治疗甲状腺危象

D. 小剂量可治疗单纯性甲状腺肿

E. 妊娠期妇女和哺乳期妇女应慎用

9. 小剂量碘主要用于治疗（　　）。

A. 抑制甲状腺素的释放

B. 黏液性水肿

C. 甲状腺功能亢进

D. 呆小病

E. 单纯性甲状腺肿

10. 宜选用大剂量碘剂治疗的疾病是（　　）。

A. 甲状腺危象　　　　B. 单纯性甲状腺肿

C. 黏液性水肿　　　　D. 弥漫性甲状腺肿

E. 以上都可以

11. 有关碘及碘化物作用的正确说法是（　　）。

A. 小剂量促进甲状腺激素的合成，大剂量促进甲状腺激素的释放

B. 小剂量促进甲状腺激素的合成，大剂量抑制甲状腺激素的释放

C. 小剂量促进甲状腺激素的释放，大剂量促进甲状腺激素的合成

D. 小剂量抑制甲状腺激素的合成，大剂量抑制甲状腺激素的释放

E. 小剂量抑制甲状腺激素的合成，大剂量促进甲状腺激素的释放

12. 下列甲状腺功能亢进情况中需慎用碘剂的是（　　）。

A. 高血压

B. 甲状腺功能亢进术前准备

C. 甲状腺功能亢进危象

D. 妊娠期妇女和哺乳期妇女

E. 甲状腺危象伴有粒细胞减少

13. 下列关于大剂量碘的叙述,错误的是(　　)。

A. 治疗单纯性甲状腺肿

B. 抑制甲状腺激素的释放

C. 可诱发甲状腺功能紊乱

D. 治疗甲状腺危象

E. 甲状腺功能亢进术前应用

14. 下列抗甲状腺药物中能诱发甲状腺功能亢进的是（　　）。

A. 丙硫氧嘧啶　　　　B. 甲巯咪唑

C. 碘和碘化物　　　　D. 普萘洛尔

E. 卡比马唑

B 型题（配伍选择题）

[1～3 题共用选项]

A. 过敏和水肿　　　　B. 甲状腺功能亢进

C. 粒细胞减少

药物不良反应:

1. 硫脲类最严重的不良反应是（　　）。

2. 碘化钾的主要不良反应是（　　）。

3. 甲状腺素片过量可引起（　　）。

[4～7 题共用选项]

A. 单纯性甲状腺肿　　B. 甲状腺功能减退

C. 呆小症　　　　　　D. 黏液性水肿

4. 发育期甲状腺功能不足可引起（　　）。

5. 成人期甲状腺功能不足可引起（　　）。

6. 缺碘会导致（　　）。

7. 长期服用硫脲类药物可诱导（　　）。

[8～12题共用选项]

A. 甲状腺素   B. 小剂量碘制剂

C. 大剂量碘制剂 D. ^{131}I

E. 普萘洛尔

8. 用于预防单纯性甲状腺肿的药物是（ ）。

9. 可用于甲状腺功能亢进术前准备的是（ ）。

10. 重症甲状腺功能亢进其他药物无法控制者宜使用（ ）。

11. 用于治疗呆小病的药物是（ ）。

12. 甲状腺危象时可作为辅助用药的是（ ）。

X 型题（多项选择题）

1. 可用于甲状腺功能亢进治疗的药物是（ ）。

A. 甲硫氧嘧啶   B. 甲巯咪唑

C. 普萘洛尔   D. 放射性碘

E. 小剂量碘

2. 甲硫氧嘧啶抗甲状腺作用的机制为（ ）。

A. 降低促甲状腺激素分泌

B. 抑制甲状腺激素的合成

C. 影响碘的摄取

D. 破坏甲状腺组织

E. 抑制外周组织 T_4 转化为 T_3

3. 关于碘和碘化物的药理作用正确的是（ ）。

A. 大剂量碘有抗甲状腺的作用

B. 小剂量碘可用于单纯性甲状腺肿

C. 小剂量碘可抑制甲状腺激素合成

D. 大剂量碘抑制甲状腺激素的释放

E. 大剂量碘用于甲状腺功能亢进术前准备

4. 关于普萘洛尔对甲状腺功能亢进的治疗作用，叙述正确的是（ ）。

A. 是甲状腺功能亢进治疗的首选药物

B. 可用于甲状腺危象治疗

C. 能抑制甲状腺激素的合成

D. 能改善甲状腺功能亢进所致的交感神经活性增强症状

E. 伴心力衰竭和哮喘的患者禁用

二、简答题

1. 大剂量碘剂于甲状腺功能亢进术前用药的意义有哪些？

2. 普萘洛尔用于甲状腺功能亢进及甲状腺危象治疗的意义及使用原则是什么？

三、论述题

论述甲状腺功能亢进治疗药物的分类、代表药物、作用机制及适应证。

（曾广智 蒋云涛）

第二十九章 垂体激素和下丘脑释放激素

一、选择题

A 型题（最佳选择题）

1. 下列激素中，不属于垂体前叶激素的是（ ）。

A. 促甲状腺激素 B. 促肾上腺皮质激素

C. 生长激素   D. 催乳素

E. 升压素

2. 下列关于生长激素的描述，错误的是（ ）。

A. 升高血糖

B. 升高血浆游离脂肪

C. 促进蛋白质合成

D. 幼年期分泌不足，会导致呆小症

E. 分泌过盛会导致巨人症或引发肢端肥大

3. 下列关于缩宫素药理作用的描述，错误的是（ ）。

A. 收缩子宫   B. 促进排乳

C. 收缩血管平滑肌 D. 可用于催产和引产

E. 可用于产后止血

4. 下丘脑释放激素可引起下列垂体前叶激素的释放，除了（ ）。

A. 促黄体素   B. 生长激素

C. 促卵泡素   D. 催乳素

E. 甲状腺刺激素

5. 下列关于曲普瑞林的描述错误的是（ ）。

A. 属于人工合成的促性腺激素释放激素类药物

B. 口服吸收差，需要注射给药

C. 用于非激素依赖性的前列腺癌的治疗

D. 可诱导排卵

E. 可用于手术前子宫肌瘤的治疗

6. 生理状态下，腺垂体在下丘脑释放激素或抑制激素作用下分泌相应促激素，刺激周围靶腺激素的合成和释放，而后者又反作用于腺垂体和下丘脑，称为（ ）。

A. 反应性调节机制 B. 反馈调节机制

C. 分级调节机制   D. 相互调节机制

E. 循环调节机制

7. 抗利尿激素的作用是（ ）。

A. 减少肾小管对水分的重吸收

B. 增加尿量

C. 增加肾小球滤过

D. 减少肾小球滤过

E. 收缩全身小动脉，升高血压

8. 下列关于缩宫素的叙述，错误的是（　　）。

A. 缩宫素即催产素

B. 大剂量有促分娩作用

C. 雌激素可提高子宫对其敏感性

D. 孕激素可降低子宫对其敏感性

E. 具有抗利尿作用

9. 由下丘脑分泌并储存于神经垂体的激素是（　　）。

A. 促甲状腺激素释放激素

B. 生长抑素

C. 升压素和催产素

D. 促黄体素和促卵泡素

E. 催乳素

10. 能传导兴奋和分泌促激素释放激素的腺体是（　　）。

A. 垂体　　　　　　　B. 下丘脑

C. 胰岛　　　　　　　D. 甲状腺

E. 甲状旁腺

11. 缩宫素应用剂量过大，可能会导致的不良反应是（　　）。

A. 水潴留　　　　　　B. 尿崩症

C. 肝肾功能损害　　　D. 宫缩无力

E. 过敏反应

B 型题（配伍选择题）

[1～9 题共用选项]

将以下激素与对应的英文名匹配

A. ACTH　　　　　　B. CRH

C. ADH　　　　　　D. GnRH

E. TRH　　　　　　F. PIF

G. GHRIH　　　　　H. PRF

I. GHRH

1. 促甲状腺激素释放激素（　　）。

2. 促性腺激素释放激素（　　）。

3. 生长素释放抑制激素（　　）。

4. 生长素释放激素（　　）。

5. 促肾上腺皮质激素释放激素（　　）。

6. 促肾上腺皮质激素（　　）。

7. 抗利尿激素（　　）。

8. 催乳素释放因子（　　）。

9. 催乳素释放抑制因子（　　）。

[10～13 题共用选项]

A. 巨人症　　　　　　B. 肢端肥大症

C. 侏儒症　　　　　　D. 尿崩症

10. 成人期垂体前叶生长激素分泌过多引起（　　）。

11. 下丘脑-神经垂体（垂体后叶）功能减退引起（　　）。

12. 儿童期垂体前叶生长激素分泌过多引起（　　）。

13. 儿童期垂体前叶生长激素分泌减退引起（　　）。

X 型题（多项选择题）

1. 生长素分泌异常导致的疾病是（　　）。

A. 侏儒症　　　　　　B. 巨人症

C. 肢端肥大症　　　　D. 呆小症

E. 垂体性糖尿病

2. 以下属于腺垂体分泌的激素有（　　）。

A. 抗利尿激素　　　　B. 促甲状腺激素

C. 促肾上腺皮质激素　D. 催乳素

E. 缩宫素

3. 属于下丘脑垂体分泌的激素是（　　）。

A. 生长激素

B. 促肾上腺皮质激素

C. 促甲状腺激素释放激素

D. 促性腺激素

E. 促甲状腺激素

二、简答题

1. 垂体后叶激素有哪些？简述其主要药理作用及临床用途？

2. 简述雌激素和孕激素对缩宫素作用的影响及其对妊娠的影响？

三、论述题

试述下丘脑-垂体系统的相互作用关系（举例说明）、构成及其主要成员。

（曾广智　祁艳艳）

第三十章　性激素类药及避孕药

一、选择题

A 型题（最佳选择题）

1. 雌激素类药物不能用于以下哪种临床疾病的治疗（　　）。

A. 围绝经期综合征　　B. 绝经前乳腺癌

C. 骨质疏松　　　　　D. 前列腺癌

E. 功能性子宫出血

2. 以下临床应用中,不能使用雄激素类药物的是( )。

A. 前列腺增生　　　B. 功能性子宫出血

C. 男性性功能低下　D. 贫血

E. 避孕

3. 下列药物中能够与孕激素配伍组成口服避孕药的是( )。

A. 米非司酮　　　　B. 美睾酮

C. 地塞米松　　　　D. 氯米芬

E. 炔雌醇

4. 关于米非司酮的叙述,错误的是( )。

A. 能够阻断孕酮受体

B. 有抗早孕作用

C. 可用于房事后紧急避孕

D. 和雌激素配伍可长期应用于避孕

E. 属于抗孕激素类药物

5. 下列药物中不属于通过抑制排卵而发挥作用的避孕药是( )。

A. 炔诺酮　　　　　B. 炔雌醇

C. 棉酚　　　　　　D. 甲地孕酮

E. 炔诺孕酮

6. 下列避孕药中不属于短效口服避孕药的是( )。

A. 复方氯地孕酮片　B. 复方甲地孕酮片

C. 复方炔诺酮片　　D. 口服避孕药片 I 号

E. 复方炔诺孕酮甲片

7. 以下选项中,不属于孕激素类药物临床应用的是( )。

A. 功能型子宫出血　B. 子宫内膜癌

C. 子宫内膜异位症　D. 围绝经期综合征

E. 前列腺癌

8. 下列人群中,不宜使用避孕药的是( )。

A. 月经量过多的妇女

B. 足月顺产后采用人工喂养的妇女

C. 子宫肌瘤患者

D. 年龄小于 45 岁的健康妇女

E. 急性甲型肝炎治愈一年者

9. 雄激素类药物临床上不可用于( )。

A. 晚期乳腺癌　　　B. 无睾症

C. 功能性子宫出血　D. 虚弱

E. 痛经

10. 下列关于雌激素作用的叙述,错误的是( )。

A. 促使性器官发育成熟

B. 大剂量时促进排卵作用

C. 对心血管系统具有保护作用

D. 可使阴道上皮细胞增生

E. 有轻度水钠潴留作用

11. 雌激素受体阻断药氯米芬在临床上不能用于治疗( )。

A. 功能性不孕症

B. 功能性子宫出血

C. 绝经后晚期乳腺癌

D. 卵巢囊肿

E. 闭经

B 型题（配伍选择题）

[1~8题共用选项]

A. 雷洛昔芬　　　　B. 米非司酮

C. 炔诺酮　　　　　D. 氯米酚

E. 炔雌醇　　　　　F. 复方氯地孕酮片

G. 布地奈德　　　　H. 孟苯醇醚

1. 雌激素类药物是( )。

2. 雌激素受体阻断药是( )。

3. 孕激素类药物是( )。

4. 选择性雌激素受体调节药是( )。

5. 抗孕激素类药物是( )。

6. 不属于性激素的激素类药物是( )。

7. 常用的外用避孕药是( )。

8. 长效口服避孕药是( )。

[9~13题共用选项]

A. 先兆流产　　　　B. 干扰孕卵着床

C. 抗炎　　　　　　D. 前列腺癌

E. 蛋白质同化或吸收不良

9. 雌激素类药和孕激素类药均可用于( )。

10. 糖皮质激素的作用是( )。

11. 孕激素类药常用于( )。

12. 大剂量孕激素常用于( )。

13. 雄激素类药物可用于( )。

X 型题（多项选择题）

1. 雌激素类药物的临床应用包括( )。

A. 围绝经期综合征

B. 功能性子宫出血

C. 痛经和子宫内膜异位症

D. 卵巢功能不全和闭经

E. 绝经后和老年性骨质疏松

2. 甾体避孕药的作用原理是( )。

A. 抑制排卵

B. 影响子宫内膜正常发育

C. 影响孕卵在输卵管内运行

D. 改变宫颈黏液的黏稠度

E. 抑制黄体内甾体激素的生物合成

3. 关于避孕药的描述正确的是( )。

A. 多数避孕药由不同类型的雌激素和孕激素配

伍组成

B. 仅用于临时避孕者

C. 复方炔诺酮片属于短效口服避孕药

D. 探亲避孕药可作为常规避孕药使用

E. 短效口服避孕药避孕效果不好

二、简答题

1. 简述雄激素类药物的生理作用、临床应用及不良反应。

2. 紧急避孕药能否作为常规避孕药来使用？是否可以作为探亲避孕药使用？

三、论述题

试述口服避孕药的分类、药物组成、代表性药物、药物适用范围、使用方法、避孕效果。

（曾广智　祁艳艳）

第三十一章　影响其他代谢的药物

一、选择题

A 型题（最佳选择题）

1. 下列激素中不会影响骨代谢的是（　　）。

A. 生长激素　　　　　B. 糖皮质激素

C. 甲状腺激素　　　　D. 盐皮质激素

E. 甲状旁腺激素

2. 下列药物中，不属于骨吸收抑制剂的是（　　）。

A. 依替膦酸钠　　　　B. 尼尔雌醇

C. 替勃龙　　　　　　D. 降钙素

E. 苯丙酸诺龙

3. 会导致继发性骨质疏松的情况是（　　）。

A. 绝经

B. 长期使用糖皮质激素

C. 高龄

D. 慢性钙缺乏

E. 急性钙缺乏

4. 防治绝经后骨质疏松的首选药是（　　）。

A. 依替膦酸钠　　　　B. 维生素 D

C. 雌二醇　　　　　　D. 司坦唑醇

E. 葡萄糖酸钙

5. 关于甲状旁腺激素，描述错误的是（　　）。

A. 小剂量抑制破骨细胞

B. 大剂量抑制成骨细胞

C. 过量导致血钙浓度升高

D. 促进远曲小管重吸收钙

E. 可用于甲状旁腺功能减退诊断

6. 能够参与调节钙、磷代谢，提高成骨细胞功能，促使钙磷沉积于骨组织中的是（　　）。

A. 维生素 A　　　　　B. 维生素 B

C. 维生素 C　　　　　D. 维生素 D

E. 维生素 E

7. 雌激素替代疗法不能作为绝经后骨质疏松一线治疗方案的主要原因是（　　）。

A. 长期应用有骨质增生的危险

B. 长期应用有导致股骨头坏死的危险

C. 长期应用有增加出血的危险

D. 长期应用有导致骨折的危险

E. 长期应用存在增加肿瘤的风险

8. 维生素 D 在体内的活性形式是（　　）。

A. 天然维生素 D　　　　B. 25-$(OH)D_3$

C. 1-$(OH)D_3$　　　　　D. 25-$(OH)_2D_3$

E. 1,25-$(OH)_2D_3$

9. 长期服用会导致心脏瓣膜损害的减肥药是（　　）。

A. 甲状腺素　　　　　B. 氯卡色林

C. 芬氟拉明　　　　　D. 科拉鲁肽

E. 奥利司他

10. 不能用于防治骨质疏松的药物是（　　）。

A. 甲状旁腺激素　　　B. 雌二醇

C. 碳酸钙　　　　　　D. 糖皮质激素

E. 阿仑膦酸钠

11. 以下关于雌激素对骨代谢的影响，错误的是（　　）。

A. 抑制破骨细胞功能

B. 直接作用于成骨细胞，增加骨的新生

C. 抑制 PTH 调节的骨吸收作用

D. 抑制降钙素分泌

E. 增加 1,25-$(OH)_2D_3$ 的生成，促进骨形成

12. 骨化三醇（活性维生素 D_3）的药理作用不包括（　　）。

A. 与肠壁细胞内的胞质受体结合发挥作用

B. 促进钙磷在骨组织中的沉积

C. 促进小肠对钙磷的吸收

D. 是钙在肠道中被主动吸收的调节剂

E. 抑制肠钙入血

B 型题（配伍选择题）

[1～8 题共用选项]

A. 生长激素　　　　　B. 依替膦酸钠

C. 降钙素 　　　　　　D. 维生素 D

E. 雷洛昔芬 　　　　　F. 雌激素

1. 直接抑制骨吸收，降低血钙的是（　　　）。

2. 促进肠道钙吸收的是（　　　）。

3. 抑制破骨细胞活性的是（　　　）。

4. 能够刺激骨形成的是（　　　）。

5. 选择性作用于雌激素受体的是（　　　）。

6. 长期使用有致癌风险的是（　　　）。

7. 在体内需经代谢转化才有活性的是（　　　）。

8. 可用于高钙血症和高钙血症危象的是（　　　）。

[9～11 题共用选项]

A. 奥利司他 　　　　　B. 芬氟拉明

C. 氯卡色林 　　　　　D. B 和 C

9. 属于食欲抑制剂的减肥药是（　　　）。

10. 属于胃肠道脂肪酶抑制剂的减肥药是（　　　）。

11. 会引起心脏瓣膜病变的减肥药是（　　　）。

[12～14 题共用选项]

A. 骨化三醇 　　　　　B. 碳酸钙

C. 阿仑膦酸钠

12. 治疗钙缺乏症可选用（　　　）。

13. 促进钙剂吸收可选用（　　　）。

14. 治疗绝经后妇女的骨质疏松选用（　　　）。

X 型题（多项选择题）

1. 代谢性骨疾病是指（　　　）。

A. 变形性骨炎 　　　　　　B. 骨软骨病

C. 骨质疏松 　　　　　　　D. 佝偻病

E. 骨折

2. 关于雌激素类药物，叙述正确的是（　　　）。

A. 能有效预防绝经后骨丢失

B. 与孕激素类药物合用可增强对骨质疏松的防治作用

C. 长期使用有增加癌症的风险

D. 可以长期用于绝经后骨质疏松的治疗

E. 长期使用有引起心血管病变的风险

3. 降钙素治疗骨代谢疾病的适应证包括（　　　）。

A. 高钙血症和高钙血症危象

B. 变形性骨炎

C. 骨质疏松伴有骨痛

D. 骨质疏松伴有骨折

E. 妇女绝经后骨质疏松

4. 属于骨矿化促进药物的是（　　　）。

A. 碳酸钙 　　　　　　　B. 葡萄糖酸钙

C. 维生素 D 　　　　　　D. 降钙素

E. 替勃龙

二、简答题

1. 影响骨代谢的药物有哪些种类？其代表药物有哪些？

2. 简述骨质疏松的定义及其分类。

三、论述题

比较雌激素、选择性雌激素受体调节剂和植物雌激素类药物治疗骨质疏松的作用特点。

（曾广智　祁艳艳）

第七篇 影响其他系统的药物

第三十二章 作用于呼吸系统的药物

一、选择题

A型题（最佳选择题）

1. 可待因镇咳是由于（　　）。
A. 直接抑制咳嗽中枢　　B. 抑制呼吸道感受器
C. 扩张支气管　　　　　D. 祛痰
E. 以上均不是

2. 痰黏稠不易咳出伴有呼吸道炎症的对症治疗选用（　　）。
A. 乙酰半胱氨酸　　　　B. 喷托维林
C. 苯丙哌林　　　　　　D. 二氧丙嗪
E. 可待因

3. 有心脏病的支气管患者的对症治疗宜选用哪种止喘药（　　）
A. 肾上腺素　　　　　　B. 异丙肾上腺素
C. 麻黄碱　　　　　　　D. 沙丁胺醇
E. 多巴胺

4. 能够激动骨骼肌上 β_2 受体产生肌肉震颤的平喘药有（　　）。
A. 肾上腺素　　　　　　B. 氨茶碱
C. 麻黄碱　　　　　　　D. 去甲肾上腺素
E. 克仑特罗

5. 具有利尿作用的平喘药是（　　）。
A. 异丙托溴铵　　　　　B. 特布他林
C. 麻黄碱　　　　　　　D. 去甲肾上腺素
E. 氨茶碱

6. 对哮喘发作无效的药物是（　　）。
A. 沙丁胺醇　　　　　　B. 异丙托溴铵
C. 麻黄碱　　　　　　　D. 丙酸倍氯米松
E. 色甘酸钠

7. 抑制前列腺素、白三烯生成的药物是（　　）。
A. 沙丁胺醇　　　　　　B. 异丙托溴铵
C. 麻黄碱　　　　　　　D. 丙酸倍氯米松
E. 色甘酸钠

8. 氨茶碱的平喘机制是（　　）。
A. 促进细胞内钙释放　　B. 抑制磷酸二酯酶
C. 抑制磷脂酶 A_2　　　D. 激活腺苷酸环化酶
E. 抑制鸟苷酸环化酶

9. 糖皮质激素治疗哮喘的主要机制是（　　）。
A. 提高中枢神经系统兴奋性

B. 激动支气管平滑肌上 β_2 受体
C. 抗炎、抗过敏作用
D. 激活腺苷酸环化酶
E. 阻断 M 受体

10. 对于哮喘持续状态应选用（　　）。
A. 静脉滴注氢化可的松　　B. 口服麻黄碱
C. 气雾吸入色甘酸钠　　　D. 口服倍布他林
E. 气雾吸入丙酸倍氯米松

11. 色甘酸钠预防哮喘发作的主要机制是（　　）。
A. 直接松弛支气管平滑肌
B. 稳定肥大细胞膜，抑制过敏介质释放
C. 阻断腺苷受体
D. 促进儿茶酚胺释放
E. 激动 β_2 受体

12. 预防过敏性哮喘最好选用（　　）。
A. 麻黄碱　　　　　　　B. 氨茶碱
C. 色甘酸钠　　　　　　D. 沙丁胺醇
E. 肾上腺素

13. 吸入丙酸倍氯米松治疗哮喘时的主要优点是（　　）。
A. 抗喘作用强
B. 全身不良反应少，不抑制肾上腺皮质功能
C. 起效迅速
D. 局部抗炎作用强
E. 以上均不是

14. 能够用于心源性哮喘的药物有（　　）。
A. 沙丁胺醇　　　　　　B. 氨茶碱
C. 麻黄碱　　　　　　　D. 去甲肾上腺素
E. 克仑特罗

15. 下列叙述不正确的是（　　）。
A. 祛痰药可以使痰液变稀或溶解，使痰易于咳出。
B. 祛痰药可以作为镇咳药的辅助药使用。
C. 祛痰药促进痰液排出，减少呼吸道黏膜的刺激性，有间接的镇咳平喘作用。
D. 祛痰药促进支气管腺体分泌，有控制继发性感染的作用。
E. 祛痰药有弱的防腐消毒作用，可减轻痰液恶臭。

16. 下列叙述不正确的是（　　）。
A. 乙酰半胱氨酸应用电塑料或玻璃制成的容器

保存。

B. 乙酰半胱氨酸不宜与青霉素混合使用。

C. 乙酰半胱氨酸可与异丙肾上腺素合用，避免支气管痉挛。

D. 乙酰半胱氨酸常与 $NaHCO_3$ 混合使用。

E. 乙酰半胱氨酸可引起转氨酶升高。

17. 常用的黏痰溶解剂是（　　）。

A. 氯化铵　　　　B. 乙酰半胱氨酸

C. 远志　　　　　D. 碘化钾

E. 苯佐那酯

B 型题（配伍选择题）

[1～2 题共用选项]

A. 麻黄碱　　　　B. 色甘酸钠

C. 可待因　　　　D. 氨茶碱

E. 沙丁胺醇

1. 抢救支气管哮喘急性发作宜选用（　　）。

2. 原因不明的哮喘应选用（　　）。

[3～7 题共用选项]

A. 氨茶碱　　　　B. 异丙托溴铵

C. 沙丁胺醇　　　D. 倍氯米松

E. 色甘酸钠

3. 选择性激动 β_2 受体（　　）。

4. 对抗乙酰胆碱的作用（　　）。

5. 松弛支气管平滑肌，同时兴奋心肌（　　）。

6. 肥大细胞膜稳定药（　　）。

7. 减少炎症介质的产生和炎症反应（　　）。

[8～10 题共用选项]

A. 可待因　　　　B. 右美沙芬

C. 喷托维林　　　D. 苯丙哌林

E. 盐酸那可汀

8. 成瘾性中枢性镇咳药是（　　）。

9. 非成瘾性中枢镇咳药,有阿托品样作用和局麻作用的是（　　）。

10. 外周性镇咳药是（　　）。

[11～12 题共用选项]

A. 沙丁胺醇　　　B. 丙酸倍氯米松

C. 麻黄碱　　　　D. 去甲肾上腺素

E. 色甘酸钠

11. 仅用于其他药物无效的哮喘持续状态和重症哮喘的药物是（　　）。

12. 可用于预防哮喘的药物是（　　）。

X 型题（多项选择题）

1.选择性兴奋 β_2 受体的平喘药（　　）。

A. 肾上腺素　　　　B. 克仑特罗

C. 去甲肾上腺素　　D. 沙丁胺醇

E. 麻黄碱

2. 应用氨茶碱时应注意（　　）。

A. 饭后服药

B. 缓慢静脉注射

C. 静脉注射浓度勿过高

D. 为防止失眠合用镇静药

E. 剂量过大可引起震颤

3. 喷托维林（　　）。

A. 用于炎症引起的干咳、阵咳

B. 适用于急慢性炎症初期，痰黏稠不易咳出

C. 中枢性镇咳药

D. 主要用于哮喘

E. 外周性镇咳药

4. 氯化铵具有（　　）。

A. 祛痰作用　　　　B. 可酸化体液

C. 平喘作用　　　　D. 可用于干咳

E. 使痰液中蛋白质二硫键断裂

5. 可待因（　　）。

A. 对胸膜炎干咳适用　B. 对痰多者禁用

C. 长期应用有耐受性　D. 反复用无成瘾性

E. 为较弱的镇咳药

6. 氨茶碱可引起（　　）。

A. 恶心呕吐　　　　B. 心律失常

C. 腹痛　　　　　　D. 中枢兴奋

E. 中枢抑制

7. 可产生平喘作用的肾上腺素受体激动药有（　　）。

A. 沙丁胺醇　　　　B. 特布他林

C. 麻黄碱　　　　　D. 去甲肾上腺素

E. 克仑特罗

8. 能够引起心脏兴奋的平喘药有（　　）。

A. 特布他林　　　　B. 异丙肾上腺素

C. 麻黄碱　　　　　D. 去甲肾上腺素

E. 克仑特罗

9. 与哮喘发生有关的因素有（　　）。

A. 支气管平滑肌痉挛

B. 支气管黏膜血管扩张

C. 迷走神经活性过高

D. 肺部感染

E. 各种原因引起的肥大细胞脱颗粒,过敏介质释放

二、简答题

1. 常用的抗喘药分几类？每类的代表药及主要作用机制是什么？

2. 试述氨茶碱的抗喘作用机制,临床应用及主要不良反应。

3. 祛痰药分几类？每类的代表药及其作用机制是什么？

（陶　剑）

第三十三章　作用于消化系统的药物

一、选择题

A 型题（最佳选择题）

1. 能迅速中和胃中过剩的胃液，减轻疼痛，但作用时间较短的是（　　）。
A. 雷尼替丁　　　　　　B. 碳酸氢钠
C. 普鲁卡因　　　　　　D. 庆大霉素
E. 氧化镁

2. 下列关于氢氧化铝的叙述不正确的是（　　）。
A. 抗胃酸作用较强，生效较慢
B. 口服后生成的 $AlCl_3$ 有收敛作用
C. 与三硅酸镁合用作用增强
D. 久用可引起便秘
E. 不影响肠道对磷酸盐吸收

3. 严重胃溃疡患者不宜用的药是（　　）。
A. 氢氧化铝　　　　　　B. 氢氧化镁
C. 三硅酸镁　　　　　　D. 碳酸钙
E. 奥美拉唑

4. 下列关于碳酸氢钠不正确的应用是（　　）。
A. 促进阿司匹林在胃中的吸收
B. 较少用于中和胃酸
C. 促进苯巴比妥从尿中排泄
D. 增强庆大霉素的抗菌作用
E. 碱化尿液防止磺胺类药物析出结晶

5. 临床口服用于治疗消化性溃疡的前列腺素类药物是（　　）。
A. 双嘧达莫　　　　　　B. 前列环素
C. 米索前列醇　　　　　D. 前列腺素 E_2
E. 奥美拉唑

6. 使胃蛋白酶活性增强的药物是（　　）。
A. 胰酶　　　　　　　　B. 稀盐酸
C. 乳酶生　　　　　　　D. 奥美拉唑
E. 抗酸药

7. 哌仑西平是一种（　　）。
A. H_1 受体阻断药　　　B. H_2 受体阻断药
C. M_1 受体阻断药　　　D. D_2 受体阻断药
E. 胃壁细胞 H^+ 泵抑制剂

8. 抗消化性溃疡药米索前列醇禁用于妊娠妇女是由于（　　）。
A. 子宫收缩作用　　　　B. 致畸胎作用
C. 反射性盆腔充血作用　D. 胃肠道反应
E. 女性胎儿男性化

9. 配伍恰当、疗效增强的抗酸药复方是（　　）。
A. 氢氧化铝 + 三硅酸镁
B. 碳酸氢钠 + 氢氧化铝
C. 氢氧化铝 + 碳酸钙
D. 氢氧化铝 + 碳酸钙
E. 氢氧化镁 + 三硅酸镁

10. 哌仑西平的药理作用包括（　　）。
A. 抑制胃酸分泌　　　　B. 减少唾液分泌
C. 促进胃肠蠕动　　　　D. 加速心率
E. 促进胆囊收缩，治疗胰腺炎

11. 阻断胃壁细胞质子泵的抗消化性溃疡药是（　　）。
A. 米索前列醇　　　　　B. 奥美拉唑
C. 丙谷胺　　　　　　　D. 丙胺太林
E. 西咪替丁

12. 抑制细胞色素 P_{450} 肝药酶的 H_2 受体阻断药是（　　）。
A. 罗沙替丁　　　　　　B. 西咪替丁
C. 法莫替丁　　　　　　D. 尼扎替丁
E. 氢氧化铝

13. 法莫替丁可治疗（　　）。
A. 皮肤黏膜过敏性疾病　B. 晕动病
C. 支气管哮喘　　　　　D. 消化性溃疡
E. 失眠

14. 溃疡病应用某些抗菌药的目的是（　　）。
A. 清除肠道寄生菌　　　B. 抗幽门螺杆菌
C. 抑制胃酸分泌　　　　D. 减轻溃疡病的症状
E. 保护胃黏膜

15. 制成肠衣片吞服的助消化药是（　　）。
A. 稀盐酸　　　　　　　B. 胰酶
C. 乳酶生　　　　　　　D. 吗丁林
E. 西沙必利

16. 大剂量长期服用可产生成瘾性的止泻药是（　　）。
A. 地芬诺酯　　　　　　B. 阿托品
C. 药用炭　　　　　　　D. 鞣酸蛋白
E. 碱式碳酸铋

17. 不宜与抗菌药或吸附剂同时服用的助消化药是（　　）。
A. 稀盐酸　　　　　　　B. 胰酶
C. 乳酶生　　　　　　　D. 吗丁林
E. 西沙必利

18. 硫酸镁不能用于（　　）。
A. 排除肠内毒物、虫体
B. 治疗阻塞性黄疸、慢性胆囊炎
C. 治疗子痫
D. 治疗高血压危象

E. 治疗消化性溃疡

19. 慢性便秘可选用（ ）。

A. 硫酸镁　　　　　　B. 酚酞

C. 硫酸钠　　　　　　D. 鞣酸蛋白

E. 以上都不是

20. 不属于抗消化性溃疡药的是（ ）。

A. 乳酶生　　　　　　B. 三硅酸镁

C. 西咪替丁　　　　　D. 哌仑西平

E. 雷尼替丁

21. 哪种情况不可以用甲氧氯普胺止吐（ ）。

A. 放疗所致呕吐

B. 给予顺铂所致呕吐

C. 晕车所致呕吐

D. 胃肠功能失调所致呕吐

E. 大手术后所致恶心呕吐

22. 关于多潘立酮叙述不正确的是（ ）。

A. 为外周多巴胺 D_2 受体阻断药

B. 易产生锥体外系反应

C. 用于胃肠功能失调性呕吐

D. 可治疗精神分裂症

E. 用于反流性食道炎

23. 甲氧氯普胺的作用机制与哪个受体有关（ ）。

A. 多巴胺受体　　　　B. 组胺受体

C. 肾上腺素受体　　　D. 胆碱受体

E. 阿片受体

24. 硫酸镁导泻的药物作用机制是（ ）。

A. 对抗 Ca^{2+} 的作用

B. 激活 Na^+，K^+-ATP 酶

C. 扩张外周血管

D. 在肠腔内形成高渗而减少水分吸收

E. 分泌缩胆囊素，促进肠液分泌和蠕动

25. 导泻药的禁忌证不包括（ ）。

A. 妊娠、经期妇女　　B. 胃肠绞痛

C. 诊断未明的腹痛　　D. 急腹症

E. 胆道阻塞性黄疸

B 型题（配伍选择题）

[1～4 题共用选项]

A. 氢氧化镁　　　　　B. 氢氧化铝

C. 碳酸钙　　　　　　D. 三硅酸镁

E. 碳酸氢钠

1. 抗酸作用较强、快而持久，可引起反跳性胃酸分泌增多的是（ ）。

2. 抗酸作用较强、较快，有导泻作用的药物是（ ）。

3. 抗酸作用较弱而慢，但持久，对溃疡面有保护作用的是（ ）。

4. 抗酸作用较强，有收敛、止血、引起便秘作用的是（ ）。

[5～8 题共用选项]

A. 硫糖铝　　　　　　B. 奥美拉唑

C. 哌仑西平　　　　　D. 甲硝唑

E. 法莫替丁

5. 黏膜保护药是（ ）。

6. 阻断 H_2 受体抑制胃酸分泌的药是（ ）。

7. 解痉药是（ ）。

8. 抗幽门螺杆菌的药是（ ）。

[9～11 题共用选项]

A. 左旋多巴　　　　　B. 谷氨酸

C. 乳果糖　　　　　　D. 熊去氧胆酸

E. 苯丙醇

9. 拮抗伪递质而恢复脑功能,改善肝性脑病的药物是（ ）。

10. 与血氨结合成无毒的谷氨酰胺而促进氨排泄，改善肝性脑病的药物是（ ）。

11. 改变肠道 pH 促进血氨转变成离子排出体外，改善肝性脑病的药物是（ ）。

[12～14 题共用选项]

A. 熊去氧胆酸　　　　B. 硫酸镁

C. 苯丙醇　　　　　　D. 乳果糖

E. 谷氨酸

12. 促进胆汁分泌的利胆药物是（ ）。

13. 促进胆囊排空的利胆药物是（ ）。

14. 促进胆石溶解的利胆药物是（ ）。

X 型题（多项选择题）

1. 理想的抗酸药应具备哪些特点（ ）。

A. 作用迅速持久　　　B. 口服吸收

C. 不产气　　　　　　D. 不引起腹泻或便秘

E. 对黏膜及溃疡面有保护收敛作用

2. 消化性溃疡药物治疗的目的是（ ）。

A. 止痛

B. 促进溃疡愈合

C. 保护胃黏膜防止复发

D. 削弱消化道分泌功能

E. 促进有害物质排泄

3. 法莫替丁的药理作用有（ ）。

A. 阻断胃壁细胞 H_2 受体，减少胃酸分泌

B. 拮抗组胺的舒张血管

C. 抑制延髓化学催吐感受区胆碱受体

D. 阻断 α 受体

E. 抑制肝药酶

4. 有胃肠促进作用的止吐药是（ ）。

A. 甲氧氯普胺　　　　B. 多潘立酮

C. 昂丹司琼　　　　　D. 西沙必利

E. 氯丙嗪

5. 抗酸药的抗消化性溃疡作用主要表现在（　　）。

A. 中和过多胃酸

B. 解除胃酸对十二指肠黏膜的侵蚀和对溃疡面的刺激

C. 降低胃蛋白酶分解胃壁蛋白的活性

D. 抑制 H^+，K^+-ATP 酶活性

E. 促使黏液分泌少

6. 硫糖铝的药理作用有（　　）。

A. 黏附于胃上皮细胞和溃疡基膜上，形成溃疡保护膜

B. 促进 PGE_2 合成，增强黏膜屏障

C. 增强生长因子作用，促进溃疡愈合

D. 抑制幽门螺杆菌

E. 中和胃酸

7. 不能透过血脑屏障的药物有（　　）。

A. 甲氧氯普胺　　　　B. 多潘立酮

C. 甘露醇　　　　　　D. 青霉素

E. 东莨菪碱

8. 硫酸镁的药理作用有（　　）。

A. 导泻　　　　　　　B. 利胆

C. 抗惊厥　　　　　　D. 利尿

E. 强心

9. 下列关于地芬诺酯叙述正确的是（　　）。

A. 能提高肠张力，减少肠蠕动

B. 用于急性功能性腹泻

C. 长期应用可产生成瘾性

D. 可吸附肠内细菌、毒物及气体

E. 局部润滑作用

二、简答题

抑制胃酸分泌的药物可以分为哪几类？各列举一个代表药。

（陶　剑）

第三十四章　作用于血液系统的药物

一、选择题

A 型题（最佳选择题）

1. 关于肝素类药物的抗凝血作用描述正确的是（　　）。

A. 仅在体内有效

B. 仅在体外有效

C. 口服效果较好

D. 体内、体外均有强大的抗凝作用

E. 中毒的特效解毒剂是维生素 K

2. 肝素主要适应证是（　　）。

A. 肺栓塞

B. 心肌梗死

C. 活动性消化性溃疡

D. 弥散性血管内凝血

E. 血液透析

3. 肝素抗凝血治疗引起的自发性出血,宜用的抢救药物是（　　）。

A. 氨甲环酸　　　　B. 维生素 K

C. 硫酸亚铁　　　　D. 氨甲苯酸

E. 鱼精蛋白

4. 关于链激酶的叙述不正确的是（　　）。

A. 是 β-溶血链球菌产生的一种蛋白质

B. 能与纤溶酶原结合，促使游离的纤溶酶原变成纤溶酶

C. 对各种早期栓塞症有效

D. 对栓塞时组织坏死有独特疗效

E. 有出血倾向者禁用

5. 手术后出血和血友病辅助治疗宜选用（　　）。

A. 维生素 K　　　　B. 氨甲环酸

C. 鱼精蛋白　　　　D. 硫酸亚铁

E. 右旋糖酐铁

6. 下列药物中通过促进纤维蛋白溶解的药物是（　　）。

A. 链激酶　　　　　B. 噻氯匹定

C. 尿嘧啶　　　　　D. 氨甲苯酸

E. 阿司匹林

7. 拮抗双香豆素类过量引起出血的最适宜解毒药物是（　　）。

A. 维生素 K　　　　B. 氨甲环酸

C. 氨甲苯酸　　　　D. 鱼精蛋白

E. 链激酶

8. 双嘧达莫最主要的抗凝作用机制是（　　）。

A. 抑制凝血酶

B. 抑制磷酸二酯酶，使 cAMP 降解减少

C. 激活腺苷酸环化酶，使 cAMP 生成增多

D. 激活纤溶酶

E. 抑制纤溶酶

9. 维生素 K 为（　　）药。

A. 抗贫血　　　　　B. 抗凝血

C. 促凝血　　　　　D. 抗血小板

E. 血容量扩充

10. 阿司匹林预防血栓形成的作用机制是（　　）。

A. 促进 PG 的合成

B. 抑制血栓烷 A_2（TXA_2）的合成

C. 抑制 GABA 的合成

D. 抑制 PABA 的合成

E. 抑制 PGF_2 的合成

B 型题（配伍选择题）

[1～4 题共用选项]

A. 维生素 B_{12}　　　　　　B. 肝素

C. 香豆素类　　　　　　　D. 维生素 K

E. 尿激酶

1. 体内、体外均有抗凝血作用的药物是（　　）。

2. 与阿司匹林联用进行溶栓治疗可增加疗效，且不显著增加严重出血发生率的药物是（　　）。

3. 新生儿出血宜选用（　　）。

4. 临床常用的巨幼红细胞贫血治疗药物是（　　）。

X 型题（多项选择题）

1. 维生素 K 可用于哪些疾病所引起的出血（　　）。

A. 梗阻性黄疸　　　　　　B. 慢性腹泻

C. 新生儿出血　　　　　　D. 香豆素类过量

E. 长期应用广谱抗生素后

2. 与华法林有相互作用的是（　　）。

A. 西咪替丁　　　　　　　B. 甲苯磺丁脲

C. 苯巴比妥　　　　　　　D. 保泰松

E. 甲硝唑

3. 下列哪些是抗血小板药（　　）。

A. 阿司匹林　　　　　　　B. 尿激酶

C. 双嘧达莫　　　　　　　D. 华法林

E. 前列环素

4. 能竞争性对抗纤溶酶原激活因子的促凝血药是（　　）。

A. 氨甲苯酸　　　　　　　B. 氨甲环酸

C. 维生素 B_{12}　　　　　　D. 叶酸

E. 维生素 K

5. 下列属于促凝血药的是（　　）。

A. 尿激酶　　　　　　　　B. 维生素 K

C. 前列环素　　　　　　　D. 氨甲苯酸

E. 华法林

二、简答题

简述肝素与香豆素类药物的异同点。

三、论述题

试述肝素的临床应用及其不良反应，肝素抗凝作用机制。

（陈亚娟）

第三十五章　抗贫血与生血药

一、选择题

A 型题（最佳选择题）

1. 下列哪个药物同时服用利于硫酸亚铁的吸收（　　）。

A. 维生素 C　　　　　　　B. 维生素 K

C. 维生素 B_{12}　　　　　　D. 叶酸

E. 腺苷钴胺

2. 下列关于硫酸亚铁的说法的正确的是（　　）。

A. 用药后出现胃肠道表现，可服用去铁胺等对抗

B. 不要与浓茶同时服用

C. 老年人因胃酸分泌减少，可适当减少服用剂量

D. 妊娠期、哺乳期妇女不宜服用该药物

E. 服用药物后易发生消化道出血而出现大便隐血试验阳性

3. 关于硫酸亚铁药动学特点，不正确的是（　　）。

A. 本药物宜空腹服用，以便增加吸收量

B. 非缺铁性贫血患者服用硫酸亚铁也能大量吸收

C. 体内吸收铁后，主要成为机体生成红细胞的原料

D. 本药物与血红蛋白的蛋白结合率很高

E. 本药物可通过尿液、胆汁等途径排泄

4. 临床用于改善恶性贫血患者神经症状的方法是（　　）。

A. 口服维生素 B_1+注射维生素 B_{12}

B. 口服葡萄糖酸亚铁

C. 注射维生素 B_{12}

D. 口服叶酸

E. 注射右旋糖酐铁

5. 治疗巨幼红细胞贫血应首选（　　）。

A. 维生素 B_{12}　　　　　　B. 叶酸+维生素 B_{12}

C. 亚叶酸钙　　　　　　　D. 硫酸亚铁

E. 输血

6. 维生素 B_{12} 参与体内甲基转换及（　　）。

A. 四氢叶酸代谢　　　　　B. 叶酸代谢

C. 四氢叶酸合成　　　　　　D. 叶酸合成

E. 糖蛋白合成

7. 与叶酸不宜同服的药物为（　　　）。

A. 考来替泊，柳氮磺胺吡啶，维生素 B_{12}

B. 苯妥英钠，苯巴比妥，青霉素

C. 甲氨蝶呤，维生素 C，青霉素

D. 考来替泊，柳氮磺胺吡啶，苯妥英钠

E. 维生素 B_{12}，苯巴比妥，甲氨蝶呤

8. 叶酸的药动学特点是（　　　）。

A. 本药半衰期较长，大于 4 h

B. 口服后以原型在空肠近端吸收

C. 本药具有明显的首关效应

D. 叶酸主要通过胆汁排泄

E. 叶酸进入肝脏后转变为"一碳基团"载体

B 型题（配伍选择题）

[1～3 题共用选项]

A. 恶性贫血

B. 巨幼细胞贫血

C. 妊娠期巨幼红细胞贫血

D. 再生障碍性贫血

E. 缺铁性贫血

1. 硫酸亚铁的适应证是（　　　）。

2. 维生素 B_{12} 主要用于治疗的疾病是（　　　）。

3. 叶酸主要用于治疗（　　　）。

X 型题（多项选择题）

1. 关于铁剂的吸收，正确的是（　　　）。

A. 以亚铁的形式在十二指肠和空肠上段吸收

B. 抗酸药、四环素有利于铁的吸收

C. 浓茶有碍于铁的吸收

D. 果糖不利于铁的吸收

E. 多钙、高磷不利于铁的吸收

2. 属于抗贫血药的是（　　　）。

A. 维生素 B_{12}　　　　　　B. 叶酸

C. 硫酸亚铁　　　　　　　　D. 维生素 K

E. 重组人促红素

3. 可用于治疗巨幼红细胞贫血的抗贫血药是（　　　）。

A. 硫酸亚铁　　　　　　　　B. 叶酸

C. 维生素 C　　　　　　　　D. 右旋糖酐铁

E. 维生素 B_{12}

二、简答题

简述铁剂的临床应用。

三、论述题

试述叶酸和维生素 B_{12} 在药理作用和应用上的异同点。

（陈亚娟）

第八篇　化学治疗药物

第三十六章　抗菌药物概论

一、选择题

A 型题（最佳选择题）

1. 化疗药物不包括（　　）。
A. 抗病毒药
B. 抗生素
C. 抗寄生虫病药
D. 非甾体抗炎药
E. 抗恶性肿瘤药

2. 对细菌耐药性的叙述，正确的是（　　）。
A. 细菌毒性大导致耐药
B. 细菌与药物多次接触后，对药物敏感性下降甚至消失
C. 是药物不良反应的一种表现
D. 是药物对细菌缺乏选择性
E. 细菌与药物一次接触后，对药物敏感性下降

3. 化疗指数是指（　　）。
A. ED_{50}/LD_{50}
B. ED_{95}/LD_5
C. LD_{50}/ED_{50}
D. LD_{90}/ED_{10}
E. ED_{90}/LD_{10}

4. 下列抗生素中，抗菌谱最广的是（　　）。
A. 四环素
B. 妥布霉素
C. 红霉素
D. 链霉素
E. 青霉素

5. 下列属于"特殊使用"管理级别的抗菌药物是（　　）。
A. 头孢氨苄
B. 罗红霉素
C. 氯霉素
D. 磷霉素
E. 美罗培南

6. 下列哪种药物属于慢效抑菌药（　　）。
A. 磺胺甲噁唑
B. 青霉素
C. 喹诺酮类
D. 庆大霉素
E. 阿奇霉素

7. 通过影响细胞膜通透性起到抗菌作用的药物是（　　）。
A. 林可霉素
B. 青霉素
C. 多黏菌素
D. 阿莫西林
E. 多西环素

8. 不属于时间依赖性抗菌药物的是（　　）。
A. 青霉素
B. 庆大霉素
C. 头孢曲松
D. 头孢美唑
E. 氨曲南

9. 下列不属于抗生素的药物是（　　）。
A. 亚胺培南
B. 氨苄西林
C. 甲氧苄啶
D. 四环素
E. 罗红霉素

10. 下列抗菌药物属于抑菌药的是（　　）。
A. 大环内酯类
B. 头孢菌素类
C. 青霉素类
D. 多黏菌素类
E. 氨基糖苷类

B 型题（配伍选择题）

[1～7 题共用选项]
A. 抑制细菌细胞壁的合成
B. 抑制细菌蛋白质的合成
C. 抑制细菌核酸的合成
D. 增加细菌细胞膜的通透性

1. 大环内酯类的作用机制为（　　）。
2. 氨基糖苷类的作用机制为（　　）。
3. β-内酰胺类的作用机制为（　　）。
4. 喹诺酮类的作用机制为（　　）。
5. 磺胺类的作用机制为（　　）。
6. 四环素类的作用机制为（　　）。
7. 多黏菌素类的作用机制为（　　）。

[8～11 题共用选项]
A. MRSA
B. PAE
C. MBC
D. MIC

8. 最低杀菌浓度的英文缩写为（　　）。
9. 最低抑菌浓度的英文缩写为（　　）。
10. 抗生素后效应的英文缩写为（　　）。
11. 耐甲氧西林金黄色葡萄球菌的英文缩写为（　　）。

X 型题（多项选择题）

1. 细菌耐药性产生的机制包括（　　）。
A. 产生水解酶
B. 改变或保护药物靶点
C. 改变细胞膜的通透性
D. 改变代谢途径
E. 增加药物的积聚

2. 抗菌药物联合用药的原因有（　　）。
A. 未明病原菌的细菌性严重感染
B. 长期用药细菌可能产生耐药者
C. 单一抗菌药物不能有效控制的心内膜炎或败

血症

D. 单一抗菌药物不能控制的严重混合感染

E. 减少药物的毒性反应

3. 下列属于繁殖期杀菌剂的药物是（　　）。

A. 氯霉素　　　　B. 头孢菌素

C. 氨曲南　　　　D. 四环素

E. 磺胺嘧啶

4. 下列药物组合有协同作用的是（　　）。

A. 青霉素 + 螺旋霉素

B. 青霉素 + 四环素

C. 青霉素 + 氯霉素

D. 青霉素 + 庆大霉素

E. 青霉素 + 链霉素

5. 可能损害肾功能的抗菌药物有（　　）。

A. 红霉素　　　　B. 磺胺嘧啶

C. 庆大霉素　　　D. 林可霉素

E. 万古霉素

二、简答题

1. 简述抗菌药物的作用机制及细菌耐药性的产生机制。

2. "特殊使用"管理级别的抗菌药物有哪几类？每类列出 2 个代表药，并阐述该管理级别的药物应怎样使用。

（周轶平）

第三十七章　β-内酰胺类抗生素和其他作用于细胞壁的抗生素

一、选择题

A 型题（最佳选择题）

1. 青霉素的抗菌谱不包括（　　）。

A. 脑膜炎双球菌　　B. 肺炎球菌

C. 破伤风杆菌　　　D. 伤寒杆菌

E. 钩端螺旋体

2. 耐酸耐酶的青霉素是（　　）。

A. 青霉素 V　　　B. 氨苄西林

C. 双氯西林　　　D. 羧苄西林

E. 磺苄西林

3. 克拉维酸为下列哪种酶的抑制剂（　　）。

A. 二氢叶酸还原酶　B. DNA 回旋酶

C. 二氢叶酸合成酶　D. 胞壁黏肽合成酶

E. β-内酰胺酶

4. 和细菌的青霉素结合蛋白（PBP）有高度亲和力，对β-内酰胺酶高度稳定的药物是（　　）。

A. 亚胺培南　　　B. 诺氟沙星

C. 磺胺甲噁唑　　D. 呋喃妥因

E. 阿米卡星

5. 头孢吡肟的抗菌谱不包括（　　）。

A. 阴沟肠杆菌　　B. 肺炎克雷伯菌

C. 肺炎链球菌　　D. 脆弱拟杆菌

E. 耐甲氧西林的金黄色葡萄球菌

6. 对青霉素最易产生耐药性的细菌是（　　）。

A. 溶血性链球菌　B. 肺炎链球菌

C. 螺旋体　　　　D. 白喉棒状杆菌

E. 金黄色葡萄球菌

7. 以下属于单环β-内酰胺类药物的是（　　）。

A. 苯唑西林　　　B. 美罗培南

C. 氨曲南　　　　D. 头孢呋辛

E. 舒巴坦

8. 下列哪一项不是第三代头孢菌素类的特点（　　）。

A. 可引起二重感染

B. 对细菌产生的β-内酰胺酶稳定

C. 肾脏毒性较小或无

D. 对革兰氏阳性菌的抗菌活性强

E. 对革兰氏阴性菌（包括铜绿假单胞菌）抗菌作用强

9. 主要作用于革兰氏阴性菌的半合成青霉素是（　　）。

A. 青霉素 V　　　B. 苯唑西林

C. 甲氧西林　　　D. 美洛西林

E. 双氯西林

10. 对青霉素过敏患者的革兰氏阴性菌感染宜选用（　　）。

A. 头孢唑林　　　B. 头孢拉定

C. 拉氧头孢　　　D. 克拉维酸

E. 氨曲南

11. 静脉滴注过快易发生红人综合征的是（　　）。

A. 万古霉素　　　B. 克林霉素

C. 阿奇霉素　　　D. 头孢氨苄

E. 青霉素

12. 抗菌谱和药理作用特点均类似于第三代头孢菌素的药物是（　　）。

A. 头孢孟多　　　B. 头孢氨苄

C. 氨曲南　　　　D. 拉氧头孢

E. 头孢吡肟

13. 患者，55 岁，诊断为"慢性支气管炎急性发作"，痰培养为"铜绿假单胞菌"，下列哪种药物对铜绿假单胞菌无效（　　）。

A. 哌拉西林　　　　B. 头孢拉定

C. 头孢哌酮　　　　D. 头孢他啶

E. 羧苄西林

14. 青霉素可杀灭（　　）。

A. 立克次体　　　　B. 支原体

C. 螺旋体　　　　　D. 病毒

E. 大多数革兰氏阴性菌

15. 以下属于第三代头孢菌素的是（　　）。

A. 头孢噻吩　　　　B. 头孢羟氨苄

C. 头孢克洛　　　　D. 头孢噻肟

E. 头孢匹罗

16. 青霉素类最严重的不良反应是（　　）。

A. 电解质紊乱　　　B. 青霉素脑病

C. 菌群失调　　　　D. 药疹

E. 过敏性休克

17. 青霉素过敏性休克抢救应首选（　　）。

A. 肾上腺素　　　　B. 去甲肾上腺素

C. 肾上腺皮质激素　D. 多巴胺

E. 胰岛素

18. 对于耐青霉素的金黄色葡萄球菌感染可首选（　　）。

A. 氨基糖苷类　　　B. 广谱青霉素类

C. 第一代头孢菌素　D. 第二代头孢菌素

E. 第三代头孢菌素

19. 克拉维酸与阿莫西林配伍应用是利用其（　　）。

A. 抗菌谱广

B. 抗菌作用强大

C. 可与阿莫西林竞争肾小管分泌

D. 可使阿莫西林口服吸收更好

E. 抑制β-内酰胺酶，增强抗菌效果

20. 下列属于窄谱抗菌药物的是（　　）。

A. 环丙沙星　　　　B. 头孢唑林

C. 氨曲南　　　　　D. 阿莫西林

E. 头孢曲松

B 型题（配伍选择题）

[1～5题共用选项]

A. 氨苄西林　　　　B. 苯唑西林

C. 青霉素G　　　　D. 磺苄西林

1. 抗铜绿假单胞菌青霉素是（　　）。

2. 天然青霉素是（　　）。

3. 广谱青霉素是（　　）。

4. 耐酸耐酶青霉素是（　　）。

5. 对耐青霉素的金黄色葡萄球菌有一定作用的是（　　）。

[6～10题共用选项]

A. 头孢噻吩　　　　B. 头孢他啶

C. 头孢比罗　　　　D. 头孢呋辛

E. 头孢吡肟

6. 肾损害作用最显著的是（　　）。

7. 属于第二代头孢菌素的是（　　）。

8. 对MRSA有效的是（　　）。

9. 对铜绿假单胞菌作用很强，并且无须按"特殊使用"管理的是（　　）。

10. 按照"特殊使用"类别管理使用的是（　　）。

X 型题（多项选择题）

1. 对耐药金黄色葡萄球菌感染可选用（　　）。

A. 氯唑西林　　　　B. 阿莫西林

C. 双氯西林　　　　D. 羧苄西林

E. 头孢唑林

2. 抗菌作用机制为干扰细菌细胞壁合成的药物有（　　）。

A. 头孢曲松　　　　B. 甲氧西林

C. 磷霉素　　　　　D. 替考拉宁

E. 他唑巴坦

3. 对MRSA感染有效的药物有（　　）。

A. 达托霉素　　　　B. 头孢罗膦

C. 万古霉素　　　　D. 美罗培南

E. 磷霉素

4. 下列哪些药物属于β-内酰胺类抗生素（　　）。

A. 新霉素　　　　　B. 青霉素

C. 拉氧头孢　　　　D. 替卡西林

E. 克林霉素

5. 青霉素可用于治疗下列哪些疾病（　　）。

A. 梅毒　　　　　　B. 白喉

C. 革兰氏阳性球菌引起的感染

D. 革兰氏阴性杆菌引起的感染

E. 流行性脑脊髓膜炎

二、简答题

1. 半合成青霉素分哪几类？各类药的特点如何？请列举各类的代表药。

2. 简述除β-内酰胺类抗菌药物以外，作用于细菌细胞壁的抗菌药物的临床应用与不良反应。

（周轶平）

第三十八章 氨基糖苷类及其他抗生素

一、选择题

A 型题（最佳选择题）

1. 氨基糖苷类抗生素对哪类细菌无效（   ）。
A. 革兰氏阴性菌   B. 铜绿假单胞菌
C. 结核杆菌   D. 厌氧菌
E. 革兰氏阳性菌

2. 下列氨基糖苷类抗菌药物中,引起耳蜗神经损伤发生率最高的是（   ）。
A. 卡那霉素   B. 链霉素
C. 新霉素   D. 妥布霉素
E. 阿米卡星

3. 氨基糖苷类抗生素的作用机制是（   ）。
A. 阻碍细菌细胞壁的合成
B. 抑制 DNA 螺旋酶
C. 增加细胞膜的通透性
D. 抑制二氢叶酸合成酶
E. 阻碍细菌蛋白质的合成

4. 下列哪种抗菌药物与新斯的明联用可加重后者的不良反应（   ）。
A. 阿米卡星   B. 头孢曲松
C. 头孢他啶   D. 亚胺培南
E. 氨曲南

5. 氨基糖苷类抗生素消除的主要途径是(   )。
A. 以原型经肾小球滤过排出
B. 经肾小管分泌排出
C. 经肝微粒体酶氧化灭活
D. 经乙酰化灭活
E. 与葡萄糖醛酸结合后肾排

6. 下列有关氨基糖苷类抗生素的错误叙述项是（   ）。
A. 药物在肾皮质、内耳淋巴液中浓度高
B. 具有较强的抗生素后效应
C. 口服易吸收
D. 可透过胎盘屏障,不能透过血脑屏障
E. 尿液中浓度高

7. 多黏菌素的错误叙述项是（   ）。
A. 对多数革兰氏阴性杆菌有杀灭作用
B. 与细菌核蛋白体 30S 亚基结合阻碍蛋白质的合成
C. 毒性较大
D. 不易透过血脑屏障
E. 口服不易吸收

8. 用庆大霉素治疗泌尿系统感染,可合用哪种药物以增加疗效（   ）。

A. 碳酸氢钠   B. 维生素 C
C. 碳酸钙   D. 丙磺舒
E. 氯化铵

9. 下列对庆大霉素的评价,不正确的是（   ）。
A. 对结核杆菌疗效好
B. 对革兰氏阴性杆菌作用较强
C. 可用于耐青霉素的金黄色葡萄球菌感染
D. 具有耳毒性
E. 与氨苄西林合用可增强对铜绿假单胞菌的疗效

B 型题（配伍选择题）

[1~8 题共用选项]
A. 阿米卡星   B. 链霉素
C. 新霉素   D. 妥布霉素
E. 庆大霉素

1. 治疗鼠疫首选的是（   ）。
2. 与氨苄西林合用可增强对铜绿假单胞菌的疗效（   ）。
3. 上述药物中临床使用已经很少的是（   ）。
4. 草绿色链球菌引起的感染性心内膜炎首选治疗药物是青霉素联合（   ）。
5. 口服用于肠道感染治疗（   ）。
6. 最早的抗结核药物（   ）。
7. 上述药物中抗菌活性最强的是（   ）。
8. 上述药物中抗菌谱最广的是（   ）。

X 型题（多项选择题）

1. 氨基糖苷类抗生素影响蛋白质合成的环节包括（   ）。
A. 抑制核糖体的 70S 亚基始动复合物的形成
B. 与核糖体的 30S 亚基上的靶蛋白结合,导致无功能的蛋白质合成
C. 阻碍药物与细菌核糖体的 50S 亚基结合
D. 使细菌细胞膜缺损,细胞内重要物质外漏
E. 阻碍已合成肽链的释放

2. 肾功能不全时,必须酌情减量的药物有（   ）。
A. 四环素   B. 磺胺嘧啶
C. 庆大霉素   D. 头孢唑林
E. 对氨基水杨酸

3. 易引起过敏性休克的是（   ）。
A. 红霉素   B. 青霉素 G
C. 庆大霉素   D. 卡那霉素
E. 链霉素

4. 关于庆大霉素的作用描述,正确的有（   ）。

A. 口服用作肠道杀菌

B. 可用于治疗结核病

C. 对铜绿假单胞菌有效

D. 抗菌谱广，对革兰氏阴性菌和阳性菌均有杀灭作用

E. 严重的革兰氏阴性杆菌感染引起的败血症、肺炎等可作为首选药

5. 下列具有肾毒性的药物包括（   ）。

A. 妥布霉素　　　　　B. 多黏菌素

C. 链霉素　　　　　　D. 万古霉素

E. 新霉素

二、简答题

1. 简述氨基糖苷类抗生素的抗菌谱及代表药物。

2. 简述氨基糖苷类抗生素的不良反应。

（罗　敏）

第三十九章　大环内酯类及其他抗生素

一、选择题

A 型题（最佳选择题）

1. 与核糖体 30S 亚基结合，阻止氨基酰 tRNA 进入 A 位的抗菌药是（   ）。

A. 四环素　　　　　　B. 青霉素

C. 万古霉素　　　　　D. 氯霉素

E. 克林霉素

2. 红霉素的作用机制是（   ）。

A. 与核糖体 70S 亚基结合，抑制细菌蛋白质的合成

B. 与核糖体 30S 亚基结合，抑制细菌蛋白质的合成

C. 与核糖体 50S 亚基结合，抑制细菌蛋白质的合成

D. 抑制细菌 DNA 的复制导致细菌死亡

E. 抑制细菌细胞壁的合成

3. 属于大环内酯类抗生素的是（   ）。

A. 克拉维酸　　　　　B. 氨曲南

C. 头孢克洛　　　　　D. 林可霉素

E. 罗红霉素

4. 革兰氏阳性菌感染者对青霉素过敏者可选用（   ）。

A. 苯唑西林　　　　　B. 红霉素

C. 氨苄西林　　　　　D. 羧苄西林

E. 以上都可用

5. 林可霉素类可能发生的最严重的不良反应是（   ）。

A. 过敏性休克　　　　B. 肾功能损害

C. 永久性耳聋　　　　D. 胆汁淤积性黄疸

E. 假膜性肠炎

6. 关于多西环素的叙述，错误的是（   ）。

A. 是半合成的长效四环素类抗生素

B. 与四环素的抗菌谱相似

C. 可用于前列腺炎的治疗

D. 抗菌活性比四环素强

E. 口服吸收量少且不规则

7. 下列哪个药物最适于治疗军团菌感染（   ）。

A. 青霉素　　　　　　B. 头孢唑林

C. 庆大霉素　　　　　D. 红霉素

E. 四环素

8. 氯霉素最严重的不良反应是（   ）。

A. 肝脏损害　　　　　B. 二重感染

C. 抑制骨髓造血功能　D. 胃肠道反应

E. 过敏反应

9. 肝功能不全者不应使用（   ）。

A. 酯化红霉素　　　　B. 青霉素

C. 头孢菌素　　　　　D. 庆大霉素

E. 喹诺酮类

10. 利奈唑胺属于（   ）。

A. 糖肽类　　　　　　B. 氨基糖苷类

C. 氟喹诺酮类　　　　D. 大环内酯类

E. 噁唑烷酮类

B 型题（配伍选择题）

[1～5 题共用选项]

A. 红霉素　　　　　　B. 林可霉素

C. 四环素　　　　　　D. 万古霉素

E. 氯霉素

1. 曾是金黄色葡萄球菌骨髓炎的首选治疗药物（   ）。

2. 治疗耐甲氧西林葡萄球菌感染时首选（   ）。

3. 以上哪个药物不得在门诊使用（   ）。

4. 牙齿发育患者禁用的抗菌药物是（   ）。

5. 因药物造成的患者骨髓造血功能障碍而被限制临床应用的是（   ）。

X 型题（多项选择题）

1. 下列关于四环素的叙述，正确的是（   ）。

A. 是抑制细菌蛋白质合成的广谱抗生素

B. 对铜绿假单胞菌和真菌有效

C. 对革兰氏阳性菌作用不如青霉素和头孢菌素

D. 对革兰氏阴性菌作用不如链霉素和氯霉素

E.妊娠 5 个月以上的妇女、哺乳期妇女禁用

2. 大环内酯类药物的作用特点包括（　　）。

A. 都具有 14～16 个碳骨架的大环内酯环

B. 在碱性环境中抗菌作用增强

C. 对革兰氏阳性菌作用强

D. 易产生耐药性

E.容易通过血脑屏障

3. 关于氯霉素的叙述正确的是（　　）。

A. 与核糖体 30S 亚基结合，抑制蛋白质合成

B. 细菌产生耐药性较慢

C. 广谱抗生素

D. 可引起严重的骨髓抑制

E. 对立克次体感染如 Q 热有效

4. 四环素类禁用于（　　）。

A. 有四环素类药过敏史者

B. 妊娠期

C. 近期准备妊娠的妇女

D. 8 岁以下儿童禁用

E. 老年人

5. 红霉素与下列哪些药物合用时可导致后者血药浓度升高（　　）。

A. 丙戊酸钠　　　　　　B. 卡马西平

C. 环孢素　　　　　　　D. 茶碱

E. 地高辛

二、简答题

1. 简述大环内酯类抗生素的共同特点。

2. 简述四环素类抗生素的主要不良反应。

（罗　敏）

第四十章　人工合成抗菌药

一、选择题

A 型题（最佳选择题）

1. 不属于氟喹诺酮类的药物是（　　）。

A. 小檗碱　　　　　　　B. 莫西沙星

C. 环丙沙星　　　　　　D. 依诺沙星

E. 诺氟沙星

2. 抑制 DNA 回旋酶，使 DNA 复制受阻，导致DNA 降解而细菌死亡的药物是（　　）。

A. 甲氧苄啶　　　　　　B. 诺氟沙星

C. 利福平　　　　　　　D. 红霉素

E. 对氨基水杨酸钠

3. 可替代氯霉素用于治疗伤寒的药物是（　　）。

A. 四环素类　　　　　　B. 氨基糖苷类

C. 青霉素类　　　　　　D. 氟喹诺酮类

E. 大环内酯类

4. 氟喹诺酮类抗菌药的主要不良反应是（　　）。

A. 急性毒性　　　　　　B. 影响软骨发育

C. 肾脏毒性　　　　　　D. 二重感染

E. 过敏反应

5. 下述抗菌药物中对厌氧菌有广谱抗菌作用的是（　　）。

A. 克林霉素　　　　　　B. 甲硝唑

C. 多黏菌素　　　　　　D. 利福平

E. 罗红霉素

6. 痰中分布浓度高，对结核杆菌有效的喹诺酮类药物是（　　）。

A. 诺氟沙星　　　　　　B. 依诺沙星

C. 氧氟沙星　　　　　　D. 培氟沙星

E. 环丙沙星

7. SMZ 口服用于全身感染时需加服碳酸氢钠的原因是（　　）。

A. 增强抗菌作用　　B. 减少口服时用刺激

C. 减少尿中磺胺结晶析出

D. 减少磺胺代谢　　E. 双重阻断细菌叶酸代谢

8. 禁用于妊娠期妇女和小儿的抗菌药物是（　　）。

A. 头孢菌素类　　　　　B. 氟喹诺酮类

C. 大环内酯类　　　　　D. 维生素类

E. 青霉素类

9. 关于氟喹诺酮类药物的说法不正确的是（　　）。

A. 抗菌谱广，抗菌力强

B. 口服吸收好，组织药物浓度高

C. 其作用机制为抑制细菌的 DNA 旋转酶，从而产生快速杀菌作用

D. 与其他药物有交叉耐药性

E. 有较长抗菌药物后效应

10. 体外抗菌活性最强的氟喹诺酮类药物是（　　）。

A. 氧氟沙星　　　　　　B. 环丙沙星

C. 司氟沙星　　　　　　D. 诺氟沙星

E. 氟罗沙星

B 型题（配伍选择题）

[1～5 题共用选项]

A. 磺胺嘧啶　　　　　　B. 环丙沙星

C. 小檗碱   D. 甲氧苄啶

E. 呋喃妥因

1. 诱发跟腱炎及跟腱断裂的是（   ）。

2. 引起外周神经炎的是（   ）。

3. 引起巨幼红细胞贫血的是（   ）。

4. 引起结晶尿的是（   ）。

5. 引起光毒性反应的是（   ）。

X 型题（多项选择题）

1. 第三代氟喹诺酮类药物的特点包括（   ）。

A. 多数口服吸收较好，血药浓度高

B. 血浆蛋白结合率高

C. 半衰期相对较长

D. 抗菌谱广

E. 适用于敏感菌所致呼吸道感染、泌尿生殖系统感染、前列腺炎、淋球菌性尿道炎等

2. 关于磺胺类药物的叙述，下列哪些是正确的（   ）。

A. 葡萄糖-6-磷酸脱氢酶缺乏者使用磺胺类药物可致溶血性贫血

B. 磺胺类药物与 TMP 合用可延缓耐药性的产生

C. 细菌对磺胺类药物有交叉耐药性

D. 磺胺类药物对人体细胞叶酸代谢无影响

E. 中效磺胺易致泌尿系统损害

3. 磺胺类药物的抗菌谱包括（   ）。

A. 溶血性链球菌   B. 脑膜炎球菌

C. 立克次体   D. 疟原虫

E. 沙眼衣原体

4. 第三代喹诺酮类药物有（   ）。

A. 氟罗沙星   B. 环丙沙星

C. 氧氟沙星   D. 吡哌酸

E. 诺氟沙星

5. 喹诺酮类药物的不良反应有（   ）。

A. 胃肠道反应   B. 中枢神经系统毒性

C. 光毒性   D. 变态反应

E. 软骨损害

二、简答题

1. SMZ 和 TMP 的抗菌作用机制是什么？合用有何意义？

2. 磺胺类药物主要不良反应有哪些？

（罗　敏）

第四十一章　抗结核病药与抗麻风病药

一、选择题

A 型题（最佳选择题）

1. 各种类型结核病的首选药是（   ）。

A. 利福平   B. 异烟肼

C. 链霉素   D. 吡嗪酰胺

E. 乙胺丁醇

2. 有关异烟肼抗结核作用叙述错误的是（   ）。

A. 抗结核作用强大

B. 穿透力强、易进入细胞内

C. 有杀菌作用

D. 结核菌对异烟肼不易产生耐药性

E. 对结核菌有高度选择性

3. 异烟肼抗结核杆菌的机制是（   ）。

A. 抑制结核分枝菌酸的合成

B. 抑制依赖 DNA 的 RNA 多聚酶

C. 阻碍叶酸的合成

D. 抑制 DNA 回旋酶

E. 与 Mg^{2+} 配位干扰细菌 RNA 合成

4. 异烟肼引起中枢神经症状的原因是（   ）。

A. 本身所致

B. 抑制 PABA 的合成

C. 抑制 GABA 的合成

D. 减少体内维生素 B_6 含量

E. 代谢产物所致

5. 主要毒性是视神经炎的药物是（   ）。

A. 乙胺丁醇   B. 异烟肼

C. 利福平   D. 链霉素

E. 吡嗪酰胺

6. 兼有抗结核病和抗麻风病的药物是（   ）。

A. 异烟肼   B. 乙胺丁醇

C. 氨苯砜   D. 吡嗪酰胺

E. 利福平

7. 利福平抗结核杆菌的机制是（   ）。

A. 抑制 RNA 聚合酶   B. 抑制分枝菌酸分枝酶

C. 抑制 DNA 聚合酶   D. 抑制二氢叶酸合成酶

E. 抑制腺苷酸合成酶

8. 抗结核杆菌作用弱，但延缓细菌产生耐药性，常与其他抗结核菌合用的药物是（   ）。

A. 利福平   B. 异烟肼

C. 链霉素   D. 对氨基水杨酸（PAS）

E. 庆大霉素

9. 异烟肼、链霉素、吡嗪酰胺均具备的特点是（   ）。

A. 脑脊液浓度高   B. 仅杀灭结核杆菌

C. 易进入细胞内   D. 单用易耐药

E. 穿透力强

10. 精神病或癫痫患者应慎用（   ）。
A. 异烟肼   B. 乙胺丁醇
C. 利福平   D. 对氨基水杨酸
E. 吡嗪酰胺

11. 下列药物中，抗结核杆菌作用强，对纤维化病灶中结核杆菌有效的是（   ）。
A. 对氨基水杨酸   B. 链霉素
C. 阿米卡星   D. 庆大霉素
E. 异烟肼

12. 既属于广谱抗生素，又具有抗结核及抗麻风病作用的药物是（   ）。
A. 链霉素   B. 利福平
C. 氨苯砜   D. 异烟肼
E. 对氨基水杨酸

13. 一线抗结核药不包括（   ）。
A. 异烟肼   B. 利福平
C. 对氨基水杨酸   D. 乙胺丁醇
E. 链霉素

14. 属于肝药酶抑制剂的药物是（   ）。
A. 链霉素   B. 利福平
C. 氨苯砜   D. 异烟肼
E. 吡嗪酰胺

15. 异烟肼慢代谢型患者容易引起下列哪种不良反应（   ）。
A. 周围神经炎   B. 皮疹
C. 血小板减少   D. 肝毒性
E. 溶血性贫血

16. 最常用的抗麻风病药是（   ）。
A. 苯丙砜   B. 氨苯砜
C. 乙胺苯砜   D. 利福平
E. 利福定

B 型题（配伍选择题）
[1～5 题共用选项]
A. 异烟肼   B. 对氨基水杨酸
C. 链霉素   D. 利福平
E. 乙胺丁醇
1. 抑制结核分枝菌酸的合成的是（   ）。
2. 抑制依赖 DNA 的 RNA 多聚酶的是（   ）。
3. 抑制二氢叶酸合成酶的是（   ）。

4. 抑制细菌蛋白质合成的是（   ）。
5. 与 Mg^{2+} 结合干扰细菌 RNA 合成的是（   ）。
[6～10 题共用选项]
A. 异烟肼   B. 吡嗪酰胺
C. 利福平   D. 乙胺丁醇
E. 链霉素
6. 引起眼泪、尿等呈橘红色的药物是（   ）。
7. 在酸性环境中抗菌作用增强的药物是（   ）。
8. 引起球后视神经炎的药物是（   ）。
9. 引起耳毒性的药物是（   ）。
10. 引起周围神经炎的药物是（   ）。
X 型题（多项选择题）
1. 有关利福平的叙述正确的是（   ）。
A. 可用于金黄色葡萄球菌感染的治疗
B. 麻风病的治疗
C. 主要从肾脏排泄
D. 可使尿液呈橘红色
E. 可进入结核病灶中
2. 有关异烟肼的叙述正确的是（   ）。
A. 对活动期结核杆菌有杀灭作用
B. 对静止期结核杆菌也有杀灭作用
C. 对结核分枝杆菌有高度选择性
D. 可渗入纤维化或干酪化的结核病灶中发挥作用
E. 与其他抗结核药物间有交叉耐药性
3. 一线抗结核药包括（   ）。
A. 异烟肼   B. 利福平
C. 吡嗪酰胺   D. 乙胺丁醇
E. 链霉素
4. 抗结核药联合用药的目的（   ）。
A. 提高疗效   B. 扩大抗菌范围
C. 减少各药用量   D. 降低毒性
E. 延缓耐药性

二、简答题
1. 简述异烟肼与维生素 B_6 合用的原因。
2. 简述异烟肼的抗菌作用特点。

三、论述题
1. 叙述异烟肼的抗菌机制、临床应用和不良反应。
2. 叙述抗结核病药的应用原则。

（沈 磊）

第四十二章 抗真菌药

一、选择题
A 型题（最佳选择题）
1. 毒性大，仅供局部应用的抗真菌药是（   ）。

A. 两性霉素 B   B. 伏立康唑
C. 氟康唑   D. 制霉菌素
E. 酮康唑

2. 唑类抗真菌药的作用机制是（　　）。

A. 阻止核酸合成

B. 抑制二氢叶酸还原酶

C. 抑制蛋白质合成

D. 抑制微管蛋白合成

E. 干扰真菌细胞麦角固醇合成

3. 两性霉素 B 的作用机制是（　　）。

A. 抑制二氢叶酸还原酶

B. 阻止核酸合成

C. 干扰真菌细胞麦角固醇合成

D. 与麦角固醇结合，增加真菌细胞膜通透性

E. 抑制蛋白质合成

4. 特比萘芬的作用机制是（　　）。

A. 抑制角鲨烯合成，使麦角固醇合成不足

B. 阻止核酸合成

C. 与麦角固醇结合，增加真菌细胞膜通透性

D. 抑制微管蛋白合成

E. 抑制蛋白质合成

5. 关于两性霉素 B，描述错误的是（　　）。

A. 含有一条亲水链和一条疏水链

B. 可以口服

C. 静脉注射会导致血压上升

D. 最主要的不良反应是肾功能损伤

E. 其脂质体制剂可减少药物的不良反应

6. 关于氟康唑，描述错误的是（　　）。

A. 主要经肝脏代谢

B. 在阴道组织、唾液、皮肤和甲板可达杀菌浓度

C. 可治疗多数真菌性脑膜炎

D. 对曲霉病无效

E. 在三唑类药物中不良反应最轻

7. 关于氟胞嘧啶，描述错误的是（　　）。

A. 可透过血脑屏障

B. 是真菌的胸苷酸合成酶抑制剂

C. 对真菌有选择性作用

D. 主要不良反应为骨髓抑制

E. 单用不易产生耐药性

8. 抑制葡聚糖合成酶的抗真菌药物是（　　）

A. 两性霉素 B　　　　B. 酮康唑

C. 阿莫罗芬　　　　　D. 卡泊芬净

E. 氟胞嘧啶

B 型题（配伍选择题）

[1～5 题共用选项]

A. 氟胞嘧啶　　　　　B. 卡泊芬净

C. 特比萘芬　　　　　D. 氟康唑

E. 两性霉素 B

1. 抑制胸苷酸合成酶的药物是（　　）。

2. 抑制角鲨烯合成，使麦角固醇合成不足的药物是（　　）。

3. 与真菌细胞膜上的麦角固醇结合的药物是（　　）。

4. 抑制葡聚糖合成酶的药物是（　　）。

5. 抑制羊毛固醇合成为麦角固醇的药物是（　　）。

[6～10 题共用选项]

A. 酮康唑　　　　　　B. 两性霉素 B

C. 阿莫罗芬　　　　　D. 氟康唑

E. 伏立康唑

6. 肾功能损伤严重的药物是（　　）。

7. 主要用于侵袭性曲霉病的药物是（　　）。

8. 不能口服，仅局部使用的唑类药物是（　　）。

9. 首选治疗真菌性脑膜炎的药物是（　　）。

10. 局部使用用于甲癣的药物是（　　）。

X 型题（多项选择题）

1. 三唑类包括下列哪些药物（　　）。

A. 酮康唑　　　　　　B. 咪康唑

C. 伏立康唑　　　　　D. 伊曲康唑

E. 氟康唑

2. 主要影响真菌细胞膜的抗真菌药是（　　）。

A. 制霉菌素　　　　　B. 氟康唑

C. 阿莫罗芬　　　　　D. 卡泊芬净

E. 特比萘芬

3. 下列关于伏立康唑的描述，正确的是（　　）。

A. 可透过血脑屏障

B. 为咪唑类药物

C. 抗菌谱广

D. 对侵袭性曲霉浸润感染疗效好

E. 最常见的不良反应是可逆性视觉干扰（光幻觉）

二、简答题

根据药物的作用机制和结构类型，可将抗真菌药分为哪几类？

三、论述题

影响麦角固醇的抗真菌药有哪些？其具体作用机制是什么？

（沈　磊）

第四十三章　抗 病 毒 药

一、选择题

A 型题（最佳选择题）

1. 金刚烷胺主要用于预防（　　）感染。
A. 甲型流感病毒　　　B. 疱疹病毒
C. 甲型肝炎病毒　　　D. 乙型肝炎病毒
E. 艾滋病病毒

2. 治疗 HSV 的首选药是（　　）。
A. 碘苷　　　　　　　B. 干扰素
C. 阿昔洛韦　　　　　D. 金刚乙胺
E. 拉米夫定

3. 抗病毒药物不包括（　　）。
A. 阿昔洛韦　　　　　B. 金刚烷胺
C. 两性霉素 B　　　　D. 齐多夫定
E. 利巴韦林

4. 对利巴韦林不敏感的病毒是（　　）。
A. 呼吸道合胞病毒　　B. 甲型肝炎病毒
C. 丙型肝炎病毒　　　D. HIV
E. 甲型流感病毒

5. 不属于抗病毒感染的途径是（　　）。
A. 抑制病毒识别和吸附宿主
B. 抑制病毒基因组复制
C. 抑制病毒合成晚期蛋白
D. 抑制宿主释放子代病毒
E. 杀灭病毒寄生的宿主细胞

6. 关于干扰素（IFN）的描述，错误的是（　　）。
A. 具有抗肿瘤作用和免疫调节作用
B. 为广谱抗病毒药
C. 主要用于治疗慢性病毒性肝炎
D. 给药途径为口服
E. 流感样综合征为主要不良反应

7. 关于齐多夫定的描述，错误的是（　　）。
A. 在体内不需磷酸化就有效
B. 可减少 HIV 从感染妊娠期妇女到胎儿的垂直传播
C. 有抗 HIV-1 活性
D. 有抗 HIV-2 活性
E. 大部分药物经肝代谢

8. 属于蛋白酶抑制剂的药物是（　　）。
A. 齐多夫定　　　　　B. 恩曲他滨
C. 替诺福韦　　　　　D. 茚地那韦
E. 奈韦拉平

9. 关于核苷类逆转录酶抑制剂（NNRTI）的描述，错误的是（　　）。

A. NRTI 与病毒逆转录酶的结合位点不同
B. 可单独使用治疗 HIV
C. 单独用治疗 HIV 时很快产生耐药性
D. 本身有抗病毒活性
E. 不与三磷酸核苷竞争病毒的逆转录酶

B 型题（配伍选择题）

[1~5 题共用选项]
A. 齐多夫定　　　　　B. 金刚烷胺
C. 阿昔洛韦　　　　　D. 利巴韦林
E. 干扰素

1. 由体内产生的糖蛋白，治疗慢性肝炎的药物是（　　）。
2. 首选治疗疱疹病毒感染的药物是（　　）。
3. 首选治疗 HIV 的药物是（　　）。
4. 预防甲型流感的药物是（　　）。
5. 广谱抗病毒药物是（　　）。

[6~8 题共用选项]
A. 拉米夫定　　　　　B. 阿昔洛韦
C. 奈韦拉平　　　　　D. 茚地那韦
E. 干扰素

6. 蛋白酶抑制剂是（　　）。
7. NNRTI 是（　　）。
8. 可治疗 HIV 和 HBV 的药物是（　　）。

X 型题（多项选择题）

1. NRTI 包括下列哪些药物（　　）。
A. 奈韦拉平　　　　　B. 齐多夫定
C. 拉米夫定　　　　　D. 恩曲他滨
E. 沙奎那韦

2. 抗艾滋病药包括下列哪些药物（　　）。
A. 奈韦拉平　　　　　B. 齐多夫定
C. 干扰素　　　　　　D. 阿昔洛韦
E. 沙奎那韦

3. 关于阿昔洛韦的描述，正确的是（　　）。
A. 对 HSV-1 和 HSV-2 作用最强
B. 对 EB 病毒有一定的抑制作用
C. 长期口服可使月经紊乱
D. 口服生物利用度高
E. 主要经肾脏排泄

二、简答题

1. 根据药物的作用机制，可将抗艾滋病药分为哪几类？每类列举一个代表药。
2. 简述利巴韦林的药理作用和临床应用。

（彭　芳）

第四十四章　抗寄生虫病药

一、选择题

A 型题（最佳选择题）

1. 通过抑制疟原虫的二氢叶酸还原酶,阻碍核酸合成的药物是（　　）。
A. 伯氨喹　　　　　B. 奎宁
C. 青蒿素　　　　　D. 氯喹
E. 乙胺嘧啶

2. 能阻止疟原虫在蚊体内的孢子增殖,起到阻止传播的药物是（　　）。
A. 青蒿素　　　　　B. 乙胺嘧啶
C. 咯萘啶　　　　　D. 氯喹
E. 伯氨喹

3. 会引起急性溶血性贫血和高铁血红蛋白血症的药物是（　　）。
A. 青蒿素　　　　　B. 奎宁
C. 咯萘啶　　　　　D. 氯喹
E. 伯氨喹

4. 为延缓耐药性的发生,可以与青蒿素合用的药物是（　　）。
A. 青蒿琥酯　　　　B. 咯萘啶
C. 乙胺嘧啶　　　　D. 氯喹
E. 伯氨喹

5. 主要用于控制疟疾症状的药物是（　　）。
A. 伯氨喹　　　　　B. 氯喹
C. 乙胺嘧啶　　　　D. 奎宁
E. 磺胺类

6. 主要用于病因性预防疟疾的药物是（　　）。
A. 伯氨喹　　　　　B. 氯喹
C. 奎宁　　　　　　D. 乙胺嘧啶
E. 咯萘啶

7. 青蒿素可杀灭疟原虫的（　　）。
A. 红细胞内期滋养体
B. 继发性红细胞外期和红细胞内期
C. 原发性红细胞外期和红细胞内期
D. 原发性和继发性红细胞外期
E. 继发性红细胞外期和配子体

8. 氯喹的抗疟作用机制是（　　）。
A. 抑制疟原虫的二氢叶酸还原酶
B. 抑制疟原虫的二氢蝶酸合酶
C. 损害疟原虫的线粒体
D. 直接影响疟原虫的蛋白质合成
E. 影响 DNA 复制和转录

9. 对疟疾和肠外阿米巴病均有效的药物是（　　）。

A. 伯氨喹　　　　　B. 氯喹
C. 奎宁　　　　　　D. 乙胺嘧啶
E. 青蒿素

10. 能引起金鸡纳反应的药物是（　　）。
A. 伯氨喹　　　　　B. 氯喹
C. 奎宁　　　　　　D. 青蒿素
E. 乙胺嘧啶

11. 作为控制复发和阻止疟疾传播的首选药是（　　）。
A. 蒿甲醚　　　　　B. 奎宁
C. 乙胺嘧啶　　　　D. 伯氨喹
E. 氨苯砜

12. 对脑型疟有良好效果的药物是（　　）。
A. 青蒿素　　　　　B. 氨苯砜
C. 磺胺　　　　　　D. 伯氨喹
E. 氯喹

13. 乙胺嘧啶的主要不良反应是（　　）。
A. 巨幼红细胞贫血　　B. 血尿、结晶尿
C. 胃肠道反应　　　　D. 溶血性贫血
E. 金鸡纳反应

14. 兼有广谱抗菌作用的抗疟药是（　　）。
A. 氯喹　　　　　　B. 奎宁
C. 乙胺嘧啶　　　　D. 伯氨喹
E. 磺胺

15. 通过产生自由基而杀灭疟原虫的药物是（　　）。
A. 氯喹　　　　　　B. 青蒿素
C. 乙胺嘧啶　　　　D. 氨苯砜
E. 磺胺

16. 青蒿素治疗疟疾的最大缺点是（　　）。
A. 不良反应较多
B. 药物通过血脑屏障较少
C. 复发率高
D. 对红细胞内期的疟原虫无效
E. 代谢产物无抗疟活性

17. 治疗急性阿米巴痢疾和肠外阿米巴感染首选药物是（　　）。
A. 氯喹　　　　　　B. 甲硝唑
C. 蒿甲醚　　　　　D. 依米丁
E. 吡喹酮

18. 目前治疗贾第鞭毛虫有效的药物是（　　）。
A. 吡喹酮　　　　　B. 巴龙霉素
C. 甲硝唑　　　　　D. 曲古霉素
E. 氯喹

19. 甲硝唑最常见不良反应是（　　）。
A. 口腔金属味　　　　　B. 肢体麻木
C. 耳毒性　　　　　　　D. 共济失调
E. 感觉异常

20. 有抗厌氧菌和抗阿米巴作用的药物是（　　）。
A. 氯喹　　　　　　　　B. 磺胺
C. 呋喃唑啉　　　　　　D. 甲硝唑
E. 左旋咪唑

21. 治疗血吸虫病的首选药物是（　　）。
A. 吡喹酮　　　　　　　B. 乙胺嘧啶
C. 金刚烷胺　　　　　　D. 甲硝唑
E. 酒石酸锑钾

22. 兼有治疗疟疾和预防血吸虫病的药物是（　　）。
A. 氯喹　　　　　　　　B. 吡喹酮
C. 蒿甲醚　　　　　　　D. 甲硝唑
E. 伯氨喹

23. 吡喹酮抗血吸虫作用机制是（　　）。
A. 抑制虫体对葡萄糖的摄取
B. 激活谷氨酸门控通道，引起虫体松弛性麻痹
C. 虫体肌肉组织超极化，失去活动能力
D. 损伤线粒体
E. 激活虫体细胞钙通道，引起虫体痉挛性麻痹

24. 左旋咪唑驱虫的作用机制是（　　）。
A. 直接损伤线粒体，阻断能量供应
B. 激活谷氨酸门控通道，引起虫体松弛性麻痹
C. 抑制虫体肌肉内的琥珀酸脱氢酶，减少 ATP 生成
D. 抑制二氢叶酸还原酶
E. 抑制虫体对葡萄糖的摄取

B 型题（配伍选择题）
[1～5 题共用选项]
A. 青蒿素　　　　　　　B. 乙胺嘧啶
C. 磺胺　　　　　　　　D. 氯喹
E. 伯氨喹

1. 根治恶性疟，控制疟疾症状的首选药物是（　　）。
2. 透过血脑屏障，对脑型疟有良好疗效的药物是（　　）。
3. 控制复发和阻止疟疾传播的首选药物是（　　）。
4. 作为疟疾的病因性预防药是（　　）。
5. 可以治疗疟疾的广谱抗菌药是（　　）。

[6～10 题共用选项]
A. 奎宁　　　　　　　　B. 甲硝唑
C. 伯氨喹　　　　　　　D. 磺胺

E. 乙胺嘧啶

6. 在酸性尿中易产生结晶的药物是（　　）。
7. 长期、大量使用可导致巨幼红细胞贫血的药物是（　　）。
8. 服用后口腔产生金属味的药物是（　　）。
9. 可发生急性溶血性贫血和高铁血红蛋白血症的药物是（　　）。
10. 出现金鸡纳反应的药物是（　　）。

[11～15 题共用选项]
A. 氯喹　　　　　　　　B. 吡喹酮
C. 伯氨喹　　　　　　　D. 左旋咪唑
E. 甲硝唑

11. 兼有抗疟和治疗肠外阿米巴病的药物是（　　）。
12. 治疗急性阿米巴痢疾和肠外阿米巴病的首选药是（　　）。
13. 治疗贾第鞭毛虫病最有效的药物是（　　）。
14. 治疗血吸虫病最有效的药物是（　　）。
15. 用于蛔虫病、钩虫病及蛔钩混合感染治疗的药物是（　　）。

X 型题（多项选择题）
1. 氯喹的临床应用有（　　）。
A. 抗疟疾
B. 抗肠道外阿米巴病
C. 抗结核病
D. 抗血吸虫病
E. 免疫抑制

2. 有关奎宁的叙述正确的有（　　）。
A. 为奎尼丁的右旋体
B. 可出现金鸡纳反应
C. 主要用于耐氯喹的恶性疟，尤其是脑型疟
D. 毒性小
E. 妊娠期妇女禁用

3. 主要用于控制症状的抗疟药包括（　　）。
A. 乙胺嘧啶　　　　　　B. 青蒿素
C. 伯氨喹　　　　　　　D. 咯萘啶
E. 氯喹

4. 有关吡喹酮的叙述正确的有（　　）。
A. 口服易被肠道迅速吸收
B. 对血吸虫成虫有杀灭作用
C. 对慢性血吸虫病无效
D. 促进钙离子进入虫体，使虫体肌肉产生松弛性麻痹
E. 对其他吸虫及各类绦虫感染有效

二、简答题
1. 简述抗疟药的分类及代表药。

2. 简述甲硝唑的药理作用与临床应用。
3. 简述青蒿素的抗疟机制和临床应用。

三、论述题
叙述氯喹的抗疟机制和临床应用。

（彭 芳）

第四十五章　抗恶性肿瘤药

一、选择题
A 型题（最佳选择题）
1. 甲氨蝶呤抗肿瘤的主要机制是（　　）。
A. 抑制蛋白质合成
B. 抑制二氢叶酸还原酶
C. 抑制胸苷酸合成酶
D. 干扰 RNA 转录
E. 抑制 DNA 聚合酶
2. 预防和逆转甲氨蝶呤血液系统毒性的药物是（　　）。
A. 叶酸　　　　　　B. 维生素 B
C. 硫酸亚铁　　　　D. 亚叶酸钙
E. 维生素 C
3. 烷化剂中易发生出血性膀胱炎的药物是（　　）。
A. 氮芥　　　　　　B. 环磷酰胺
C. 白消安　　　　　D. 噻替派
E. 顺铂
4. 关于环磷酰胺的描述，错误的是（　　）。
A. 体外无抗肿瘤作用
B. 抗瘤谱广，特别对恶性淋巴瘤疗效显著
C. 须在体内转化为活性代谢物发挥作用
D. 其代谢产物对肾脏、膀胱有刺激性，可致出血性膀胱炎
E. 为周期特异性药物
5. 关于长春新碱的描述，错误的是（　　）。
A. 对儿童急性淋巴细胞性白血病疗效好
B. 能够抑制微管聚合，影响纺锤丝形成
C. 对外周神经系统毒性较小
D. 主要作用于 M 期
E. 很少透过血脑屏障
6. 直接影响 DNA 结构与功能的药物是（　　）。
A. 阿糖胞苷　　　　B. 甲氨蝶呤
C. 长春新碱　　　　D. 巯嘌呤
E. 环磷酰胺
7. 干扰转录过程和阻止 RNA 合成的药物是（　　）。
A. 多柔比星　　　　B. 丝裂霉素
C. 巯嘌呤　　　　　D. 顺铂

E. 喜树碱
8. 抑制微管蛋白活性的药物是（　　）。
A. 氟尿嘧啶　　　　B. 噻替派
C. 肾上腺皮质激素类　D. 烷化剂
E. 紫杉醇
9. 氟尿嘧啶的抗肿瘤作用机制是（　　）。
A. 阻止肌苷酸变为腺苷酸和鸟苷酸
B. 阻止胞苷酸转变为脱氧胞苷酸
C. 阻止叶酸转变为四氢叶酸
D. 阻止脱氧尿苷酸甲基化为脱氧胸苷酸
E. 转化为氟尿嘧啶脱氧核苷而干扰 RNA 转录
10. 托泊替康的抗肿瘤作用机制是（　　）。
A. 与 DNA 结合干扰转录
B. 抑制拓扑异构酶 I
C. 抑制拓扑异构酶 II
D. 与 DNA 交叉联结，抑制 DNA 复制
E. 与微管蛋白结合，抑制微管聚合
11. 依托泊苷的抗肿瘤作用机制是（　　）。
A. 干扰肿瘤细胞核酸合成
B. 抑制拓扑异构酶 I
C. 抑制拓扑异构酶 II
D. 与 DNA 交叉联结，抑制 DNA 复制
E. 抑制 DNA 聚合酶
12. 关于顺铂的描述，哪项是错误的（　　）。
A. 与 DNA 交叉联结，破坏 DNA 结构和功能
B. 与具有耳肾毒性的药物合用可增加毒性作用
C. 口服有效
D. 对卵巢癌及睾丸癌疗效显著
E. 骨髓抑制为主要不良反应
13. 可选择性作用于 S 期的抗肿瘤药物是（　　）。
A. 环磷酰胺　　　　B. 长春新碱
C. 氮芥　　　　　　D. 雌激素
E. 甲氨蝶呤
14. 可选择性作用于 M 期的抗肿瘤药物是（　　）。
A. 紫杉醇　　　　　B. 氟尿嘧啶
C. 氮芥　　　　　　D. 博来霉素
E. 巯嘌呤
15. 适合治疗前列腺癌的药物是（　　）。
A. 他莫昔芬　　　　B. 糖皮质激素

C. 甲氨蝶呤　　　　　D. 甲羟孕酮

E. 依西美坦

16. 紫杉醇首选治疗（　　　）。

A. 胃癌　　　　　　　B. 乳腺癌

C. 肝癌　　　　　　　D. 儿童急性淋巴细胞白血病

E. 霍奇金病

17. 有很强心脏毒性的抗肿瘤药物是（　　　）。

A. 三尖杉碱　　　　　B. 紫杉醇

C. 吉西他滨　　　　　D. 白消安

E. 多柔比星

18. 能引起肺纤维化的抗肿瘤药物是（　　　）。

A. 博来霉素　　　　　B. 丝裂霉素

C. 托泊替康　　　　　D. 依托泊苷

E. 环磷酰胺

19. 伊马替尼的抗肿瘤作用机制是（　　　）。

A. 抑制表皮生长因子受体

B. 抑制血管内皮生长因子

C. 抑制西罗莫司靶蛋白

D. 抑制程序性死亡受体 1

E. 抑制 Bcr-Abl 酪氨酸激酶

20. 曲妥珠单抗的抗肿瘤作用机制是（　　　）。

A. 抑制表皮生长因子受体 2

B. 抑制程序性死亡受体 1

C. 抑制西罗莫司靶蛋白

D. 抑制 Bcr-Abl 酪氨酸激酶

E. 抑制血管内皮生长因子

21. 贝伐珠单抗的抗肿瘤作用机制是（　　　）。

A. 抑制程序性死亡受体 1

B. 抑制表皮生长因子受体 2

C. 抑制拓扑异构酶Ⅱ

D. 抑制微管聚合

E. 抑制血管内皮生长因子

B 型题（配伍选择题）

[1～5 题共用选项]

A. 环磷酰胺　　　　　B. 依托泊苷

C. 长春新碱　　　　　D. 氟尿嘧啶

E. 多柔比星

1. 抗代谢药物是（　　　）。

2. 抑制微管蛋白聚合的药物是（　　　）。

3. 烷化剂是（　　　）。

4. 抑制拓扑异构酶的药物是（　　　）。

5. 嵌入 DNA 碱基对，干扰转录的药物是（　　　）。

[6～10 题共用选项]

A. 氟尿嘧啶　　　　　B. 紫杉醇

C. 环磷酰胺　　　　　D. 博来霉素

E. 甲氨蝶呤

6. 主要治疗实体瘤的药物是（　　　）。

7. 主要治疗儿童急性淋巴细胞白血病的药物是（　　　）。

8. 主要治疗睾丸癌的药物是（　　　）。

9. 首选治疗乳腺癌的药物是（　　　）。

10. 对恶性淋巴瘤疗效显著的药物是（　　　）。

[11～15 题共用选项]

A. 他莫昔芬　　　　　B. 伊马替尼

C. 曲妥珠单抗　　　　D. 贝伐珠单抗

E. 利妥昔单抗

11. 表皮生长因子受体抑制剂是（　　　）。

12. 血管内皮生长因子抑制剂是（　　　）。

13. 白细胞分化抗原 CD20 抑制剂是（　　　）。

14. 抗雌激素的药物是（　　　）。

15. 酪氨酸激酶抑制剂是（　　　）。

X 型题（多项选择题）

1. 影响 DNA 结构和功能的抗肿瘤药物有（　　　）。

A. 氮芥　　　　　　　B. 奥沙利铂

C. 博来霉素　　　　　D. 托泊替康

E. 依托泊苷

2. 影响核酸生物合成的抗肿瘤药物有（　　　）。

A. 多柔比星　　　　　B. 甲氨蝶呤

C. 吉西他滨　　　　　D. 长春碱

E. 氟尿嘧啶

3. 影响体内激素平衡的抗肿瘤药物有（　　　）。

A. 他莫昔芬　　　　　B. 甲羟孕酮

C. 依西美坦　　　　　D. 依维莫司

E. 索拉菲尼

二、简答题

1. 细胞毒类抗肿瘤药物按生化机制分为哪几类？有哪些代表药？

2. 简述紫杉醇抗肿瘤的作用机制及主要适应证。

3. 简述顺铂抗肿瘤的作用机制及临床应用。

4. 简述环磷酰胺抗肿瘤的作用机制及临床应用。

三、论述题

1. 列举三个不同作用机制的抗代谢药，并叙述它们临床应用。

2. 叙述抗肿瘤药的联合应用原则。

（彭　芳）

答案及答案解析

第一章 绪 论

一、选择题
A 型题（最佳选择题）
1. 参考答案：D
答案解析：药物是用于治疗、预防和诊断疾病的化学物质。
2. 参考答案：A
答案解析：I 期临床试验是对药物的安全性进行测评。
3. 参考答案：E
答案解析：药效学是研究药物对机体的作用及作用机制。
4. 参考答案：A
答案解析：药动学是机体对药物的处置。
5. 参考答案：C
答案解析：《新修本草》是第一部由国家颁布的药典。
6. 参考答案：C
答案解析：新药进行临床试验前需进行临床前研究，并提供相应资料通过后才可进行新药临床研究。
X 型题（多项选择题）
1. 参考答案：ABE

答案解析：药理学是研究药物与机体相互作用及其规律的学科，包括药效学和药动学。
2. 参考答案：ABCDE
答案解析：新药来源包括以上新化合物及化合物的结构修饰、天然物质提取物及基因技术等。
3. 参考答案：ABCE
答案解析：临床前研究包括药效学、药动学、毒理学和一般药理学研究。
4. 参考答案：ABE
答案解析：安全、有效、质量可控是新药临床前研究的基本原则。

二、简答题
简述药理学在新药研究与开发中的作用。
参考答案：
新药先导化合物的确定有赖于药理学活性筛选；药理学研究可阐明药物的构效关系，后者可指导合成新药；新药的临床前药理学研究的结果（包括药效学、药动学、一般药理学、毒理学资料等）是新药申请临床试验时重要的审批依据；I 至IV期临床试验是临床药理学的主要任务，决定药物能否上市销售。

（纳 鑫）

第二章 药物代谢动力学

一、选择题
A 型题（最佳选择题）
1. 参考答案：C
答案解析：弱酸性药物在碱性尿液中,解离度大,呈离子型,不易透过生物膜,易排泄。
2. 参考答案：B
答案解析：某些药物口服后,首次通过肠壁或肝脏时被其中的酶代谢,使进入体循环的有效药量减少。首关效应明显的药物不宜口服。
3. 参考答案：E
答案解析：消除快的药物半衰期短,为了达到有效血药浓度,就需要增加给药次数。
4. 参考答案：D

答案解析：药酶指肝药酶,其活性影响药物的代谢,不影响药物的转运。
5. 参考答案：C
答案解析：药物与血浆蛋白结合暂时失去药理活性,该结合作用是可逆的。
6. 参考答案：D
答案解析：一级动力学过程,药物按等比消除,单位时间内药物的消除随时间而下降。按相同剂量、相同时间间隔给药,消除速率常数大的药物,达到稳态血药浓度的时间长。
7. 参考答案：E
答案解析：本题考查稳态血药浓度的概念。
8. 参考答案：B

答案解析：丙磺舒抑制青霉素的主动分泌，使后者的排泄减慢，药效延长并增强。

9. 参考答案：B

答案解析：对于一级动力学消除的一室模型药物，当给药间隔时间等于半衰期时，负荷剂量等于2倍的维持剂量，即首剂量加倍量。

10. 参考答案：A

答案解析：$V_d=D/C$，D为体内总药量，C为药物在血浆与组织间达到平衡时的血浆药物浓度，主要反映药物在体内分布的程度。V_d小则C值大，药物的血浆浓度较高。

11. 参考答案：D

答案解析：药物的吸收受药物的理化性质、剂型、吸收部位的血流量、给药途径等因素影响。药物与血浆蛋白的结合率会影响药物的分布，不会影响药物的吸收。

12. 参考答案：E

答案解析：药物的分布速率主要取决于药物的理化性质、器官血流量及膜的通透性，与给药途径无关。

13. 参考答案：D

答案解析：本题考查肝药酶的抑制剂，除了氟康唑以外，常见的抑制剂还有氯霉素、红霉素、西咪替丁等。在体内灭活的药物经酶抑制剂作用后，代谢减慢，作用增强，作用时间延长。

14. 参考答案：C

答案解析：本题考查pK_a的定义，pK_a等于弱酸或弱碱性药物在50%解离时溶液的pH。

15. 参考答案：D

答案解析：静脉给药剂量准确，可避免首关效应，产生作用快，适用于急救患者。

16. 参考答案：E

答案解析：本题考查肝肠循环的定义。一些药物或代谢物能从肝细胞主动地转运到胆汁中，经胆汁排泄入十二指肠，再被吸收，经门静脉、肝脏重新进入体循环，这种现象称肝肠循环。有肝肠循环的药物排出时间延长。

B型题（配伍选择题）

[1~4]

参考答案：1. C　2. A　3. E　4. B

答案解析：本题考查药动学各参数的概念。

[5~8]

参考答案：5. D　6. B　7. C　8. E

答案解析：本题考查药动学各参数的缩写。

[9~12]

参考答案：9. E　10. D　11. C　12. A

答案解析：本题考查药物吸收、分布、代谢、排泄、消除等术语的定义。

X型题（多项选择题）

1. 参考答案：ABCD

答案解析：直肠给药，药物经肛管静脉和直肠下静脉吸收后进入下腔静脉，可避开首关效应，吸收较快。此外还可防止药物对上消化道的刺激。

2. 参考答案：ABD

答案解析：按一级动力学消除的药物，其半衰期、总体清除率恒定，达到稳态血药浓度（C_{ss}）的时间仅决定于半衰期，与剂量、给药间隔及给药途径无关。

3. 参考答案：ABCE

答案解析：药物在体内的转化即代谢，代谢过程一般分为两个时相进行：Ⅰ相反应为氧化、还原、水解过程。Ⅱ相反应为结合过程，药物的极性基团与体内的化学成分如葡糖醛酸、硫酸等共价结合，生成易溶于水且极性高的代谢产物，以利于迅速排出体外。

4. 参考答案：ABCDE

答案解析：本题考查重点是生物利用度的意义。生物利用度指药物被机体吸收利用的程度和速度，是评价药物吸收程度的一个重要指标，是制剂的质量控制标准；绝对生物利用度是指血管外给药后药物吸收进入血液的量与给药剂量的比值。可分为绝对生物利用度和相对生物利用度。相对生物利用度主要用于比较两种制剂的吸收情况。

5. 参考答案：AC

答案解析：本题考查重点是药物代谢的结果。大多数脂溶性药物，经转化后药理活性减弱或消失，变为极性大或解离型的代谢物，使其水溶性增加，不易被肾小管重吸收，易从肾脏排出。

6. 参考答案：ABCDE

答案解析：影响药物跨膜扩散的因素有膜两侧的药物浓度差，浓度差越大，扩散速度越快；药物的脂溶性，常用油/水分配系数表示，油/水分配系数越大，药物在脂质生物膜中溶入越多，扩散也越快；药物的解离度（极性），受环境pH影响，非解离型的分子易通过生物膜。此外，药物分子大小也会影响跨膜扩散，小分子易跨膜。

7. 参考答案：DE

答案解析：主动转运即药物从低浓度一侧跨膜向高浓度一侧的转运，需要消耗能量，需要载体参与，转运有饱和、竞争性抑制现象。肾小管分泌是药物的排泄方式之一，其与质子泵介导的离子转运均属于主动转运。其余几种为被动转运。

8. 参考答案：BE

答案解析：肝药酶诱导剂使药物的代谢加快、增强，使药物治疗效果减弱或增强。

二、简答题

1. 简述药物血浆半衰期的概念及临床意义。

参考答案：

药物血浆半衰期是指血浆药物浓度下降一半所需要的时间，以 $t_{1/2}$ 来表示，反映血浆药物浓度消除情况。其临床意义：①临床上可根据药物的 $t_{1/2}$ 确定给药间隔时间；②反映药物的消除速度，预测体内药物消除的时间。一次给药后，约经 5 个 $t_{1/2}$ 药物被基本消除；③估计药物达到稳态浓度需要的时间，以固定剂量固定间隔给药，经 5 个 $t_{1/2}$ 血浆药物浓度达到稳态。

2. 什么是药物的表观分布容积(V_d)?有何意义？

参考答案：

表观分布容积（V_d）是指药物在体内的分布达到动态平衡时，体内药量与血药浓度的比值，即 V_d（L）$=A$（mg）$/C$（mg/L），其药理意义在于表示药物在组织中的分布范围。①可从 V_d 的大小了解该药在体内的分布情况，即 V_d 大的药物，其血浆浓度低，主要分布在周围组织内；V_d 小的药物，其血浆浓度高，较少分布在周围组织。②可根据 V_d 的值，从血浆浓度算出机体内药物总量；或可计算出要求达到某一血浆有效浓度所需的药物剂量。

三、论述题

试从药动学角度分析单用一个药物时哪些因素可引起血药浓度过高甚至中毒？

参考答案：

①剂量过大；②生物利用度过高，吸收速度快，可导致峰浓度过高，尤其是不同制剂、不同厂家、不同批号的产品更换时需注意生物利用度的差异问题；③给药过频，即给药间隔时间过短；④血浆半衰期长，常见于因疾病造成肝肾功能障碍及老年患者；⑤零级动力学消除，剂量稍增，药物浓度明显升高。

（卿 晨）

第三章 药物效应动力学

一、选择题

A 型题（最佳选择题）

1. 参考答案：C

答案解析：药物选择性低，作用靶点多，作用范围广泛，副作用多。

2. 参考答案：A

答案解析：治疗剂量便可以产生不良反应。

3. 参考答案：C

答案解析：半数有效量是引起 50%实验动物产生反应的剂量。

4. 参考答案：E

答案解析：半数致死量是引起半数实验动物死亡的剂量。

5. 参考答案：A

答案解析：治疗指数是 LD_{50} 与 ED_{50} 之比。

6. 参考答案：A

答案解析：临床所用的药物治疗量是有效量。

7. 参考答案：D

答案解析：药物作用是药物与机体大分子作用引起的初始反应。

8. 参考答案：B

答案解析：安全范围是指 ED_{95} 与 LD_5 之间的距离。

9. 参考答案：D

答案解析：药物具有内在活性，可以激动受体。

10. 参考答案：C

答案解析：药物与受体之间的结合能力即亲和力。

11. 参考答案：C

答案解析：受体阻断药是能与受体结合而无内在活性的药物。

12. 参考答案：A

答案解析：对受体有亲和力，可以结合受体且有效应力，即内在活性。

13. 参考答案：B

答案解析：受体部分激动药是与受体有亲和力和弱的效应力。

14. 参考答案：E

答案解析：竞争性阻断药需要加大药物剂量，才能充分与受体结合，最大反应不变。

15. 参考答案：B

答案解析：本题考查阿托品作用于 M 受体在不同器官的表现。

B 型题（配伍选择题）

[1～3]

参考答案：1. B 2. A 3. C

答案解析：青霉素可以杀灭细菌，对因细菌感染引起肺部感染起到对因治疗的作用。水肿是部分组织充血，通过利尿降低组织水量，属于对症治疗。胰岛素体内分泌不够，需要补充胰岛素来降血糖。

[4～5]

参考答案：4. B　5. C

答案解析：连续用药产生敏感性下降使机体产生耐受性。用抗生素，细菌可产生耐药性。

X 型题（多项选择题）

1. 参考答案：BCD

答案解析：增加药物对靶点的专一性可减少副作用的产生，但很难完全避免。

2. 参考答案：AC

答案解析：连续用药和遗传是机体产生耐受性的有关因素。

3. 参考答案：AC

答案解析：后遗效应是血药浓度降至阈浓度以下，残存的药理效应。

4. 参考答案：ABE

答案解析：量-效曲线可反映最小有效浓度、半数有效量和最大效应。

5. 参考答案：AC

答案解析：量-效关系中通常药物效应强度与血药浓度成正比，量-效曲线可以看出药物的效能和效应强度。

6. 参考答案：ABCD

答案解析：药物与受体结合一般是可逆的。

7. 参考答案：ABCDE

答案解析：第二信使包括 DG、环磷腺苷、环磷鸟苷、肌醇磷脂、钙离子。

8. 参考答案：ACDE

答案解析：药物不一定与全部受体结合后才能发挥最大效应。

二、简答题

1. 药物对机体发挥作用是通过哪些机制产生的？

参考答案：

非特异性作用机制：改变细胞周围环境的理化性质、改变蛋白质性质、螯合作用、改变细胞膜通透性。特异性作用机制：影响细胞代谢、影响核酸代谢、影响酶的活性、影响物质转运、影响免疫功能、作用于受体。

2. 受体有哪几种类型？

参考答案：

离子通道型受体、G 蛋白偶联受体、具有酪氨酸激酶活性的受体、甾体激素受体。

3. 细胞内第二信使主要有哪些？

参考答案：

主要的第二信使有环磷腺苷、环磷鸟苷、三磷酸肌醇、钙离子、DG、肌醇磷脂。

4. 从受体角度解释药物耐受性产生的原因。

参考答案：

连续用药后，①受体蛋白构型改变，影响离子通道开放；②受体与 G 蛋白亲和力降低；③受体内陷而数目减少等。

5. 简述量-效曲线的意义。

参考答案：

确定药物剂量划分、比较药物的效能、比较药物效价强度、反映药物效应和毒性、评价药物安全性。

6. 效价强度与效能在临床用药上有何意义？

参考答案：

药物的效能与效价强度含义完全不同，二者不平行。在临床上达到效能后，再增加药量其效应不再继续上升。因此，不可能通过不断增加剂量的方式获得不断增加效应的效果。效价强度反映药物与受体的亲和力，其值越小，则强度越大，在临床上产生等效反应所需剂量较小。

7. 从受体结合角度说明竞争性阻断药的特点。

参考答案：

竞争性阻断药和激动药互相竞争与相同的受体结合，此结合是可逆的，其效应决定于两者的浓度与亲和力。当有不同浓度的竞争性阻断药时，激动药的量-效曲线逐渐右移，最大效应不变。

（纳　鑫）

第四章　传出神经系统药理概论

一、选择题

A 型题（最佳选择题）

1. 参考答案：C

答案解析：传出神经根据其末梢释放的递质不同，分为胆碱能神经和去甲肾上腺素能神经。去甲肾上腺素能神经包括几乎全部的交感神经节后纤维。

2. 参考答案：E

答案解析：作用于传出神经系统的药物，主要作用靶位是传出神经系统的递质和受体，可通过影响递质的合成、储存、释放、代谢等环节或通过与受体结合而产生生物效应。

3. 参考答案：C

答案解析：在神经末梢近突触前膜处含有大量的囊泡，囊泡内含有高浓度的神经递质，是递质合成、转运和储存的重要场所。

4. 参考答案：A

答案解析：许多神经均储存有两种或三种递质可供释放，此种现象称为共同传递。

5. 参考答案：D

答案解析：乙酰胆碱酯酶能够水解突触间隙中的乙酰胆碱而使其失活。

6. 参考答案：C

答案解析：去甲肾上腺素通过摄取和降解两种方式失活，其中去甲肾上腺素被摄取入神经末梢是其失活的主要方式。

7. 参考答案：A

答案解析：M 受体广泛分布于全身各个器官组织，胃壁细胞主要分布的是 M_1 受体，激动后会导致胃酸分泌增加。

8. 参考答案：B

答案解析：称为烟碱型胆碱受体，即 N 受体。

9. 参考答案：C

答案解析：M 受体激动能刺激腺体分泌。

10. 参考答案：E

答案解析：M 样作用是兴奋 M 受体而发挥的拟胆碱作用，表现为心率减慢、心肌收缩力减弱、血管扩张、血压下降，支气管、胃肠道、泌尿道等平滑肌收缩，括约肌松弛，腺体分泌增加，瞳孔括约肌和睫状肌收缩等。

11. 参考答案：E

答案解析：骨骼肌血管平滑肌上分布有 α、$β_1$ 和 M_2 受体。

12. 参考答案：D

答案解析：α 受体主要分布在皮肤、黏膜、血管，以及部分内脏的血管平滑肌，激动时引起血管收缩；也分布于瞳孔开大肌，激动时瞳孔开大肌收缩，瞳孔扩大。

13. 参考答案：C

答案解析：利血平能抑制去甲肾上腺素能神经末梢对去甲肾上腺素的主动摄取，使囊泡递质的储存减少甚至耗竭，从而产生抗去甲肾上腺素能神经作用。

B 型题（配伍选择题）

[1～5]

参考答案：1. D 2. A 3. B 4. E 5. C

答案解析：唾液腺上的优势受体是 M 受体，激动后唾液分泌增加；瞳孔开大肌上存在 α 受体，

激动后导致瞳孔扩大；肾小球旁细胞的优势受体是 $β_1$ 受体，激动后可导致肾素分泌增加；神经肌肉接头的优势受体是 N 受体，激动后可使骨骼肌收缩；支气管平滑肌的优势受体是 $β_2$ 受体，激动后可导致平滑肌松弛。

[6～10]

参考答案：6. C 7. E 8. D 9. B 10. A

答案解析：酪氨酸在酪氨酸羟化酶催化下生成多巴，再经多巴脱羧酶催化生成多巴胺，多巴胺进入囊泡后，经多巴胺 β-羟化酶催化，生成去甲肾上腺素。在胆碱能神经末梢胞质中，胆碱和乙酰辅酶 A 在胆碱乙酰化酶催化下，合成乙酰胆碱。乙酰胆碱酯酶能催化乙酰胆碱水解失活。

[11～13]

参考答案：11. B 12. A 13. C

答案解析：与受体结合后产生的效应与神经末梢的递质效应相似，称为激动药；如结合后不产生或较少产生拟似递质的作用，并可妨碍递质与受体结合，产生与递质相反的作用，称为阻断药，对激动药而言，则称为拮抗药。

X 型题（多项选择题）

1. 参考答案：CE

答案解析：去甲肾上腺素主要通过神经末梢摄取失活。有小部分去甲肾上腺素从突触间隙扩散到血液，最后被肝、肾等组织中的儿茶酚-O-甲基转移酶（COMT）和单胺氧化酶（MAO）破坏失活。

2. 参考答案：ABCDE

答案解析：作用于传出神经系统的药物，可通过影响递质的合成、储存、释放、代谢等环节或通过直接与受体结合而产生生物效应。

3. 参考答案：CD

答案解析：激动 M 受体能产生拟胆碱作用。乙酰胆碱的体内灭活主要依赖于胆碱酯酶的水解，胆碱酯酶抑制剂通过抑制胆碱酯酶活性，使神经末梢释放的乙酰胆碱堆积，产生拟胆碱作用。

4. 参考答案：BDE

答案解析：新斯的明为胆碱酯酶抑制剂，通过抑制乙酰胆碱的水解，产生拟胆碱能活性。利血平通过抑制去甲肾上腺素能神经末梢对去甲肾上腺素的主动摄取，使囊泡递质的储存减少甚至耗竭而产生抗去甲肾上腺素能神经作用。

二、简答题

1. 传出神经根据释放的递质可分为几类？各类分别包括哪些神经？

参考答案：

传出神经根据其末梢释放的递质不同，分为以乙

酰胆碱为递质的胆碱能神经和以去甲肾上腺素为递质的去甲肾上腺素能神经。胆碱能神经主要包括全部交感神经和副交感神经的节前纤维、运动神经、全部副交感神经的节后纤维和极少数交感神经节后纤维（支配汗腺分泌和骨骼肌血管舒张神经）。去甲肾上腺素能神经则包括几乎全部交感神经节后纤维。

2. 简述传出神经系统的分类及相应的功能。

参考答案：

传出神经系统包括自主神经系统和运动神经系统。自主神经系统又称植物神经系统，分为交感神经和副交感神经，主要支配内脏器官、平滑肌和腺体等效应，其活动一般不受人的意识控制，为非随意活动，如心脏排血、血流分配和食物消化等。运动神经系统则支配骨骼肌，通常为随意活动，如肌肉的运动和呼吸等。

三、论述题

试述传出神经系统药物按作用方式的分类及其代表性药物。

参考答案：

传出神经系统药物按作用方式分类。

（1）直接作用于受体的药物：能直接与受体结合，结合后如产生与递质相似的作用，称为激动药，结合后不产生或较少产生拟似递质的作用，并可妨碍递质与受体结合，产生与递质相反的作用，则称为阻断药。激动药又分为胆碱受体激动药（代表药物：M、N受体激动药卡巴胆碱，M受体激动药毛果芸香碱，N受体激动药烟碱等）和肾上腺素受体激动药（代表药物：α、β受体激动药肾上腺素，α受体激动药去甲肾上腺素，β受体激动药异丙肾上腺素等）。阻断药又分为胆碱受体阻断药（代表药物：M受体阻断药阿托品，N受体阻断药美加明等）和肾上腺素受体阻断药（代表药物：α、β受体阻断药拉贝洛尔，α受体阻断药酚妥拉明，β受体阻断药普萘洛尔等）。

（2）影响递质的药物：①影响递质的生物合成（代表药物：左旋多巴，促进多巴胺生成用于帕金森病治疗）；②影响递质的转化，如胆碱酯酶抑制剂（代表药物：新斯的明等）和胆碱酯酶复活药（代表药物：碘解磷定等）；③影响递质的储存和转运（代表药物利血平，可抑制去甲肾上腺素能神经末梢对去甲肾上腺素的主动摄取；麻黄碱，可促进去甲肾上腺素的释放；卡巴胆碱，可促进乙酰胆碱的释放）。

（曾广智　熊　勇）

第五章　胆碱能系统激动药和阻断药

一、选择题

A型题（最佳选择题）

1. 参考答案：E

答案解析：东莨菪碱为颠茄类生物碱，属于胆碱受体阻断药。

2. 参考答案：C

答案解析：胆碱受体激动药分为胆碱酯类和生物碱类。毛果芸香碱为天然生物碱，具有M受体激动作用，其余的为胆碱酯类M受体激动药。

3. 参考答案：B

答案解析：毛果芸香碱能直接作用于副交感神经节后纤维支配的效应器官的M受体、产生缩瞳、降低眼压、促进腺体（尤其是汗腺和唾液腺）分泌、兴奋肠道和支气管平滑肌、减慢心率等作用。

4. 参考答案：C

答案解析：瞳孔括约肌受动眼神经的副交感纤维（胆碱能神经）支配，兴奋时瞳孔括约肌收缩、瞳孔缩小。毛果芸香碱能激动瞳孔括约肌的M受体，产生缩瞳作用。

5. 参考答案：D

答案解析：治疗剂量的阿托品对血管和血压无明显影响，与多数血管床缺乏胆碱能神经支配有关。但较大剂量时可引起皮肤血管舒张，当机体组织器官的微循环小血管痉挛时，大剂量也有明显解痉作用，其作用一般认为与其抗胆碱作用无关。

6. 参考答案：A

答案解析：阿托品能阻断瞳孔括约肌上的M受体，使瞳孔扩张，虹膜退向四周边缘，压迫前房角，使前房角间隙变窄，阻碍房水回流，升高眼压，故禁用于青光眼患者。

7. 参考答案：A

答案解析：毛果芸香碱有缩瞳作用，用于虹膜炎治疗时与扩瞳药交替使用，以防虹膜与晶状体粘连。

8. 参考答案：B

答案解析：山莨菪碱是胆碱受体阻断药，具有抗胆碱作用。毒蕈碱是胆碱受体激动药，新斯的明、毒扁豆碱和加兰他敏属于胆碱酯酶抑制剂，能抑制胆碱酯酶水解乙酰胆碱，产生间接的拟胆碱作用。

9. 参考答案：B

答案解析:胆碱酯酶抑制剂可抑制胆碱酯酶活性,发挥拟胆碱作用,可用于重症肌无力、腹气胀和尿潴留、青光眼及 M 受体阻断药的中毒解救。

10. 参考答案:E

答案解析:有机磷酸酯为难逆性胆碱酯酶抑制剂,接触过多导致乙酰胆碱在体内蓄积过多而发生中毒。解救时可用胆碱受体阻断药阿托品或戊乙奎醚拮抗乙酰胆碱的作用,同时早期也可以合用胆碱酯酶复活药碘解磷定或氯解磷定恢复胆碱酯酶的活性,使体内聚集的乙酰胆碱水解失活。

11. 参考答案:C

答案解析:琥珀胆碱吸收后,会迅速被血液和肝脏中的胆碱酯酶水解,产生琥珀单胆碱和胆碱,前者进一步被胆碱酯酶水解成胆碱和琥珀酸而失活。

12. 参考答案:D

答案解析:琥珀胆碱吸收后,会被血液和肝脏中的胆碱酯酶水解,胆碱酯酶抑制剂(吡斯的明)可以抑制胆碱酯酶活性,减少其对琥珀胆碱的水解,从而加强其肌松作用。

13. 参考答案:A

答案解析:有机磷酸酯是胆碱酯酶抑制剂,能使胆碱酯酶失去水解乙酰胆碱的能力,导致乙酰胆碱在体内堆积,产生瞳孔缩小、心率减慢、泪腺和唾液腺等腺体分泌增加等症状。另外,由于支气管平滑肌痉挛及腺体分泌增多,会造成呼吸困难,膀胱逼尿肌收缩,引起小便失禁。

14. 参考答案:D

答案解析:毛果芸香碱有缩瞳作用,用于虹膜炎治疗时常与扩瞳药阿托品交替使用,以防虹膜与晶状体粘连。

B 型题（配伍选择题）

[1～5]

参考答案:1. B 2. D 3. E 4. A 5. C

答案解析:卡巴胆碱对 M 和 N 受体选择性差,毛果芸香碱为 M 受体激动药,阿托品为 M 受体阻断药,阿曲库铵为 N 受体阻断药,烟碱为 N 受体激动药。

[6～10]

参考答案:6. B 7. C 8. E 9. A 10. D

答案解析:乙酰胆碱为胆碱能神经递质,其作用广泛,选择性不高,对 M、N 受体均有兴奋作用,临床不作药用,一般只作实验用药。卡巴胆碱为胆碱受体激动药,其对 M、N 受体的选择性与乙酰胆碱相似,由于副作用较多,主要局部滴眼用于治疗青光眼。

[11～15]

参考答案:11. F 12. E 13. C 14. D 15. A

答案解析:毛果芸香碱有缩瞳作用,用于虹膜炎治疗时常与扩瞳药阿托品交替使用,以防虹膜与晶状体粘连;有机磷酸酯中毒解救时可用胆碱受体阻断药阿托品拮抗体内堆积的乙酰胆碱的作用,同时早期也可以合用胆碱酯酶复活药碘解磷定来恢复胆碱酯酶的活性,使体内聚集的乙酰胆碱水解失活。

X 型题（多项选择题）

1. 参考答案:ACE

答案解析:毒扁豆碱为胆碱酯酶抑制剂,是通过抑制胆碱酯酶水解乙酰胆碱,间接产生拟胆碱作用;筒箭毒碱为胆碱受体阻断药。

2. 参考答案:ABE

答案解析:碘解磷定为胆碱酯酶复活药,属于间接抗胆碱药。新斯的明为胆碱酯酶抑制剂,属于间接拟胆碱药。

3. 参考答案:ACDE

答案解析:毛果芸香碱为直接激动胆碱受体的拟胆碱药,新斯的明、毒扁豆碱和有机磷酸酯都属于胆碱酯酶抑制剂,能抑制胆碱酯酶水解乙酰胆碱,间接产生拟胆碱作用。东莨菪碱为胆碱受体阻断剂。

4. 参考答案:ABCD

答案解析:阿托品可使虹膜括约肌和睫状肌松弛而得以充分休息,有利于控制虹膜睫状体炎症;具有调节麻痹作用,晶状体相对固定,此时能准确检测晶状体屈光度,亦可利用其扩瞳作用检查眼底;可减少呼吸道腺体和唾液腺的分泌,可于麻醉前给药,防止分泌物吸入呼吸道而引起吸入性肺炎;因为能阻断 M 受体,能用于有机磷酸酯中毒解救,拮抗乙酰胆碱大量聚集所引起的症状;有扩瞳、升高眼压的作用,不能用于青光眼的治疗。

二、简答题

1. 毛果芸香碱的主要药理作用和临床应用是什么?

参考答案:

毛果芸香碱能直接激动 M 受体,对眼和腺体作用明显。滴眼后可导致缩瞳、降低眼内压,有调节痉挛作用;吸收后可引起腺体分泌增加,尤其使汗腺、唾液腺分泌增加。临床主要用于治疗青光眼,对闭角型青光眼和开角型青光眼均有效。还可治疗虹膜炎,常与扩瞳药交替应用,以防虹膜与晶状体的粘连。

2. 拟胆碱药的分类、作用机制及其代表药物是什么？

参考答案：

拟胆碱药分类如下：①直接作用于受体的胆碱受体激动药，如毛果芸香碱、卡巴胆碱等，它们通过直接激动胆碱受体，产生拟胆碱作用；②胆碱酯酶抑制剂，包括毒扁豆碱、新斯的明、有机磷酸酯类等。它们通过抑制胆碱酯酶水解乙酰胆碱，促使乙酰胆碱在体内聚集，间接产生拟胆碱作用。

三、论述题

发现有机磷酸酯急性中毒患者后应该怎样解救？说明原因。

参考答案：

有机磷酸酯急性中毒应遵循以下解救原则。①迅速切断毒源：将患者脱离有毒环境。经皮肤吸收中毒者，用大量温水和肥皂水彻底清洗皮肤；经口中毒者反复洗胃，硫酸镁导泻，减少吸收。②药物治疗：碘解磷定+阿托品。因为有机磷酸酯属于难逆性胆碱酯酶抑制剂，能够抑制胆碱酯酶对乙酰胆碱的水解作用，导致体内大量乙酰胆碱堆积而出现一系列的中毒现象。应尽早使用胆碱酯酶复活药碘解磷定，使胆碱酯酶复活，恢复其水解乙酰胆碱的功能。由于其对"老化"的磷酰化胆碱酯酶无效，故需早期使用；同时使用胆碱受体阻断药阿托品拮抗乙酰胆碱的作用，缓解乙酰胆碱浓度过高所致的症状。③对症治疗：对于一些严重的症状，开展对症治疗，如缺氧，给患者吸氧，输液加速毒物排泄，纠正电解质紊乱，抗休克等。

（曾广智　熊　勇）

第六章　肾上腺素能系统激动药和阻断药

一、选择题

A 型题（最佳选择题）

1. 参考答案：A

答案解析：去甲肾上腺素主要激动 α 受体；异丙肾上腺素主要激动 β 受体；去氧肾上腺素和甲氧明都主要激动 α 受体。

2. 参考答案：C

答案解析：肾上腺素对 α 和 β 受体没有选择性。激动血管上的 α 受体可产生缩血管作用，激动血管上的 β₂ 受体则产生血管舒张作用。因此，其对各部位血管的最终效应取决于血管上所分布的受体的类型和数量。皮肤、黏膜血管上 α 受体的数量占优势，β₂ 受体分布相对较少，故收缩作用最强。骨骼肌和冠状血管 β 受体的数量占优势，可产生舒张作用。

3. 参考答案：E

答案解析：肾上腺素是治疗过敏性休克的首选药物。通过激动 α 受体，收缩小动脉和毛细血管前括约肌、降低毛细血管通透性，升高血压，减轻支气管黏膜水肿；通过激动 β 受体，改善心功能，解除支气管痉挛，抑制过敏性物质的释放，扩张冠状动脉，可迅速缓解过敏性休克的症状。

4. 参考答案：B

答案解析：肾上腺素能激动 β 受体，使膀胱逼尿肌松弛；激动 α 受体，膀胱括约肌收缩，减缓排尿感，可导致尿潴留，故不能用于尿潴留的治疗。

5. 参考答案：B

答案解析：去甲肾上腺素主要激动 α 受体。由于其强烈的缩血管效应，不能皮下注射或肌内注射，静脉滴注时浓度过高、时间过长或漏液，可引起血管强烈而持续的收缩，引起组织缺血性坏死。可使肾血管强烈收缩，肾血管血流量严重减少，导致少尿、尿闭，发生急性肾衰竭。稀释后口服，可使食管和胃黏膜血管收缩，达到局部止血效果。

6. 参考答案：E

答案解析：麻黄碱具有明显的中枢兴奋作用，较大剂量能兴奋大脑皮质和皮下中枢，可引起不安及失眠等症状。其余四个药物皆不易透过血脑屏障，对中枢影响较小。

7. 参考答案：D

答案解析：α 受体阻断药（酚妥拉明）能够选择性拮抗肾上腺素激动 α 受体后引起的血管收缩作用，表现出肾上腺素激动血管 β₂ 受体后使血压下降的作用。

8. 参考答案：E

答案解析：能选择性激动 β₂ 受体，具有较强的解除支气管平滑肌痉挛的作用且无明显心脏兴奋作用，临床上主要用于支气管哮喘的治疗，如沙丁胺醇、特布他林等。

9. 参考答案：C

答案解析：吲哚洛尔为有内在拟交感活性的 β₁、β₂ 受体阻断药。

10. 参考答案：A

答案解析：多巴酚丁胺为 β_1 受体激动药，主要通过激动心脏 β_1 受体，增强心肌收缩力，用于治疗各种不同原因引起的心肌收缩力减弱的心力衰竭。

11. 参考答案：B

答案解析：异丙肾上腺素为非选择性 β 受体激动药，激动支气管 β_2 受体，解除支气管平滑肌痉挛，治疗支气管哮喘。也能激动心脏 β_1 受体，增强心肌收缩力，加快心率，会加重心源性哮喘。

12. 参考答案：D

答案解析：酚妥拉明是 α 受体阻断药，能够选择性拮抗肾上腺素激动 α 受体后引起的血管收缩作用，表现出肾上腺素激动血管 β_2 受体后使血压下降的作用。

13. 参考答案：C

答案解析：普萘洛尔为非选择性 β 受体阻断药，作用于支气管 β_2 受体可使支气管收缩，增加呼吸道阻力，诱发或加剧哮喘。

14. 参考答案：D

答案解析：去甲肾上腺素为 α 受体激动药，能强烈收缩血管，不能皮下注射或肌内注射，否则易致局部组织缺血坏死。

15. 参考答案：A

答案解析：肾上腺素可以使局部的血管收缩，本身也有抗过敏性休克等作用。局麻中加入少量肾上腺素可以延长局麻时间，增强局麻效果，减少麻药用量，减少局麻药引起的不良反应。

B 型题（配伍选择题）

[1~5]

参考答案：1. C 2. B 3. A 4. A 5. C

答案解析：肾上腺素通过激动 α 受体，收缩小动脉和毛细血管前括约肌、降低毛细血管通透性，升高血压，减轻支气管黏膜水肿；通过激动 β 受体，改善心功能，解除支气管痉挛，抑制过敏性物质的释放，扩张冠状动脉，可迅速缓解过敏性休克的症状。去甲肾上腺素具有强烈缩血管作用，皮下注射或肌内注射易致局部组织缺血坏死。

[6~10]

参考答案：6. D 7. A 8. B 9. C 10. B

答案解析：肾上腺素、去甲肾上腺素和异丙肾上腺素分别为 α、β 受体激动药，α 受体激动药和 β 受体激动药，α 受体阻断药只能减弱或取消主要激动 α 受体去甲肾上腺素的升压效应，对主要激动 β 受体的异丙肾上腺素，不影响其降压效果。

[11~14]

参考答案：11. C 12. B 13. A 14. D

答案解析：拉贝洛尔属于 α、β 受体阻断药。

X 型题（多项选择题）

1. 参考答案：ACD

答案解析：激动支气管平滑肌上的 β_2 受体可使支气管平滑肌松弛。去甲肾上腺素对 β_2 受体无作用，普萘洛尔为 β 受体阻断药可诱发或加剧支气管哮喘。肾上腺素和异丙肾上腺素可以激动 β_2 受体，沙丁胺醇为选择性 β_2 受体激动药。

2. 参考答案：ABC

答案解析：酚苄明和哌唑嗪为 α 受体阻断药。

3. 参考答案：ABE

答案解析：酚苄明为非选择性 α 受体阻断药，育亨宾为选择性 α_2 受体阻断药。

4. 参考答案：BCE

答案解析：α 受体阻断药能使肾上腺素的升压作用翻转为降压作用，酚妥拉明、酚苄明和哌唑嗪都属于 α 受体阻断药，羟甲唑啉为 α 受体激动药，普萘洛尔为 β 受体阻断药。

二、简答题

1. 肾上腺素、去甲肾上腺素和异丙肾上腺素都能用于支气管哮喘治疗吗？为什么？

参考答案：

肾上腺素和异丙肾上腺素可以。激动支气管平滑肌上的 β_2 受体可使支气管平滑肌松弛。肾上腺素为 α、β 受体激动药，异丙肾上腺素属于 β 受体激动药，它们都能激动支气管平滑肌上的 β_2 受体，使支气管平滑肌松弛，当支气管痉挛时其舒张作用更为明显，从而用于支气管哮喘的治疗。去甲肾上腺素为 α 受体激动药，对 β_2 受体几乎无作用，故不能用于支气管哮喘的治疗。

2. 酚妥拉明会使去甲肾上腺素的升压作用翻转为降压作用吗？为什么？

参考答案：

不能。酚妥拉明为 α 受体阻断药，肾上腺素为 α、β 受体激动药，预先使用 α 受体阻断药能使肾上腺素的升压作用翻转为降压作用。因为酚妥拉明选择性阻断了肾上腺素引起血管收缩的 α_1 受体的作用，而不影响扩张血管的 β_2 受体的作用，因而使得肾上腺素激动 β_2 受体舒张血管的效应充分表现，使血压下降。去甲肾上腺素为 α 受体激动药，对 β_2 受体几乎无作用，α 受体阻断药能拮抗其引起血管收缩的 α_1 受体，只能减弱其升压作用，不会导致升压作用翻转为降压作用。

三、论述题

试述普萘洛尔的药理作用、临床应用、不良反应及禁忌证。

参考答案：

普萘洛尔属于非选择性、无内在拟交感活性的 β 受体阻断药。其药理作用如下所示。①心血管系统：阻断心脏 β_1 受体，使心肌收缩力减弱、心率减慢、传导减慢、心排血量减少，冠脉血流量下降，心肌耗氧量减少。其对血管 β_2 受体阻断，加上心脏功能抑制，可反射兴奋交感神经，引起血管收缩和外周阻力增加，肝、肾和骨骼肌的血流量均减少。对高血压患者，可使收缩压和舒张压明显下降，外周阻力降低，排血量明显减少。②支气管平滑肌：阻断支气管平滑肌 β_2 受体，使支气管收缩，增加呼吸道阻力，可诱发或加重支气管哮喘。③代谢：

抑制脂肪和糖原的分解。④肾素：阻断肾小球旁器的 β_1 受体，减少肾素的分泌，从而抑制肾素-血管紧张素系统。临床主要用于治疗心律失常、心绞痛、高血压、甲状腺功能亢进等。不良反应：一般反应如恶心、呕吐、腹泻、头晕、失眠等，偶见过敏反应如皮疹、血小板减少等。用药不当的严重反应：①阻断支气管平滑肌 β_2 受体，诱发或加重哮喘，故支气管哮喘患者禁用；②心脏抑制和外周血管痉挛，故严重左心室功能不全、窦性心动过缓、房室传导阻滞和外周血管痉挛性疾病患者禁用。

（曾广智　熊　勇）

第七章　局部麻醉药

一、选择题

A 型题（最佳选择题）

1. 参考答案：D

答案解析：神经动作电位的产生与传导主要与神经纤维细胞膜上的钠、钾通道的开放与关闭有关。局麻药主要从细胞膜内侧可逆地阻断电压依赖性钠通道，抑制动作电位的发生和传导，从而阻断神经冲动的产生与传导，发挥局麻作用。

2. 参考答案：B

答案解析：局麻药对感觉神经纤维和运动神经纤维都有抑制作用。

3. 参考答案：A

答案解析：pH 可影响局麻药的作用。局麻药在体内以离子型和非离子型两种形式存在，pH 升高，可增加非离子型药物浓度，增大局麻药穿透神经鞘和神经膜的弥散速度，缩短麻醉起效时间。而当细胞外液 pH 降低时，非离子型药物浓度减小，局麻效果降低。炎症或坏死组织的体液呈酸性，pH 偏低，会导致局麻作用减弱。

4. 参考答案：E

答案解析：利多卡因弥散广，脊神经阻滞范围不易控制，一般不用于脊髓麻醉。

5. 参考答案：C

答案解析：由于利多卡因弥散广，吸收面积大，在浸润麻醉时可加用肾上腺素，收缩血管，减少利多卡因扩散，延长作用时间，减少毒性反应。

6. 参考答案：D

答案解析：罗哌卡因本身具有明显的血管收缩作用，故在使用时无须添加肾上腺素。

7. 参考答案：B

答案解析：普鲁卡因在血浆中能被酯酶水解，转变为对氨基苯甲酸（PABA）和二乙氨基乙醇。PABA 能对抗磺胺类药物的抑菌作用，故应避免与磺胺类药物同时使用。

8. 参考答案：D

答案解析：利多卡因临床上常用于各种室性心律失常的治疗。

9. 参考答案：E

答案解析：吸入麻醉方法中麻醉药易经肺吸收进入血液循环，引起全身性不良反应，不属于局麻药的应用方式。

B 型题（配伍选择题）

[1～6]

参考答案：1. C　2. E　3. A　4. D　5. B　6. C

答案解析：普鲁卡因与丁卡因都属于酯类局麻药，普鲁卡因黏膜穿透力弱，一般不用于表面麻醉，主要局部注射用于浸润麻醉，有时可引起过敏反应，所以给药前应做皮肤过敏性试验。丁卡因黏膜穿透力强，表面麻醉效果好，常用于表面麻醉。利多卡因是治疗室性心律失常的首选药。普鲁卡因在血浆中能被酯酶水解，转变为对氨基苯甲酸（PABA）和二乙氨基乙醇，PABA 能对抗磺胺类药物的抑菌作用，应避免与磺胺类药物同时使用。

X 型题（多项选择题）

1. 参考答案：ACDE

答案解析：pH 会影响局麻药非离子型与离子型药物的比例，影响药物对细胞膜的透过率，影响药物作用。药物的剂量及通过制剂控制药物的释放，都可以影响局麻药的作用。局麻药在使用时可以加入少量肾上腺素以收缩血管, 减少局麻药的吸收, 使局部神经细胞膜药量增加, 延长麻醉时间。腰麻时患者体位与局麻药的药液比重都可以影响药液的水平面而影响其作用。

2. 参考答案: BDE

答案解析: 普鲁卡因和丁卡因属于酯类局麻药。

3. 参考答案: ABCDE

答案解析: 一般局麻药在局部给药较少产生不良反应, 但若被吸收后, 产生的不良反应除了高敏反应与变态反应外, 多与药物的血药浓度水平有关。血药浓度较大时, 中枢抑制性神经元首先被阻滞, 使中枢神经系统的兴奋与抑制不平衡而出现兴奋症状, 随着浓度增高, 兴奋性神经元也被抑制, 使全部中枢神经系统处于抑制状态。局麻药介导的钠通道阻滞可降低心脏兴奋性, 使心肌收缩力减弱, 还能扩张血管, 导致血压骤降。

二、简答题

1. 浸润麻醉时, 在局麻药中加入少量肾上腺素的目的是什么?

参考答案:

加入少量肾上腺素可以使局部血管收缩, 减少局麻药的吸收, 使局部神经细胞膜药量增加, 从而延长麻醉时间; 同时, 由于血管收缩, 使得局麻药吸收进入血液循环的量减少, 从而减轻了全身不良反应; 局部血管收缩可以减少手术区的出血, 保证手术视野清晰, 有利于手术操作。

2. 局麻药吸收后对中枢神经系统的影响及可能出现的症状是什么?

参考答案:

局麻药吸收后, 血药浓度较大时, 中枢抑制性神经元首先被阻滞, 使中枢神经系统的兴奋与抑制不平衡而出现兴奋症状, 表现出神智错乱、肌肉震颤以至抽搐、惊厥; 随着血药浓度进一步增高, 可引起抑制性神经元和兴奋性神经元的同时抑制, 使全部中枢神经系统处于抑制状态, 可发生昏迷、心搏骤停、呼吸麻痹, 甚至死亡。

三、论述题

试述局麻药的药理作用机制及常见的不良反应。

参考答案: 神经动作电位的产生与传导主要与神经纤维细胞膜上的钠、钾通道的开放与关闭有关。神经受刺激时引起 Na^+ 内流、K^+ 外流, 改变了膜内外电压差而形成动作电位。局麻药主要从细胞膜内侧可逆地阻断电压依赖性钠通道, 抑制 Na^+ 内流和动作电位的发生和传导, 从而阻断神经冲动的产生与传导, 发挥局麻作用。一般局麻药在局部给药较少产生不良反应, 若被吸收后, 产生的不良反应除了高敏反应与变态反应外, 多与药物的血药浓度水平有关。血药浓度较大时, 中枢抑制性神经元首先被阻滞, 使中枢神经系统的兴奋与抑制不平衡而出现兴奋症状, 表现出神智错乱、肌肉震颤以至抽搐、惊厥; 随着血药浓度进一步增高, 可引起抑制性神经元和兴奋性神经元的同时抑制, 使全部中枢神经系统处于抑制状态, 可发生昏迷、心搏骤停、呼吸麻痹, 甚至死亡。局麻药对心血管系统有剂量依赖性的抑制作用, 其介导的钠通道阻滞可降低心脏兴奋性, 使心肌收缩力减弱, 还能扩张血管, 导致血压骤降, 甚至休克。

（曾广智　熊　勇）

第八章　中枢神经系统药理概论

一、选择题

A 型题（最佳选择题）

1. 参考答案: C

答案解析: γ-氨基丁酸（GABA）为中枢神经系统主要的抑制性神经递质, 但在发育中的大脑, GABA 是兴奋性的递质。

2. 参考答案: A

答案解析: 乙酰胆碱受体在大脑的脑干网状上行激动系统、纹状体、边缘系统和大脑皮质等均有广泛分布, 与学习、记忆、警觉及内脏活动等生理功能有关。

3. 参考答案: A

答案解析: 在阿尔茨海默病早期, 神经细胞凋亡导致基底前脑胆碱能神经功能障碍, 其病变的程度与临床症状密切关联, 故胆碱能增强药是目前主要的治疗药物, 如胆碱酯酶抑制剂多奈哌齐等。

4. 参考答案: C

答案解析: 第一代抗精神病药物氯丙嗪、氟哌啶醇等通过阻断中脑-边缘和中脑-皮质通路的 D_2 受体而治疗各种精神分裂症阳性症状。氯氮平、利培酮等第二代抗精神病药除阻断中枢 D_2 受体外, 同时还是 5-HT_{2A} 受体的阻断药。

5. 参考答案: D

答案解析: NMDA 受体、AMPA 受体和 KA 受体为离子型谷氨酸受体,mGluR 为代谢型谷氨酸受体。

6. 参考答案：B

答案解析：脑内 LC-NA 系统功能异常与睡眠、抑郁症、焦虑症（特别是吗啡和可卡因戒断时严重的焦虑症状）、注意力缺乏、多动症及阿片戒断症状等密切相关。

B 型题（配伍选择题）

[1～5]

参考答案：1. A 2. C 3. E 4. D 5. B

答案解析：见单选题相关内容。

[6～8]

参考答案：6. A 7. B 8. CD

答案解析：见单选题相关内容。

X 型题（多项选择题）

1. 参考答案：ABCD

答案解析：黑质致密部的多巴胺轴突组成黑质-纹状体通路。腹侧被盖区的多巴胺轴突组成中脑-皮质通路和中脑-边缘通路。下丘脑弓状核的多巴胺轴突组成结节-漏斗通路。

2. 参考答案：ADE

答案解析：帕金森病患者黑质致密部的多巴胺能神经元变性，多巴胺含量减少，造成兴奋性胆碱能神经元功能相对亢进，因而产生锥体外系症状（震颤）。腹侧被盖区的多巴胺通路出现异常时会发生精神分裂症、抑郁症、药物依赖性等精神性疾病。结节-漏斗通路的多巴胺通路的主要功能是调控下丘脑和垂体前叶某些激素（如催乳素抑制激素）的分泌。

3. 参考答案：BCD

答案解析：谷氨酸受体均为兴奋性氨基酸受体。

4. 参考答案：ABCDE

答案解析：中枢神经系统 5-HT 功能异常可能与厌食、紧张、偏头痛、抑郁症、精神分裂、癫痫、帕金森病、阿尔茨海默病等多种神经精神疾病有关。脑中 5-HT 增多可造成情感障碍，约 40% 的孤独症患者血 5-HT 升高。未经治疗的精神分裂症患者血 5-HT 增高，经精神抑制剂治疗后降低。5-HT 水平低下者有自杀念头。

二、简答题

1. 中枢乙酰胆碱的受体有哪些类型？各有什么功能？

参考答案：

①M 受体：乙酰胆碱兴奋 M_1 受体，造成神经元的慢兴奋现象，在记忆、学习等认知功能中具有重要作用。其他 M 受体可能通过促进脑内的一氧化氮合成，调控胆碱能神经血管参与大脑的认知、记忆等重要功能，有可能成为帕金森病、精神分裂症、局部脑缺血症等疾病新的药物作用靶标。②N 受体：在中枢神经系统的 N 受体主要功能是在突触前易化其他神经递质的释放，与人类的认知活动及学习记忆功能密切相关。

2. 中枢多巴胺系统的通路有哪些？各有什么功能？

参考答案：

①黑质-纹状体通路：与运动功能有关。②中脑-皮质通路和中脑-边缘通路：与精神、情绪有关。③结节-漏斗通路：调控下丘脑和垂体前叶某些激素的分泌。

（沈　磊）

第九章　全身麻醉药

一、选择题

A 型题（最佳选择题）

1. 参考答案：B

答案解析：根据给药方式的不同，全麻药分为吸入麻醉药和静脉麻醉药两类。

2. 参考答案：A

答案解析：在一个大气压下，能使 50% 患者痛觉消失的肺泡气体中药物的浓度称为最小肺泡浓度（MAC）。

3. 参考答案：E

答案解析：恩氟烷和异氟烷特点是起效快、苏醒快，麻醉深度易于调整，肌肉松弛作用较好，不

增加心肌对儿茶酚胺的敏感性，对呼吸道无明显刺激，反复使用无明显副作用，用于麻醉诱导和维持。

4. 参考答案：D

答案解析：中枢神经系统的抑制性神经递质 GABA 及其受体 $GABA_A$ 与全麻药的关系密切。

5. 参考答案：A

答案解析：1846 年最早应用的吸入麻醉药乙醚，由于易燃易爆且毒性反应大，临床已不使用。

6. 参考答案：E

答案解析：氧化亚氮又称笑气，为无色无刺激性甜味气体，室温下性质稳定，不燃不爆。麻醉诱

导期短而苏醒快；吸入体内 30～40s 即产生较强镇痛作用；MAC 大（＞100）、麻醉效能低，主要用于麻醉诱导或与其他全麻药配伍应用，以减少其他麻醉药用量及不良反应。氧化亚氮对心肌有轻度抑制作用，对呼吸道无刺激性。

7. 参考答案：E

答案解析：麻醉前给药为减轻术前患者的精神负担、改善麻醉效果，于麻醉前预先使用某些镇静镇痛类药物的方法，如服用巴比妥或地西泮以消除患者的紧张情绪，用阿片类镇痛药以增强麻醉效果，注射 M 受体阻断药可防止唾液及支气管分泌物所致的吸入性肺炎。

8. 参考答案：D

答案解析：静脉麻醉药多数镇痛作用不强、肌肉松弛作用不完全，麻醉深度不易调控，排出较慢；但是由于静脉麻醉药使用方便，不刺激呼吸道且麻醉诱导迅速，临床主要用于麻醉诱导和维持。

9. 参考答案：A

答案解析：丙泊酚脂溶性大，起效快、维持时间短，主要在肝中代谢失活，代谢物无麻醉作用，对呼吸道无刺激，可降低脑代谢率和颅内压，故术后恶心呕吐较少见，用于短小手术的麻醉诱导和维持。

10. 参考答案：D

答案解析：氯胺酮是唯一具有镇痛作用的非巴比妥类静脉麻醉药。该药脂溶性大于硫喷妥钠数倍，麻醉作用迅速、短暂，主要在肝脏代谢，但消除半衰期延长，因此，氯胺酮麻醉苏醒后仍有一定镇痛作用。氯胺酮可选择性阻断痛觉冲动向丘脑和新皮质传导，同时又能兴奋脑干及边缘系统，引起意识模糊、短时记忆缺失及痛觉完全消失等。

B 型题（配伍选择题）

[1～4]

参考答案：1. A　2. D　3. A　4. B

答案解析：见课本表格。

[5～8]

参考答案：5. C　6. E　7. A　8. D

答案解析：麻醉前给药为减轻术前患者的精神负担、改善麻醉效果，于麻醉前预先使用某些镇静镇痛类药物的方法。例如，服用巴比妥或地西泮以消除患者的紧张情绪。注射 M 受体阻断药可防止唾液及支气管分泌物所致的吸入性肺炎。依

据手术要求，可采用体表物理降温、合用氯丙嗪或全麻下体外循环等方法使体温降低。

[9～12]

参考答案：9. B　10. D　11. A　12. C

答案解析：用诱导期短的硫喷妥钠或氧化亚氮，使患者迅速进入外科麻醉期，避免诱导期的不良反应。在全麻或深度镇静状态下给予去极化肌松药琥珀胆碱或非去极化肌松药维库溴铵等，以满足手术时对肌肉松弛的要求。依据手术要求，可采用体表物理降温、合用氯丙嗪或全麻下体外循环等方法使体温降低。常用短时作用的血管扩张药如硝普钠、硝酸甘油或钙通道阻滞剂等，使血压适度下降，并抬高手术部位。常用于颅脑手术。

X 型题（多项选择题）

1. 参考答案：ABCD

答案解析：恩氟烷和异氟烷特点是起效快、苏醒快，麻醉深度易于调整，肌肉松弛作用较好，不增加心肌对儿茶酚胺的敏感性，对呼吸道无明显刺激，反复使用无明显副作用，用于麻醉诱导和维持。

2. 参考答案：CDE

答案解析：氯胺酮麻醉作用迅速、短暂，麻醉苏醒后仍有一定镇痛作用。氯胺酮引起意识模糊、短时记忆缺失及痛觉完全消失等，对体表的镇痛作用明显，对内脏的镇痛作用差。本品对呼吸影响轻微，但对心血管具有明显兴奋作用。

3. 参考答案：ACDE

答案解析：吸入性麻醉药极少被肝脏代谢或肾脏排泄，主要以原型经呼吸道排出体外。因此，肺泡通气最大，脑-血和血-气分布系数较低的吸入性麻醉药较易排出，麻醉苏醒快。MAC 影响药物的吸收过程。

二、简答题

什么情况需要麻醉前给药？常用什么药物？

参考答案：

①手术前情绪紧张，麻醉镇痛效果不满意。可于麻醉前预先使用某些镇静镇痛类药物？如服用巴比妥或地西泮以消除患者的紧张情绪，用阿片类镇痛药物以增强麻醉效果。②吸入性麻醉药刺激唾液及支气管分泌物分泌过多，可注射 M 受体阻断药防止唾液及支气管分泌物所致的吸入性肺炎。

（沈　磊）

第十章　镇静催眠药

一、选择题

A 型题（最佳选择题）

1. 参考答案：E
答案解析：苯二氮䓬类药物作用机制为增强 GABA 能神经的传递功能和突触抑制效应，同时还能增强 GABA 与 GABA$_A$ 受体的结合。

2. 参考答案：E
答案解析：唑吡坦为咪唑吡啶类催眠药，不属于苯二氮䓬类药物。

3. 参考答案：B
答案解析：静脉注射地西泮过快产生心血管和呼吸抑制作用。

4. 参考答案：B
答案解析：麻醉前给予地西泮主要为减轻术前患者的精神负担、改善麻醉效果。而地西泮本身不作为麻醉药使用。

5. 参考答案：A
答案解析：长期应用巴比妥类药物特别是苯巴比妥，可使肝脏药物代谢酶活性增高，加速巴比妥类药物代谢，可产生耐受性、依赖性。

6. 参考答案：C
答案解析：巴比妥类药物表现为弱酸性，苯巴比妥中毒按酸中毒处理。

7. 参考答案：C
答案解析：硫喷妥钠可用于诱导麻醉。

8. 参考答案：D
答案解析：地西泮可转化为去甲地西泮，最后转化为奥沙西泮，其活性与母体相似，但 $t_{1/2}$ 却延长。

9. 参考答案：A
答案解析：氟马西尼可用于苯二氮䓬类药物过量的诊断和治疗，还用于改善酒精性肝硬化患者的记忆缺失等症状。

10. 参考答案：C
答案解析：苯二氮䓬类药物在小于镇静剂量时即可显著改善焦虑症状。

B 型题（配伍选择题）

[1～5]
参考答案：1. B　2. D　3. A　4. C　5. E
答案解析：见单选题相关选项。水合氯醛对胃黏膜有刺激，易引起恶心、呕吐。

[6～10]
参考答案：6. B　7. E　8. C　9. A　10. D
答案解析：苯二氮䓬类药物分类：长效类，$t_{1/2}$

>24h，代表药物为地西泮、氟西泮；中效类，$t_{1/2}$ 为 6～24h，代表药物为硝西泮、艾司唑仑；短效类，$t_{1/2}<6h$，代表药物为三唑仑、奥沙西泮。唑吡坦为咪唑吡啶类催眠药，选择性地作用于苯二氮䓬结合位点，增加 GABA 对 GABA$_A$ 受体的亲和性。苯巴比妥主要用于小儿高热、破伤风、子痫、脑膜炎、脑炎等引起的惊厥。

X 型题（多项选择题）

1. 参考答案：ABCDE
答案解析：苯二氮䓬类药物在小于镇静剂量时即可显著改善焦虑症状。主要用于焦虑症，常选用地西泮和三唑仑。对持续性焦虑状态宜选用长效类药物，如地西泮和氟西泮。对间歇性严重焦虑患者则宜选用中效类药物（如硝西泮）及短效类药物（如三唑仑和奥沙西泮）等。一般理论认为苯二氮䓬类药物抗焦虑作用部位主要是在边缘系统。

2. 参考答案：ABCDE
答案解析：苯二氮䓬类药物临床上常用于子痫、破伤风、小儿高热等所致惊厥。地西泮是目前癫痫持续状态的首选药，其他类型的癫痫发作以硝西泮和氯硝西泮的疗效为好。

3. 参考答案：ACDE
答案解析：中枢性肌肉松弛是苯二氮䓬类药物的药理作用，不属于巴比妥类药物。

4. 参考答案：ACDE
答案解析：苯二氮䓬类药物、巴比妥类药物、唑吡坦、佐匹克隆均作用于 GABA 受体，左旋多巴在脑中转化为多巴胺作用于多巴胺受体。

二、简答题

1. 地西泮类药物作为镇静催眠药应用的主要优点有哪些？
参考答案：
①对 REMS 睡眠影响小，停药后出现反跳性 REMS 延长较巴比妥类药物轻，故减少噩梦发生；②治疗指数高，对呼吸影响小，不引起麻醉，安全范围大；③对肝药酶几乎无诱导作用，不影响其他药物的代谢；④依赖性、戒断症状轻。

2. 佐匹克隆与苯二氮䓬类镇静催眠药相比具有哪些特点？
参考答案：
与苯二氮䓬类镇静催眠药相比，佐匹克隆：①具有高效、低毒、成瘾性小的特点。②与苯二氮䓬结合位点结合，增强 GABA 抑制作用，缩短入睡潜伏期，延长睡眠时间，提高睡眠质量，但是对记忆功能几乎无影响。③催眠时能延长 NREMS 时相，对 REMS 时相无明显作用。

三、论述题

论述苯二氮䓬类药物的不良反应。

参考答案：

①催眠剂量可致眩晕和困倦、头昏、乏力和精细运动不协调等。②大剂量致共济失调、运动功能障碍、言语含糊不清，甚至昏迷和呼吸抑制。③静脉注射过快产生心血管和呼吸抑制作用。④长期服用该类药物有耐受性、依赖性。⑤停药可出现戒断症状，如失眠、焦虑、兴奋、心动过速、呕吐、震颤，偶有皮疹和白细胞减少等。但戒断症状发生比比巴比妥类药物轻。

（赖　泳）

第十一章　抗癫痫药及抗惊厥药

一、选择题

A 型题（最佳选择题）

1. 参考答案：D

答案解析：苯巴比妥对各型癫痫均有作用。

2. 参考答案：E

答案解析：苯巴比妥对各型癫痫均有作用，其效果依次为大发作、持续状态＞局限性、精神运动性发作＞小发作。

3. 参考答案：A

答案解析：癫病大发作可首选苯妥英钠和苯巴比妥，而苯巴比妥有催眠作用。

4. 参考答案：A

答案解析：乙琥胺在临床上为治疗小发作的首选药。

5. 参考答案：D

答案解析：长期应用苯妥英钠出现齿龈增生，与药物自唾液排出刺激胶原组织增生有关。

6. 不参考答案：A

答案解析：苯妥英钠药量过大引起神经系统中毒，表现为眼球震颤、复视、眩晕、共济失调等。主要为兴奋反应，无嗜睡。

7. 参考答案：D

答案解析：苯妥英钠口服吸收慢而不规则，个体差异大。因刺激性大，苯妥英钠不宜作肌内注射，宜静脉注射；大部分经肝药酶代谢为无活性的羟基苯妥英，再与葡萄糖醛酸结合自肾排出。

8. 参考答案：C

答案解析：苯妥英钠对癫痫大发作、单纯部分性发作和对精神运动性发作疗效较好，但对小发作无效或甚至加重。

9. 参考答案：C

答案解析：苯妥英钠抑制叶酸的吸收并加速其代谢，以及抑制二氢叶酸还原酶活性，长期用药可致巨幼红细胞贫血，宜用甲酰四氢叶酸防治。

10. 参考答案：D

答案解析：苯妥英钠对高频异常放电神经元的钠通道具有显著的阻滞作用，降低细胞膜的兴奋性，而抑制癫痫病灶神经元的高频异常放电及其放电的扩散。苯妥英钠还能阻滞神经元的 T 型钙通道，抑制 Ca^{2+} 内流。高浓度的苯妥英钠可抑制 K^+ 的外流，延长动作电位时程和不应期。

11. 参考答案：B

答案解析：久服骤停可使癫痫发作加剧，甚至诱发癫痫持续状态。

12. 参考答案：D

答案解析：长期用苯妥英钠可致巨幼红细胞贫血，宜用甲酰四氢叶酸防治。苯妥英钠通过诱导肝药酶而加速维生素 D 的代谢，长期应用可致低钙血症、佝偻病样改变和骨软化症。必要时应用维生素 D 预防。

13. 参考答案：A

答案解析：卡马西平是治疗精神运动性发作的首选药物，治疗三叉神经痛和舌咽神经痛疗效优于苯妥英钠。

14. 参考答案：B

答案解析：卡马西平是治疗精神运动性发作的首选药物，治疗三叉神经痛和舌咽神经痛疗效优于苯妥英钠，对躁狂症疗效也比锂盐好而副作用少。

15. 参考答案：E

答案解析：前四种药物均为抗癫痫药物，氯丙嗪会诱发癫痫。

16. 参考答案：E

答案解析：静脉注射地西泮为癫痫持续状态的首选药。

17. 参考答案：E

答案解析：在治疗过程中，不宜随意更换药物。

18. 参考答案：D

答案解析：见课本表格。

19. 参考答案：A

答案解析：口服硫酸镁有泻下和利胆作用，注射硫酸镁具有抗惊厥和降血压作用。

20. 参考答案：D

答案解析：硫酸镁抗惊厥的主要机制是阻断神经肌肉接头的传递。因为 Mg^{2+} 与 Ca^{2+} 化学性质相似，它竞争性地与 Ca^{2+} 受点结合，抑制 Ca^{2+} 内流，从而使运动神经末梢乙酰胆碱释放减少，产生肌肉松弛作用。

B 型题（配伍选择题）

[1～5]

参考答案：1. A 2. B 3. E 4. D 5. C

答案解析：见课本表格。

[6～9]

参考答案：6. E 7. B 8. B 9. D

答案解析：见课本表格。

[10～11]

参考答案：10. B 11. A

答案解析：见课本表格。

X 型题（多项选择题）

1. 参考答案：ABDE

答案解析：惊厥常用镇静催眠药治疗，也可注射硫酸镁抗惊厥。氯丙嗪不可治疗惊厥。

2. 参考答案：CD

答案解析：口服硫酸镁有泻下和利胆作用，注射硫酸镁有抗惊厥和降血压作用。

3. 参考答案：CDE

答案解析：见课本表格。

4. 参考答案：ABC

答案解析：见课本表格。

5. 参考答案：ABCD

答案解析：卡马西平能阻滞钠通道，抑制癫痫病灶的异常放电及其放电扩散。对各类型癫痫均有效，其中对精神运动性发作、大发作和单纯部分性发作疗效较好，对小发作和肌阵挛性发作效果差或无效。

二、简答题

1. 苯妥英钠有哪些临床应用？

参考答案：

①抗癫痫：常用的抗癫痫药，对癫痫大发作、单纯部分性发作和对精神运动性发作疗效较好，但对小发作无效甚至加重。②治疗外周神经痛：用于治疗三叉神经、舌咽神经和坐骨神经等神经性疼痛。其中对三叉神经痛疗效较好，使疼痛明显减轻，发作次数减少。③抗心律失常。

2. 癫痫大发作、小发作、精神运动性发作和持续状态应分别选择什么药物？

参考答案：

①癫痫大发作首选苯妥英钠或卡马西平，也可选用苯巴比妥，无效者可选用丙戊酸钠。②癫痫小发作首选乙琥胺，也可选用氯硝西泮和丙戊酸钠。③精神运动性发作首选卡马西平，也可选用丙戊酸钠、苯妥英钠和苯巴比妥。④癫痫持续状态首选地西泮静脉注射。

3. 口服和注射硫酸镁分别有哪些作用？

参考答案：

口服硫酸镁有泻下和利胆作用，注射硫酸镁具有抗惊厥和降血压作用。

三、论述题

苯妥英钠有哪些不良反应？

参考答案：

①局部刺激：本药局部刺激性较大，口服可引起厌食、恶心、呕吐和腹痛等症状；静脉注射可发生静脉炎。②齿龈增生：长期应用出现齿龈增生，多见于儿童和青少年，这与药物自唾液排出刺激胶原组织增生有关。③神经系统反应：药量过大引起中毒，表现为眼球震颤、复视、眩晕、共济失调等。严重者可出现语言障碍、精神错乱或昏迷等。④血液系统反应：由于抑制叶酸的吸收并加速其代谢，以及抑制二氢叶酸还原酶活性，长期用药可致巨幼红细胞贫血，宜用甲酰四氢叶酸防治。⑤骨骼系统反应：通过诱导肝药酶而加速维生素 D 的代谢，长期应用可致低钙血症、佝偻病样改变和骨软化症。必要时应用维生素 D 预防。⑥过敏反应：可发生皮疹、血小板减少、粒细胞缺乏、再生障碍性贫血。⑦其他反应：偶见男性乳房增大，女性多毛症、淋巴结肿大等。可偶致畸胎，故妊娠期妇女慎用。久服骤停可使癫痫发作加剧，甚至诱发癫痫持续状态。

（沈 磊）

第十二章　精神障碍治疗药物

一、选择题

A 型题（最佳选择题）

1. 参考答案：B
答案解析：氯丙嗪治疗精神病的机制与阻断中脑-边缘系统和中脑-皮质通路的多巴胺受体有关,中脑-边缘系统多巴胺通路与阳性症状有关,中脑-皮质通路与阴性症状有关。故答案选 B。

2. 参考答案：C
答案解析：氯丙嗪对正常人产生的作用表现为安定、镇静、情感淡漠和对周围环境不感兴趣,在安静环境可以入睡,但易唤醒。故答案选 C。

3. 参考答案：B
答案解析：小剂量氯丙嗪通过抑制延脑催吐化学感受区 D_2 样受体起到止呕作用,大剂量氯丙嗪可直接抑制呕吐中枢。故答案选 B。

4. 参考答案：D
答案解析：氯丙嗪阻断结节-漏斗多巴胺通路的 D_2 受体,使催乳素分泌增加,引起乳房增大及泌乳。故答案选 D。

5. 参考答案：C
答案解析：氯丙嗪阻断黑质-纹状体通路的多巴胺 D_2 受体,从而使黑质-纹状体多巴胺功能相对减弱而引起锥体外系反应。故答案选 C。

6. 参考答案：A
答案解析：氯丙嗪引起的迟发性运动障碍可能与突触后膜多巴胺受体长期被阻断,使多巴胺受体数目增加（即受体向上调节）,从而使黑质-纹状体多巴胺功能相对增强导致的,应用抗胆碱药物治疗可使症状加重。故答案选 A。

7. 参考答案：E
答案解析：氯丙嗪的不良反应主要有中枢抑制、直立性低血压、锥体外系反应及内分泌紊乱等。齿龈增生是苯妥英钠的常见不良反应。故答案选 E。

8. 参考答案：E
答案解析：氯丙嗪引起的低血压可用去甲肾上腺素或间羟胺等药物治疗,禁用肾上腺素,因氯丙嗪阻断 α_1 受体,可使肾上腺素的升压作用翻转为降压。多巴胺和麻黄碱与肾上腺素属同类药物。故答案选 E。

9. 参考答案：C
答案解析：第二代抗精神病药物的共同特点是锥体外系反应较第一代药物轻,氯氮平属于第二代抗精神分裂症药物,特点是锥体外系反应轻。故

答案选 C。

10. 参考答案：D
答案解析：第二代抗精神病药物的共同特点是不仅对阳性症状有效,普遍对阴性症状有较好的效果,利培酮属于第二代抗精神分裂症药物,对精神分裂症的阳性和阴性症状均有效。故答案选 D。

11. 参考答案：A
答案解析：碳酸锂是应用较早的心境稳定剂,主要用于治疗躁狂症,也用于精神分裂症的兴奋躁动。故答案选 A。

12. 参考答案：A
答案解析：帕罗西汀是选择性 5-HT 再摄取抑制剂中的代表药物,通过选择性抑制 5-HT 在神经末梢的再摄取而发挥抗抑郁作用。

13. 参考答案：C
答案解析：甲状腺功能亢进是三环类药物多塞平的禁忌证。故答案选 C。

14. 参考答案：C
答案解析：5-HT 及去甲肾上腺素再摄取抑制剂:主要通过抑制 5-HT 及去甲肾上腺素再摄取,增强中枢 5-HT 能及去甲肾上腺素能神经功能而发挥抗抑郁作用。代表药文拉法辛、度洛西汀。故答案选 C。

15. 参考答案：C
答案解析：多奈哌齐用于轻、中度老年期痴呆症状,不抗抑郁。故答案选 C。

16. 参考答案：A
答案解析：西酞普兰是选择性 5-HT 再摄取抑制剂。本类药物主要通过选择性抑制 5-HT 的再摄取,增加突触间隙 5-HT 浓度,从而增强中枢 5-HT 能神经功能,发挥抗抑郁作用。故答案选 A。

17. 参考答案：B
答案解析：舍曲林属于选择性 5-HT 再摄取抑制剂。吗氯贝胺属于单胺氧化酶抑制剂。对吗氯贝胺过敏者、有意识障碍者、嗜铬细胞瘤患者、儿童及正在服用某些可影响单胺类药物浓度药物（选择性 5-HT 再摄取抑制剂、三环类抗抑郁药）的患者禁用吗氯贝胺。

18. 参考答案：E
答案解析：氟西汀属于选择性 5-HT 再摄取抑制剂类抗抑郁药。碳酸锂是抗躁狂药。氯丙嗪和喹硫平属于抗精神病药。地西泮属于镇静催眠药。故答案选 E。

B 型题（配伍选择题）

[1~4]

参考答案：1. A　2. C　3. B　4. D

答案解析：

①米氮平主要通过阻断中枢去甲肾上腺素能和5-HT 能神经末梢突触前 $α_2$ 受体，增加去甲肾上腺素和 5-HT 的间接释放，增强中枢去甲肾上腺素能及 5-HT 能神经的功能，并阻断 $5-HT_2$、$5-HT_3$ 受体以调节 5-HT 功能，从而达到抗抑郁作用。②选择性 5-HT 再摄取抑制剂主要通过选择性抑制 5-HT 的再摄取，增加突触间隙 5-HT 浓度，从而增强中枢 5-HT 能神经功能，发挥抗抑郁作用。本品与胆碱受体、组胺受体、肾上腺素受体几乎无亲和力。代表药物有西酞普兰、艾司西酞普兰等。③四环类抗抑郁药通过抑制突触前膜对去甲肾上腺素的再摄取，增强中枢去甲肾上腺素能神经的功能，从而发挥抗抑郁作用。代表药马普替林。④单胺氧化酶抑制剂通过抑制 A 型单胺氧化酶，减少去甲肾上腺素、5-HT 及多巴胺的降解，增强去甲肾上腺素、5-HT 和多巴胺能神经功能，而发挥抗抑郁作用。代表药为吗氯贝胺。

[5~9]

参考答案：5. D　6. A　7. C　8. E　9. B

答案解析：

①马普替林是四环类抗抑郁药中的代表药物。②碳酸锂安全范围窄，当血锂浓度高达 1.6mmol/L 时应立即减量或停药，为防止严重不良反应发生，最好每日进行血药浓度监测。③氯丙嗪的禁忌证包括有癫痫病史、严重肝功能损害和肝性脑病患者。④氯氮平属于第二代抗精神病药，具有较强的镇静作用。⑤舒必利是一种选择性 D_2 受体阻断药，无镇静作用，锥体外系反应轻。

[10~12]

参考答案：10. B　11. C　12. D

答案解析：

①氯丙嗪引起的低血压可用去甲肾上腺素或间羟胺等药物治疗，禁用肾上腺素，因氯丙嗪阻断 $α_1$ 受体，可使肾上腺素的升压作用翻转为降压。②氯丙嗪引起的锥体外系反应包括药源性帕金森综合征、静坐不能、急性肌张力障碍和迟发性运动障碍，前三种锥体外系反应均是由于黑质-纹状体通路的 D_2 受体被阻断，纹状体 DA 功能减弱所致，可用中枢性抗胆碱药苯海索治疗。③左旋多巴在中枢转变为多巴胺，可以补充纹状体中多巴胺的不足，发挥治疗帕金森病作用，但对阻断多巴胺受体的抗精神病药引起的锥体外系反应无效。

X 型题（多项选择题）

1. 参考答案：ABD

答案解析：氯丙嗪对癌症、放射病引起的呕吐及顽固性呃逆均有效，但对晕动病引起的呕吐无效。故答案选 ABD。

2. 参考答案：ABDE

答案解析：氯丙嗪降压作用是由于其阻断外周血管上的 $α_1$ 受体，不属于中枢作用。故答案选 ABDE。

3. 参考答案：ACDE

答案解析：见单选题相关内容

4. 参考答案：ADE

答案解析：氟西汀用于抑郁症、强迫症及神经性贪食症。癫痫（如癫痫控制不良，应避免使用，如有惊厥发作，停止使用）、心脏病、糖尿病、闭角型青光眼、有躁狂病史、出血性疾病（尤其是胃肠道出血）、正在服用增加出血风险药物的患者慎用。驾驶车辆、高空作业、操纵机器人员应慎用氟西汀。

5. 参考答案：ACD

答案解析：氯米帕明、丙咪嗪、多塞平等与华法林、双香豆素、茚茚二酮等抗凝血药合用，可降低抗凝血药的代谢，增加出血风险，应密切监测凝血酶原时间。

二、简答题

试述氯丙嗪的主要不良反应。

参考答案：

①阻断黑质-纹状体通路的 D_2 受体，使纹状体中多巴胺功能减弱，乙酰胆碱的功能增强而引起锥体外系反应，包括帕金森综合征、急性肌张力障碍和静坐不能。另一种锥体外系反应——迟发性运动障碍可能与长期用药而使多巴胺受体上调有关。②阻断结节-漏斗通路的 D_2 受体可导致内分泌紊乱，引起乳房肿大及泌乳、排卵延迟、生长减慢等。③氯丙嗪有明显的受体阻断作用，可引起直立性低血压，也可翻转肾上腺素的升压效应，引起的低血压不能用肾上腺素抢救。④阻断 M 受体常表现出口干、便秘、视物模糊、眼压升高、心动过速等阿托品样效应。⑤大剂量氯丙嗪，可引起急性中毒甚至死亡。抑制体温调节中枢，使体温调节失灵，体温随环境温度变化而升降。在物理降温配合下，可使体温降至正常以下。用于低温麻醉和人工冬眠疗法。

三、论述题

试述氯丙嗪的主要药理作用与用途。

参考答案：

①抗精神病作用：对以精神运动性兴奋和幻觉妄想为主的精神分裂症疗效较好，亦用于治疗躁狂症。可迅速控制兴奋、躁动，继续用药，可使患者恢复理智、情绪安定、生活自理。作用机制与阻断中脑-边缘系统及中脑-皮质通路中的多巴胺 D_2 受体有关。②镇吐作用：对多种疾病和药物引起的呕吐都有效，小剂量阻断催吐化学感受区（CTZ）的 D_2 受体。大剂量则直接抑制呕吐中枢。

但对刺激前庭引起的呕吐无效。③对体温调节的影响：抑制体温调节中枢，使体温调节失灵，体温随环境温度变化而升降。在物理降温配合下，可使体温降至正常以下。用于低温麻醉和人工冬眠疗法。④加强中枢抑制剂的作用：可增强麻醉药、镇静催眠药、镇痛药及乙醇的作用。⑤可阻断脑内其他部位的多巴胺能神经通路，对自主神经系统的受体和 M 受体亦有阻断作用。但临床应用价值不大。

（王 莹）

第十三章 镇 痛 药

一、选择题

A 型题（最佳选择题）

1. 参考答案：D
答案解析：喷他佐辛主要激动 κ 受体，对 μ 受体表现为部分激动作用（或称轻度阻断作用）；吗啡、哌替啶、芬太尼、美沙酮均激动 μ 受体。

2. 参考答案：D
答案解析：吗啡通过降低延髓呼吸中枢对 CO_2 的敏感性及直接抑制脑桥呼吸调节中枢两种作用机制产生呼吸抑制作用。

3. 参考答案：C
答案解析：美沙酮成瘾缓慢、症状轻，常作为吗啡和海洛因所致的药物依赖脱毒治疗时重要的替代药。

4. 参考答案：E
答案解析：罗通定的镇痛机制可能与阻断脑内多巴胺受体及促进脑啡肽和内啡肽有关；哌替啶、纳洛酮、可待因、海洛因均激动阿片受体。

5. 参考答案：E
答案解析：吗啡主要激动 μ 受体，引起呼吸抑制，纳洛酮为 μ 受体阻断药，可为吗啡急性中毒的解救药。

6. 参考答案：C
答案解析：蓝斑核是阿片类成瘾的重要的调控部位，发生戒断反应时放电频率增高。

7. 参考答案：E
答案解析：吗啡口服吸收良好，但首关效应显著，口服生物利用度仅达 25%。

8. 参考答案：C
答案解析：曲马多长期或大剂量服用可成瘾，停药后的戒断反应非常强烈，不亚于毒品。2008 年我国将曲马多列为二类精神药品管理，也是国际上唯一管制曲马多临床用药的国家，故不用于

一般性疼痛。

9. 参考答案：A
答案解析：纳洛酮为阿片受体的完全阻断药，对阿片类药物成瘾者，用药后立即出现戒断症状。

10. 参考答案：E
答案解析：哌替啶对妊娠末期子宫平滑肌无明显影响，不对抗缩宫素对子宫的兴奋作用，不影响产程。

11. 参考答案：D
答案解析：哌替啶在体内部分转化为毒性代谢产物去甲哌替啶，去甲哌替啶具有中枢兴奋作用。哌替啶用量过大，出现中枢兴奋症状的中毒患者，除应用纳洛酮拮抗 μ 受体的中枢作用外，还可应用巴比妥类药物抑制去甲哌替啶引起的中枢兴奋作用。

12. 参考答案：C
答案解析：芬太尼不诱发组胺释放，对心肌的直接抑制作用非常小，使患者的心血管功能处于较稳定水平，常作为心血管外科手术或心功能不良患者手术的基础麻醉用药。

13. 参考答案：D
答案解析：非麻醉性镇痛药是一类成瘾性小，未列入麻醉药品品种目录的药物，涉及的非麻醉性镇痛药包括：喷他佐辛、曲马多、罗通定、奈福泮、草乌甲素等。

14. 参考答案：A
答案解析：哌替啶无镇咳作用。

15. 参考答案：D
答案解析：两者均有成瘾性，但吗啡的成瘾性较哌替啶大。

B 型题（配伍选择题）

[1～4]
参考答案：1. A　2. D　3. C　4. B

答案解析：脑内、丘脑内侧、脑室、导水管周围灰质——与痛觉的传入、整合、感受有关；边缘系统、蓝斑核——与精神、情绪、成瘾性有关；中脑盖前核——与缩瞳有关；延脑孤束核——与咳嗽、呼吸中枢有关。

[5～8]

参考答案：5. E 6. B 7. A 8. C

答案解析：喷他佐辛是阿片受体部分激动药（部分激动 μ 受体，激动 κ 受体弱）；芬太尼是阿片受体完全激动药，主要激动 μ 受体，且作用强；纳洛酮为阿片受体阻断药；罗通定的镇痛机制可能与阻断脑内多巴胺受体及促进脑啡肽和内啡肽有关；阿司匹林镇痛作用机制为非选择性抑制环加氧酶的生成，抑制前列腺素的合成而起到镇痛作用。

[9～11]

参考答案：9. B 10. A 11. D

答案解析：吗啡或哌替啶均可用于心源性哮喘；可待因用于无痰刺激性干咳；哌替啶、氯丙嗪和异丙嗪组成人工冬眠合剂。

[12～15]

参考答案：12. B 13. D 14. E 15. C

答案解析：罗通定主要用于胃肠及肝胆系统等内科疾病引起的钝痛及头痛和月经痛；奈福泮临床用于创伤、手术类、癌症晚期的镇痛，也可用于肌痛、牙痛及急性内脏平滑肌绞痛；氟吡汀临床用于外伤、烧伤、术后、癌症晚期疼痛的治疗，轻、中度疼痛的备选药，用药时间不能超过两周，用药期间宜每周监测肝功能；高乌甲素在癌症疼痛阶梯疗法中，作为轻度和中度疼痛的备选药物。

X 型题（多项选择题）

1. 参考答案：ABCD

答案解析：吗啡抑制血管运动中枢和促组胺释放引起外周血管扩张，在临床常用剂量下可能引起直立性低血压。

2. 参考答案：BDE

答案解析：哌替啶的临床用途为镇痛、心源性哮喘、人工冬眠、术后寒战。

3. 参考答案：ABCDE

答案解析：吗啡具有呼吸抑制及对支气管平滑肌的收缩作用，加之新生儿和婴儿各器官发育不成熟，故禁用于新生儿和婴儿、肺源性心脏病患者、支气管哮喘患者；吗啡降低子宫平滑肌的反应性，延长产程，影响分娩，故禁用于分娩止痛；吗啡具有呼吸抑制作用，可造成二氧化碳潴留，继发性引起脑血管扩张和脑血流量增加，导致颅内压升高，颅脑损伤和颅内占位性病变者禁用。

4. 参考答案：ABCDE

答案解析：治疗量吗啡可引起恶心、呕吐、眩晕、意识模糊、不安、便秘、尿潴留、低血压、呼吸抑制；连续多次应用易产生耐受性和成瘾性。

二、简答题

1. 哌替啶与吗啡在药理作用及临床应用上有何异同？

参考答案：

（1）相同：药理作用方面，哌替啶的中枢作用（镇痛、镇静、欣快、呼吸抑制）与吗啡相似；两者均可导致直立性低血压。临床应用，两者均可用于急性锐痛和心源性哮喘。

（2）不同：在药理作用上，吗啡具镇咳作用，且使瞳孔缩小，而哌替啶无此作用；吗啡可使胃肠道平滑肌及括约肌张力提高，哌替啶此作用较弱。在临床应用上，吗啡用于止泻，哌替啶用于人工冬眠。

2. 吗啡的不良反应有哪些？

参考答案：

①治疗量时可产生眩晕、恶心、呕吐、便秘、排尿困难、胆囊绞痛、抑制呼吸及嗜睡等，少数患者产生直立性低血压。②长期使用可产生成瘾性，成瘾后停药可产生戒断症状。③用量过大引起急性中毒，表现为昏迷、瞳孔极度缩小、呼吸抑制、血压下降、发绀、少尿、体温下降，最后死于呼吸麻痹。

三、论述题

试述吗啡对平滑肌的药理作用与相应的不良反应。

参考答案：

①吗啡兴奋胃肠平滑肌和括约肌，引起痉挛，使胃排空、推进性肠蠕动减弱，加之对中枢的抑制作用而使便意迟钝。相应的不良反应为引起便秘。②吗啡引起胆道平滑肌和括约肌收缩，使胆道和胆内压增高。相应的不良反应为引起胆绞痛。③吗啡增强膀胱括约肌张力。相应的不良反应为尿潴留。④吗啡降低临产子宫平滑肌对催产素的反应性。相应的不良反应为延长产程，影响分娩。⑤大剂量吗啡引起支气管平滑肌的收缩。相应的不良反应为治疗量吗啡可诱导支气管哮喘患者的哮喘加重。⑥吗啡促组胺释放及抑制血管运动中枢，使其阻力血管和容量血管扩张。相应的不良反应为引起直立性低血压。

（李春艳）

第十四章　治疗神经退行性疾病的药物

一、选择题

A 型题（最佳选择题）

1. 参考答案：D
答案解析：左旋多巴易透过血脑屏障，可在黑质-纹状体多巴胺能神经元内经多巴脱羧酶作用生成多巴胺，补充纹状体中多巴胺的不足，而发挥治疗帕金森病作用。

2. 参考答案：B
答案解析：左旋多巴不良反应与外周转化的多巴胺过多有关。

3. 参考答案：B
答案解析：卡比多巴不能通过血脑屏障，单用无效。

4. 参考答案：A
答案解析：金刚烷胺作用机制涉及多个环节：促进黑质-纹状体中残存的多巴胺能神经元释放多巴胺；抑制多巴胺再摄取；直接激动多巴胺受体；较弱的抗胆碱作用。金刚烷胺与左旋多巴合用，可协同增强药效，减少左旋多巴剂量及不良反应。

5. 参考答案：B
答案解析：罗匹尼罗为多巴胺受体激动药。

6. 参考答案：A
答案解析：本药通过抑制黑质-纹状体通路乙酰胆碱的作用，以恢复纹状体多巴胺能神经与胆碱能神经之间的平衡。

7. 参考答案：E
答案解析：卡比多巴是较强的多巴脱羧酶抑制剂，与左旋多巴合用时，仅可以抑制外周的左旋多巴的脱羧反应，减少外周的多巴胺生成，使得血中更多的左旋多巴进入中枢。

8. 参考答案：B
答案解析：大部分患者在左旋多巴治疗开始时会出现胃肠道及心血管系统等不良反应。其他不良反应为长期使用药物所致。

9. 参考答案：A
答案解析：苯海索主要用于抗精神病药阻断多巴胺受体引起的锥体外系反应（迟发运动障碍除外）及以震颤为主的帕金森病等，而对无震颤的帕金森病患者不推荐应用。

10. 参考答案：D
答案解析：司来吉兰是一种选择性作用于 MAO-B 的单胺氧化酶抑制剂。

11. 参考答案：B

答案解析：恩他卡朋是一种选择性外周儿茶酚氧位甲基转移酶（COMT）抑制剂，与左旋多巴合用，能延长左旋多巴半衰期，使更多的左旋多巴进入脑组织。

12. 参考答案：D
答案解析：石杉碱甲为可逆性高选择性胆碱酯酶抑制剂，兼具抗氧化应激和抗神经细胞凋亡作用，可保护神经细胞。

B 型题（配伍选择题）

[1～4]
参考答案：1. C　2. D　3. B　4. A
答案解析：见单选题内容。

[5～7]
参考答案：5. B　6. C　7. D
答案解析：见单选题内容。

X 型题（多项选择题）

1. 参考答案：ABCDE
答案解析：苯海索通过抑制黑质-纹状体通路乙酰胆碱的作用，恢复纹状体多巴胺能神经与胆碱能神经之间的平衡。对震颤效果好，但对运动迟缓效果差。主要用于抗精神病药阻断多巴胺受体引起的锥体外系反应（迟发运动障碍除外）及以震颤为主的帕金森病等，而对无震颤的帕金森病患者不推荐应用。

2. 参考答案：ACE
答案解析：左旋多巴的作用特点：起效慢；对运动困难和肌肉僵直的疗效好，对肌肉震颤的疗效较差，对吞咽困难及认知减退无效；疗效与黑质-纹状体损伤程度相关，轻症患者及较年轻患者疗效好，重症和年老体弱者疗效较差。

3. 参考答案：ACDE
答案解析：见课本总结。

二、简答题

1. 简述抗帕金森病药的分类，每类列举一个代表药。
参考答案：
（1）拟多巴胺类药：①多巴胺前体药，如左旋多巴；②左旋多巴降解抑制剂，如卡比多巴；③多巴胺受体激动药，如溴隐亭、罗匹尼罗；④MAO-B 抑制剂，如司来吉兰；⑤COMT 抑制剂，如恩他卡朋；⑥其他，如金刚烷胺。
（2）中枢胆碱受体阻断药：苯海索。

2. 何谓"开-关"现象？如何减轻？

参考答案：

"开-关"现象指的是长期服用左旋多巴产生的一种不良反应，表现为"开"时患者活动正常或接近正常，而"关"时突然出现严重的帕金森病症状。症状波动与左旋多巴血药浓度的波动有关，使用缓释剂型或合并使用 COMT 抑制剂或 MAO-B 抑制剂等，使患者的血浆多巴胺水平稳定地保持在治疗窗内可以减轻"开-关"现象。

三、论述题

1. 为什么治疗帕金森病时将左旋多巴与卡比多巴合用？

参考答案：

帕金森病患者的黑质多巴胺神经元退变，多巴胺介质减少，需要补充多巴胺。外周给予多巴胺不易通过血脑屏障，在外周引起不良反应，所以不能用多巴胺治疗帕金森病。而左旋多巴是多巴胺的前体，可以透过血脑屏障，进入中枢后脱羧生成多巴胺，补充纹状体中多巴胺的不足，而发挥治疗作用。卡比多巴不能通过血脑屏障，与左旋多巴合用时，仅可以抑制外周多巴脱羧酶的活性，减少外周的多巴胺生成，使更多的左旋多巴进入中枢神经，同时可减少左旋多巴的用量，减轻其不良反应。

2. 左旋多巴的不良反应有哪些？

参考答案：

（1）早期反应：①胃肠道反应，恶心、呕吐和食欲减退等现象，与多巴胺兴奋延髓催吐化学感受器 D_2 受体有关。②心血管反应，直立性低血压，心绞痛、心律失常，可能与外周组织中多巴胺过多从而诱发血管扩张，激动心脏有关。

（2）长期反应：①运动障碍，服药两年以上易发生。高龄患者出现不自主的运动；而年轻患者会出现舞蹈样异常的运动。②症状波动，多发生在初期疗效好而且持续服药一年以上的患者。轻者出现症状波动，而严重患者出现"开-关"现象。③精神症状，出现焦虑、失眠、幻觉、夜间谵妄及精神错乱等。使用左旋多巴不能突然停药，以免发生撤药恶性综合征。

（沈 磊）

第十五章 其他具有中枢作用的药物

选择题

A 型题（最佳选择题）

1. 参考答案：A

答案解析：哌甲酯对皮质和皮质下中枢有兴奋作用；可产生轻度欣快感和轻度食欲缺乏；较大剂量兴奋呼吸中枢，中毒剂量引起惊厥。哌甲酯是国内治疗儿童 ADHD 的主要药物，因药物兴奋大脑皮质，使患儿易被尿意唤醒，故也治疗小儿遗尿症。

2. 参考答案：C

答案解析：尼可刹米可选择性地直接兴奋延髓呼吸中枢，可刺激颈动脉体和主动脉体化学感受器，反射性兴奋呼吸中枢，使呼吸加深加快。对大脑皮质、血管运动中枢及脊髓也有较弱的兴奋作用。皮下注射、肌内注射后吸收好，起效快。作用温和，安全范围大。临床广泛用于中枢性呼吸抑制及各种原因所致呼吸衰竭。

3. 参考答案：E

答案解析：洛贝林对呼吸中枢并无直接兴奋作用，但可刺激颈动脉体和主动脉体化学感受器，反射性兴奋呼吸中枢而使呼吸加快；对迷走神经中枢和血管运动中枢也有反射性的兴奋作用。作用持续时间短（数分钟），安全范围大，很少引起惊厥。洛贝林有烟碱样作用，对自主神经节先兴奋后麻痹。

B 型题（配伍选择题）

[1～4]

参考答案：1. B 2. C 3. A 4. D

答案解析：见课本总结。

X 型题（多项选择题）

1. 参考答案：CDE

答案解析：见课本总结。

2. 参考答案：ABE

答案解析：二甲弗林直接兴奋呼吸中枢，作用比尼可刹米强 100 倍。洛贝林对呼吸中枢并无直接兴奋作用，但可刺激颈动脉体和主动脉体化学感受器，反射性兴奋呼吸中枢而使呼吸加快。

（沈 磊）

第十六章 利尿药和脱水药

一、选择题

A 型题（最佳选择题）

1. 参考答案：E

答案解析：利尿药是直接作用于肾脏，促进体内水和电解质排出，产生利尿作用的药物。

2. 参考答案：A

答案解析：呋塞米作用于髓袢升支粗段，特异性地竞争 Na^+，K^+-$2Cl^-$同向转运系统。

3. 参考答案：D

答案解析：氢氯噻嗪为中效能利尿药，能促进远曲小管 Ca^{2+} 重吸收，减少尿液中的 Ca^{2+}。

4. 参考答案：B

答案解析：乙酰唑胺为碳酸酐酶抑制剂，能抑制眼睫状体碳酸酐酶活性，减少房水产生，降低眼内压；还能抑制脉络丛碳酸酐酶活性，减少脑脊液生成。

5. 参考答案：C

答案解析：弱效利尿药作用于远曲小管远端和集合管，包括碳酸酐酶抑制剂和保钾利尿药，螺内酯可用于治疗与醛固酮升高有关的顽固性水肿，乙酰唑胺可用于治疗急性高山病引起的肺水肿及脑水肿。

6. 参考答案：D

答案解析：噻嗪类和髓袢类利尿药都会抑制尿酸的再吸收导致高尿酸血症。

7. 参考答案：A

答案解析：静脉注射髓袢利尿药后能迅速扩张容量血管，降低血容量，减少回心血量，降低左心室舒张压而改善左心衰竭所造成的急性肺水肿。

8. 参考答案：C

答案解析：呋塞米为高效能利尿药，作用于髓袢升支粗段，特异性地竞争 Na^+，K^+-$2Cl^-$同向转运系统，抑制 NaCl 的重吸收，影响尿液稀释和浓缩。

9. 参考答案：E

答案解析：氨苯蝶啶为低效能利尿药，作用于远曲小管远端和集合管。

10. 参考答案：A

答案解析：所有的利尿药都会出现一定程度的水和电解质平衡紊乱，高效利尿药可能出现耳毒性，中效利尿药可能出现高尿酸血症，弱效利尿药可能出现高钾血症，而脱水药会出现渗透性肾病。

B 型题（配伍选择题）

[1~5]

参考答案：1. C 2. B 3. A 4. D 5. E

答案解析：呋塞米：高效能利尿药作用于髓袢升支粗段，特异性地竞争 Na^+，K^+-$2Cl^-$同向转运系统，抑制 NaCl 的重吸收，影响尿液稀释和浓缩。氢氯噻嗪：作用于髓袢升支粗段皮质部和远曲小管近端，抑制 Na^+-Cl^-同向转运系统，影响尿液稀释作用温和持久。螺内酯：属低效能利尿药，可与醛固酮受体结合拮抗醛固酮的保钠排钾作用，利尿作用弱。乙酰唑胺：碳酸酐酶抑制剂，通过抑制碳酸酐酶的活性使 H^+ 和 HCO_3^- 生成减少，影响 Na^+-H^+ 交换，导致 Na^+、H_2O 和 HCO_3^- 增加而产生利尿作用。甘露醇：渗透性利尿药，又称脱水药，脱水药静脉注射后会增加血浆渗透压，产生组织脱水作用。

[6~10]

参考答案：6. E 7. C 8. A 9. B 10. D

答案解析：甘露醇：脱水药，可降低颅内压，用于各种原因引起的脑水肿。呋塞米：高效利尿药，临床用于加速某些毒物排出。螺内酯：与醛固酮受体结合拮抗醛固酮的保钠排钾作用。氢氯噻嗪：可用于治疗中枢性或肾性尿崩症等。乙酰唑胺：临床主要用于治疗青光眼及急性高山病引起的肺水肿及脑水肿。

X 型题（多项选择题）

1. 参考答案：ABD

答案解析：噻嗪类药物的不良反应有电解质紊乱、高尿酸血症、代谢紊乱、高钙血症；高效能利尿药的不良反应有电解质紊乱、耳毒性、高尿酸血症、低钙血症和其他。因此，低钙血症和耳毒性不是噻嗪类药物的不良反应。

2. 参考答案：ABCDE

答案解析：急性脑水肿：呋塞米为高效能利尿药，使血液浓缩，血浆渗透压增高，利于消除脑水肿。高钙血症：呋塞米可一定程度抑制 Ca^{2+}重吸收，降低血钙。急性肾衰竭：呋塞米通过利尿作用增加尿量，冲洗肾小管，减少肾小管的萎缩和坏死。加速毒物排泄：呋塞米配合大量输液可使 24h 尿量增加达 5L 以上，加速某些以原型经肾排泄的毒物从尿中排出。

3. 参考答案：BCDE

参考解析：高效利尿药的作用部位在肾小管髓袢升支粗段。

4. 参考答案：ABC

答案解析：引起代谢性碱中毒的原因有胃液丧失过多、缺钾、长期使用呋塞米类利尿药及服用碱性药物过多。

二、简答题

1. 试比较乙酰唑胺和螺内酯作用的异同。

参考答案：

二者均为低效能利尿药。乙酰唑胺为碳酸酐酶抑制剂，通过抑制碳酸酐酶的活性使 H^+ 和 HCO_3^- 生成减少，影响 Na^+-H^+ 交换，导致 Na^+、H_2O 和 HCO_3^- 增加而产生利尿作用；螺内酯为保钾利尿药，可与醛固酮受体结合拮抗醛固酮的保钠排钾作用。

2. 简述脱水药禁用于充血性心力衰竭患者的理由。

参考答案：

脱水药通过增加血浆渗透压使组织中水分进入血管，增加血容量，增加心力衰竭患者前负荷，加重心力衰竭病情。

三、论述题

1. 举例说明高效能利尿药与中效能利尿药的作用机制、临床应用和不良反应。

参考答案：

（1）高效能利尿药有呋塞米、布美他尼、托拉塞米等；其作用于髓袢升支粗段，特异性地竞争 Na^+、K^+-$2Cl^-$ 同向转运系统，抑制 NaCl 的重吸收，影响尿液稀释和浓缩，作用迅速、强大、短暂；可用于治疗严重水肿、急性肺水肿和脑水肿、急性肾衰竭、高钙血症及加速某些毒物的排出

等。不良反应：①导致水和电解质平衡紊乱，表现为低血容量、低钾血症、低钠血症、低氯碱血症等；②耳毒性；③高尿酸血症；④其他。

（2）中效能利尿药有氢氯噻嗪、氯噻嗪、氯噻酮、吲达帕胺等；作用于髓袢升支粗段皮质部和远曲小管近端，抑制 Na^+-Cl^- 同向转运系统，抑制 NaCl 的重吸收，影响尿液稀释作用温和持久。其具有①利尿作用；②降压作用，用药早期通过利尿作用使血容量减少而降压；③抗利尿作用，能明显减少尿崩症患者尿量及口渴症状。不良反应：①导致水和电解质紊乱，长期应用易发生低钾血症、低镁血症、低钠血症、低氯性碱血症等；②代谢障碍，可导致高血糖、高脂血症等；③高尿酸血症；④过敏反应等。

2. 任意列举两类保钾利尿药并写出其作用机制。

参考答案：

（1）螺内酯是醛固酮阻断药，在远曲小管和集合管的皮质段上皮细胞内与醛固酮竞争结合醛固酮受体，从而抑制醛固酮促进 Na^+-K^+ 交换的作用，仅作用于远曲小管和集合管，对肾小管其他各段无作用，故利尿作用较弱。

（2）氨苯蝶啶直接抑制肾脏远曲小管和集合管的 Na^+ 进入上皮细胞，进而改变跨膜电位，而减少 K^+ 的分泌；Na^+ 的重吸收减少，从而使 Na^+、Cl^- 及水排泄增多，而 K^+ 排泄减少。

（郑昌博）

第十七章　抗高血压药

一、选择题

A 型题（最佳选择题）

1. 参考答案： C

答案解析：氢氯噻嗪为中效利尿药，用药早期可通过利尿作用使血容量减少而降压。

2. 参考答案： B

答案解析：氢氯噻嗪，长期应用常致高脂血症；硝苯地平，对低肾素型高血压疗效好；硝普钠，肾功能不全者禁用，因血中的代谢产物硫氰酸盐过高而发生中毒；吲达帕胺，禁用于严重肾衰竭者；普萘洛尔，长期应用可影响脂质代谢和糖代谢。

3. 参考答案： E

答案解析：哌唑嗪为选择性 α_1 受体阻断药，通过扩张血管降低外周血管阻力使血压下降而心排血量无明显变化。

4. 参考答案： C

答案解析：长期应用利尿抗高血压药的降压机制主要是降低外周血管阻力，可通过排钠而降低小动脉血管平滑肌细胞内 Na^+ 的浓度，由 Na^+-Ca^{2+} 交换机制使胞内 Ca^{2+} 浓度减少，从而降低细胞膜受体对去甲肾上腺素等缩血管物质的反应性。

5. 参考答案： A

答案解析：不良反应主要由于阻断 β 受体而产生，突然停药可加重原有症状。

6. 参考答案： A

答案解析：β_1 受体主要分布于心肌，其激动可引起心率增快和心肌收缩力增加；普萘洛尔为非选择性 β 受体阻断药，可以减慢心率、抑制心肌收缩力，从而减少心肌耗氧，进而减少心肌对供血的需求，同时降低外周血管阻力，降低动脉压。

需要注意的是β受体阻断药主要适用于稳定型心绞痛、不稳定型心绞痛。

7. 参考答案：D

答案解析：可乐定属于中枢性抗高血压药，能抑制交感神经从而抑制胃酸分泌，因此适用于伴消化性溃疡的高血压患者。

8. 参考答案：C

答案解析：硝普钠为强效血管扩张剂，在高血压急症时用作降血压药，但维持时间较短（10min），在体内会迅速代谢为有毒的氰化物，所以采用静脉滴注的方式并随时监控血浆中硫氰化物浓度。硝普钠口服不会吸收，易溶于水。

9. 参考答案：E

答案解析：可乐定在阿片类药物成瘾者的戒断作用机制可能是通过对 α_2 受体的作用，降低中枢去甲肾上腺素能神经元活性，使蓝斑神经元放电减少。

10. 参考答案：A

答案解析：高血压治疗原则最重要的就是终身服药。

B 型题（配伍选择题）

[1～5]

参考答案：1. C 2. D 3. A 4. B 5. E

答案解析：卡托普利：属 ACEI，对肾性高血压有效，可治疗高肾素型高血压。氢氯噻嗪：长期应用引起代谢障碍，如高尿酸血症。可乐定：适用于肾性高血压兼患消化性溃疡的高血压患者。硝普钠：主要用于高血压急症如高血压危象、高血压脑病、恶性高血压合并急性冠脉事件者。利血平：作用于神经末梢的药物，抑郁症患者禁用。

[6～10]

参考答案：6. E 7. D 8. C 9. B 10. A

答案解析：洛尔类，β受体阻断药；维拉帕米，经典钙通道阻滞药；米诺地尔，钾通道开放药；沙坦类，ARB 类药；哌唑嗪，α受体阻断药。

X 型题（多项选择题）

1. 参考答案：ABDE

答案解析：卡托普利是 ACEI，其降压机制是通过抑制 ACE，阻止 Ang Ⅱ 生成，降低循环与血管组织 RAS 活性及升高缓激肽水平而发挥作用。

2. 参考答案：ACDE

答案解析：可乐定为中枢性抗高血压药。

3. 参考答案：ABCDE

答案解析：以上均为临床一线用药。

4. 参考答案：BCDE

答案解析：钙通道阻滞剂硝苯地平的常见的不良反应是头疼、面部潮红、心悸、踝部水肿。

二、简答题

1. 简述抗高血压药分类及代表药物。

参考答案：

（1）利尿药：氢氯噻嗪。

（2）RAS 抑制剂：①ACEI，卡托普利；②Ang Ⅱ受体阻断药，氯沙坦。

（3）钙通道阻滞剂，硝苯地平、维拉帕米。

（4）交感神经抑制剂，①中枢性抗高血压药，可乐定；②去甲肾上腺素能神经末梢阻断药，利血平；③肾上腺素受体阻断药，β受体阻断药（普萘洛尔），α受体阻断药（哌唑嗪），α和β阻断药（拉贝罗尔）。

（5）血管扩张药，肼屈嗪。

2. 与其他抗高血压药比较，ACEI 有哪些优点？

参考答案：

ACEI 的优点：①降压适用范围广，临床可用于各型高血压的治疗；②降压时不伴有反射性心率加快和不引起直立性低血压；③可防止和逆转高血压患者的血管壁增厚和心肌细胞增生肥大，发挥直接和间接心脏保护作用；④长期应用，不易引起电解质紊乱和脂质代谢障碍；⑤能降低肾血管阻力，增加肾血流量且不导致水潴留；⑥能改善高血压患者的生活质量，降低死亡率；⑦增加机体对胰岛素的敏感性。

三、论述题

1. 简述普萘洛尔的降压作用、临床应用及其不良反应。

参考答案：

普萘洛尔的降压作用是通过阻断 β_1 受体降低心排血量、阻断肾小球旁器 β_1 受体减少肾素分泌、阻断中枢 β 受体降低外周交感神经活性、促进前列环素的生成等发挥效应。临床用于治疗各型高血压，也可与其他抗高血压药合用治疗中重度或顽固性高血压，对心排血量偏高的患者疗效较好。不良反应有长期用药后突然停药可引起反跳现象，禁用于窦性心动过缓、房室传导阻滞及支气管哮喘患者。

2. 请分别列举直接扩张血管抗高血压药的不良反应，以及能有效解决该类抗高血压药不良反应的方法。

参考答案：

不良反应：反射性兴奋交感神经，兴奋心脏导致心排血量增加，同时使肾素活性增加，从而导致水钠潴留。解决方案：合用β受体阻断药和利尿药。

（郑昌博）

第十八章 抗心绞痛药

一、选择题

A 型题（最佳选择题）

1. 参考答案：D
答案解析：硝酸酯类药物均为硝酸多元酯结构，具有 $O-NO_2$ 结构，通过释放一氧化氮，进而促进 CGRP 释放，扩张动静脉，降低前、后负荷，降低心肌耗氧量。

2. 参考答案：C
答案解析：硝酸甘油降压可引起反射性心率加快和加强心收缩力，而维拉帕米与普萘洛尔则会导致心率减慢、心肌收缩力降低；硝酸甘油可舒张较大的冠状血管，维拉帕米也能扩张冠状动脉输送血管，但普萘洛尔不具有扩张冠状动脉的作用；普萘洛尔与维拉帕米在治疗心绞痛时因心肌收缩力减弱致使心室排空减少，最终导致心室容积增大。

3. 参考答案：D
答案解析：肝素和阿司匹林是治疗不稳定型心绞痛的首选药物，应用硝苯地平会增加心肌缺血的危险。

4. 参考答案：B
答案解析：普萘洛尔为 β 受体阻断药，拮抗交感神经兴奋和儿茶酚胺作用，长期使用致使受体数目上调，停药后阻断作用消失，对儿茶酚胺的敏感性提高，从而使症状重新出现或加剧。

5. 参考答案：D
答案解析：硝酸甘油可拮抗 β 受体阻断药导致的心室容积增大、外周阻力增加、射血时间延长的不良反应，β 受体阻断药可拮抗硝酸甘油引起的反射性心率加快和心肌收缩力增强的不良反应。

6. 参考答案：D
答案解析：普萘洛尔为 β 受体阻断药，阻断 β 受体后 α 受体相对占优势，容易导致冠状动脉收缩。

7. 参考答案：E
答案解析：释放一氧化氮，促进 CGRP 的释放，为硝酸甘油的药理作用。

8. 参考答案：B
答案解析：硝酸甘油降压会引起反射性心率加快及加强心肌收缩力。

9. 参考答案：C
答案解析：抗心绞痛药物的主要药理作用为降低心肌耗氧量，改善缺血区供血，β 受体阻断药中的普萘洛尔具有改善心肌代谢的作用，钙通道阻滞剂具有降低血小板内 Ca^{2+} 浓度，抑制血小板凝集的作用。

10. 参考答案：D
答案解析：硝酸甘油有多种制剂，可通过舌下含服、口服、经皮给药或静脉滴注等途径给药。

B 型题（配伍选择题）

[1~5]
参考答案：1. E　2. D　3. A　4. C　5. B
答案解析：硝酸甘油为硝酸酯类药物，硝苯地平为钙通道阻滞剂，普萘洛尔是经典的 β 受体阻断药，尼可地尔为钾通道激动剂，常见的一氧化氮供体药物有硝酸甘油、硝普钠、吗多明等。

[6~10]
参考答案：6. D　7. B　8. A　9. E　10. C
答案解析：普萘洛尔能有效降低稳定型心绞痛心肌缺血的发作频率和程度；硝苯地平对变异型心绞痛疗效好；维拉帕米有抗心律失常的作用，适用于伴心律失常的心绞痛患者；氨氯地平对血管的选择性高于硝苯地平，能显著减少稳定型心绞痛患者的心绞痛发作及改善冠脉痉挛心绞痛患者的症状；硝酸甘油对各型心绞痛均有效，是缓解心绞痛的首选药物。

X 型题（多项选择题）

1. 参考答案：ABDE
答案解析：气喘为 β 受体阻断药的不良反应。

2. 参考答案：CDE
答案解析：普萘洛尔与美托洛尔为 β 受体阻断药，哮喘患者对 β 受体阻断药敏感，该药的使用易诱发或加剧哮喘。

3. 参考答案：ABCDE
答案解析：脑血管扩张引起搏动性头痛，眼内血管扩张使眼内压升高，大剂量硝酸甘油可引起高铁血红蛋白血症和直立性低血压，连续用药可出现快速耐受性，不同硝酸酯类之间存在交叉耐受。

4. 参考答案：ACDE
答案解析：维拉帕米、硝苯地平、氨氯地平为钙通道阻滞剂，具有舒张血管平滑肌，扩张冠状动脉输送血管和小阻力血管等的作用，硝酸甘油可舒张较大的冠状血管，在冠状动脉痉挛时作用更明显。

二、简答题

1. 请简述卡托普利和硝酸甘油的异同。
参考答案：

①相同点：两种药物均有降低血压、治疗心绞痛及心力衰竭的作用，二者均可舌下含服，吸收快。②不同点：硝酸甘油为硝酸酯类药物，通过在血管平滑肌内产生一氧化氮，一氧化氮活化鸟苷酸环化酶，使细胞内 cGMP 含量增加，降低胞内 Ca^{2+} 浓度而松弛血管平滑肌，降低心肌耗氧量，改善缺血区供血，以达到治疗目的。卡托普利为 ACEI，通过抑制 ACE，降低 RAS 活性，减少 Ang II 的生成，抑制缓激肽降解，升高缓激肽水平而发挥作用。

2. 请简述普萘洛尔治疗心绞痛的药理作用机制。

参考答案：

普萘洛尔治疗心绞痛的药理作用：①降低心肌耗氧量；②改善缺血区供血，降低心肌耗氧量使非缺血区血管阻力增加，使血液流向缺血区；③改善心肌代谢，减少游离脂肪酸生成，增加缺血组织对葡萄糖的利用。

三、论述题

1. 试述硝酸甘油治疗心绞痛的机制及与 β 受体阻断药合用的好处。

参考答案：

硝酸甘油适用于稳定型心绞痛，尤其是伴有高血压及心动过速的心绞痛患者；心肌梗死后的心绞痛患者；伴有心律失常的心绞痛患者。

两药合用，可加强疗效，互相抵消副作用。普萘洛尔可消除或减少硝酸甘油引起的反射性心动过速和心肌收缩力升高，硝酸甘油可消除普萘洛尔所致的心室容积增大和心室射血时间延长。二者合用，心肌耗氧量进一步减少。

2. 试述抗心绞痛药物的分类，列举出其代表药物并说明其作用机制。

参考答案：

①硝酸酯类，代表药物为硝酸甘油，通过降低心肌耗氧量，增加冠状动脉血流量改善缺血区供血，释放一氧化氮和促进 CGRP 释放，产生活性物质对心肌有直接保护作用；②β 受体阻断药，代表药物普萘洛尔，其阻断 $β_1$ 受体，减慢心率，减弱心肌收缩力从而降低心肌耗氧量，降低心肌耗氧量后继发增加非缺血区血管阻力，迫使血液流向缺血区以改善缺血区血流供应，改善心肌代谢；③钙通道阻滞剂，代表药物为硝苯地平，通过抑制 Ca^{2+} 内流、减慢心率、降低心肌收缩力等降低心肌耗氧量，增加冠状动脉的血流量，增加缺血区供血，阻止 Ca^{2+} 内流以防止 Ca^{2+} 超负荷所致细胞损伤，降低血小板内 Ca^{2+} 浓度，抑制血小板聚集。

（郑昌博）

第十九章　抗充血性心力衰竭药

一、选择题

A 型题（最佳选择题）

1. 参考答案：B

答案解析：强心苷由苷元和糖结合而成，作用的有效部位是苷元，由甾核和不饱和内酯环构成。

2. 参考答案：D

答案解析：多巴酚丁胺是选择性 $β_1$ 受体激动药，可用于治疗心力衰竭。

3. 参考答案：A

答案解析：卡托普利为 ACEI，通过减少 Ang II 的形成，可有效防止和逆转心血管重构。

4. 参考答案：E

答案解析：强心苷可通过增加房室结中的隐匿性传导而减慢心房颤动患者的心室率，对伴有心房纤颤或心率快的心力衰竭患者疗效较佳。

5. 参考答案：C

答案解析：洋地黄毒苷的肝肠循环可达 26%，属慢效强心药。

6. 参考答案：A

答案解析：卡托普利为 ACEI，经典抗高血压药。此外，由于它能减少 Ang II 的生成从而降低 Ang II 对心血管重构而发挥抗心力衰竭作用。

7. 参考答案：C

答案解析：强心苷的经典机制，其发挥正性肌力的机制是抑制 Na^+，K^+-ATP 酶，使心肌细胞胞内钙浓度上升。

8. 参考答案：C

答案解析：由于抑制 Na^+，K^+-2Cl 转运体，使心肌细胞内失 K^+，此时血中 K^+ 浓度减少会加重不良反应。

9. 参考答案：E

答案解析：强心苷可能存在诱发心室颤动的风险，因此室性心动过速禁用强心苷。

10. 参考答案：D

答案解析：美托洛尔是高选择性 $β_1$ 受体阻断药，通过拮抗交感神经系统的过度激活减慢心率、降低心肌耗氧、抑制过度的神经激素，同时还通过降低交感神经张力、预防儿茶酚胺的心脏毒性作用，保护心血管系统，预防心肌重构。

11. 参考答案：B

答案解析：强心苷在小剂量时，增强迷走神经的作用，使细胞 Ca^{2+} 内流增加，房室结除极减慢，房室传导速度减慢，阻止过多的冲动由心房传到心室，使心室频率减慢。

B 型题（配伍选择题）

[1~5]

参考答案：1. D 2. A 3. B 4. C 5. E

答案解析：依普利酮是新型的醛固酮受体阻断药，与 ACEI 合用有利于阻止心力衰竭的恶化；奎尼丁、胺碘酮、维拉帕米等可使强心苷血浓度上升；洋地黄毒苷的生物转化率达 70%，作用消失时间为 20 天；阿托品可用于强心苷中毒引起的传导阻滞或窦性心动过缓的治疗；依那普利为 ACEI，本类药物对各阶段心力衰竭均有较好作用，对射血分数正常的心力衰竭患者的疗效优于强心苷类药物。

[6~10]

参考答案：6. B 7. D 8. A 9. E 10. C

答案解析：经典药物所对应的所属药物分类。

X 型题（多项选择题）

1. 参考答案：ABCE

答案解析：低钾血症、低镁血症、高钙血症、缺氧及酸中毒都会加强强心苷的毒性，易诱发强心苷中毒。

2. 参考答案：BCE

答案解析：治疗剂量下的强心苷与 Na^+，K^+-ATP 酶结合后，导致细胞内 Na^+ 增加 K^+ 减少，Na^+-Ca^{2+} 双向交换机制最终导致细胞内 Ca^{2+} 增加。

3. 参考答案：ABCE

答案解析：强心苷的经典不良反应：胃肠道反应如厌食、恶心、呕吐等；神经系统方面会出现头痛、视物模糊、色视障碍等；心脏毒性方面出现室性期前收缩、房室结性、室性心动过速、房室传导阻滞等。

4. 参考答案：BCDE

答案解析：RAAS 激活会导致心肌重构、心肌肥大，加重心力衰竭；交感神经活性增高导致心脏容量负荷加重；精氨酸加压素也称抗利尿激素，其主要生理功能为调节血浆渗透压和血压，加压素升高，增加前后负荷，同时也能参与心肌重构；

长期和失代偿的心力衰竭患者常伴不同程度的水钠潴留。稀释性低钠血症是心力衰竭预后不良的一个重要因素；过度激活的神经内分泌系统又可导致心肌重构和心力衰竭恶化。因此选 BCDE。

二、简答题

1. 请简述在强心苷中毒时可采取哪些治疗措施。

参考答案：

①停止用药；②传导阻滞或窦性心动过缓宜用阿托品；③轻度快速心律失常患者补充氯化钾，轻者可口服，必要时采用静脉滴注方式给药；④重度患者宜用苯妥英钠或利多卡因；⑤严重危及生命的中毒可以用特异性抗体 Fab 片段抢救。

2. 请简述硝酸甘油治疗心力衰竭的主要药理学基础。

参考答案：

硝酸甘油通过扩张静脉，降低心脏前负荷以治疗心力衰竭。

三、论述题

1. 请说明治疗心力衰竭的药物选用强心苷而不选用肾上腺素的原因。

参考答案：

强心苷对心脏具有正性肌力、负性频率等药理作用，可以提高心肌收缩力，增加心力衰竭患者的心排血量及降低其心肌耗氧量，有利于增加舒张期回心血量、冠脉流量，改善心功能。肾上腺素为 α、β 受体激动药，作用于 $β_1$ 受体时使心肌收缩力增加，心率加快，心排血量增加，同时也使心肌耗氧量增加，从而加重心力衰竭患者的病情，导致心律失常。

2. 请列举四类常用治疗心力衰竭的代表药物、所属分类及作用机制。

参考答案：

①卡托普利属于 ACEI，作用机制：抑制 ACE，RAAS，抑制心肌肥厚、心肌重构，改善血流。②氢氯噻嗪属于利尿药，作用机制：排钠降低前负荷，降低胞内钙浓度，降低后负荷。③美托洛尔属于 β 受体阻断药，作用机制：改善心肌收缩与舒张，拮抗交感活性，抑制 RAAS，抗心律失常和心肌缺血。④地高辛属于强心苷类，作用机制：抑制 Na^+，K^+-ATP 酶，升高胞内钙浓度。

（郑昌博）

第二十章　抗心律失常药

一、选择题

A 型题（最佳选择题）

1. 参考答案：B

答案解析：折返激动是指一次传导下传后，又可顺着另一条环形通路折回原激动发生处再次引起兴奋，是快速心律失常形成的主要机制之一。单次折返可引起期前收缩，连续折返引起阵发性室上性或室性心动过速，多次折返同时发生则可引起心房或心室的扑动或颤动。只有一条传导通路不能形成环形回路，不会发生折返激动，故本题答案为B。

2. 参考答案：A

答案解析：苯妥英钠对心肌的电生理作用类似于利多卡因，对希氏束-浦肯野系统发生影响，但苯妥英钠对窦房结传导无明显影响，且可增加房室结 0 相除极化速率，加快其传导，以对抗强心苷中毒所致的房室传导阻滞，改善强心苷中毒引起的浦肯野纤维 0 期除极减慢，加快传导。故强心苷中毒所致室性心动过速首选治疗药物为苯妥英钠。

3. 参考答案：C

答案解析：预激综合征是一种房室传导的异常现象，激动在房室结处通过附加的传导通路向心室传导，提前兴奋部分或全部心室，引起心室肌提前激动，常合并阵发性室上性心动过速。预激综合征本身不需要特殊治疗，但顽固性心律失常伴预激综合征为保证正常的心排血量，必须降低快速的心房率或心室率，Ⅲ类抗心律失常药为钾通道阻滞剂，可降低细胞膜 K^+外流，从而延长动作电位时程和有效不应期，对动作电位幅度和去极化速率影响较小，为首选治疗药，此类药物中的胺碘酮对预激综合征引起的心房扑动、心房颤动和室上性心动过速效果较好，尤其适用于传统药物治疗无效的室上性心动过速。故本题答案为C。

4. 参考答案：B

答案解析：胺碘酮属于Ⅲ类抗心律失常药，为钾通道阻滞剂，通过减少 K^+外流，选择性延长动作电位时程，延长心房肌、心室肌及浦肯野动作电位时程和有效不应期，对动作电位幅度和去极化速度影响较小。临床上主要用于各种室上性心动过速及室性快速性心律失常的治疗。对于室性心动过速，利多卡因无效时，应优先选择胺碘酮。虽然 ABCD 所指四种药均可用于急性心肌梗死早期的治疗，但普鲁卡因、普罗帕酮、索他洛尔负性心力作用较为明显，伴有心功能不全的患者不宜使用，胺碘酮基本无负性心力作用。维拉帕米为钙通道阻滞剂，对房性心律失常有效，但不推荐用于室性期前收缩的治疗。

5. 参考答案：B

答案解析：Ⅰ类抗心律失常药主要作用是抑制钠通道开放，降低 0 相上升速率，故也称为膜稳定剂。I_a类具有适度钠通道阻滞作用（阻滞率30%），主要影响传导速度，延长动作电位时程和有效不应期。奎尼丁、丙吡胺（吡二丙胺）属于此类药。

6. 参考答案：A

答案解析：胺碘酮是钾通道阻滞剂，通过减少 K^+外流延长动作电位时程和有效不应期。其不良反应较少，但有时会出现心功能不全、心律失常、心动过缓；少数有 Q-T 间期延长患者会出现尖端扭转型室性心动过速，甚至出现心室颤动；也可能出现心力衰竭、乏力、头晕、恶心、呼吸困难等非特异性不良反应症状。但不会出现低血糖反应。

7. 参考答案：B

答案解析：奎尼丁对心肌的药理作用主要如下所示。①降低自律性：包括降低浦肯野纤维自律性及心肌工作细胞的异常自律性，但其对正常窦房结影响较小。②减慢传导：通过降低心房及心室心肌工作细胞和浦肯野纤维等 0 相上升最大速率，减缓传导速度。③延长有效不应期：通过阻滞钾通道，减少 K^+外流，延长心房心室肌、浦肯野纤维的动作电位时程和延长有效不应期。因此本题答案为B。

8. 参考答案：B

答案解析：利多卡因属于 I_b类抗心律失常药，因抑制浦肯野纤维和心室肌细胞的 Na^+内流和促进 K^+外流，对 ATP 敏感的钾通道也有明显的抑制作用，可减小动作电位 4 相的除极斜率，缩短动作电位时程和有效不应期，但缩短动作电位时程更为明显，相对延长了有效不应期。利多卡因可提高兴奋阈值，降低心肌自律性，而且在治疗剂量下对主要传导组织没有明显影响。因此利多卡因在临床上主要用于治疗室性心动过速，作用比奎尼丁快，静脉推注或滴注用于抢救危急病患。

9. 参考答案：A

答案解析：对于室速的治疗，目前研究结果表明Ⅰ类药物虽能有效抑制心律失常的发生，但增加了心律失常的相关死亡和总体死亡率；现在所有心律失常治疗指南都推荐Ⅲ类药物为首选。可见，无论室性期前收缩还是室性心动过速，目前都不主张首选Ⅰ类药物，而应首选Ⅲ类抗心律失常药物。本例合并有器质性心脏病（扩张型心肌病），心电图示室性期前收缩伴短阵发性室性心动过速，故应首选Ⅲ类药物胺碘酮，而不是Ⅰ类药物利多卡因、普罗帕酮，故答案为A。

10. 参考答案：A

答案解析：慢性心房颤动如经复律治疗无效后，因过快的心室率可导致心绞痛及充血性心力衰竭，所以治疗的主要目的是控制心房颤动过快引起心室率加快。控制心房颤动过快的心室率可选用β受体阻断药、洋地黄制剂或钙通道阻滞剂。洋地黄制剂可抑制心脏传导系统，对房室交界区的抑制最为明显，可明显减慢心房颤动患者的心室率，有利于改善心功能。同时，因洋地黄可延缓房室传导，在实施电转复律前禁用。故此题答案为A。

11. 参考答案：A

答案解析：心肌细胞膜静息电位为内负外正，当受到刺激时，可发生去极化继而复极化的过程，称为动作电位。典型的心肌细胞膜动作电位包括0期（去极期，由Na^+内流引起）、1期（快速复极前期，由一过性K^+外流引起）、2期（平台期，由Ca^{2+}内流和K^+外流引起）、3期（快速复极末期，由K^+外流增多引起）和4期（自动去极化，由Na，K^+-ATP酶和Ca^{2+}-ATP酶共同作用引起）。胺碘酮属于Ⅲ类抗心律失常药，是钾通道阻滞剂，可抑制电压依赖性钾通道开放，延长复极时间（主要为1、2和3期），从而使动作电位时间延长，也延长了有效不应期。而V_{max}主要由Na^+内流的速度决定，而胺碘酮无此作用，故答案为A。

12. 参考答案：E

答案解析：维拉帕米，又称异搏定、戊脉安，是钙通道阻滞剂，属Ⅳ类抗心律失常药。该类药通过降低窦房结和房室结细胞的自律性，减慢房室传导速度，延长房室结细胞膜钙通道的复活时间以延长有效不应期，治疗室上性和窦房结折返激动引起的心律失常。故本题答案选E。

13. 参考答案：B

答案解析：胺碘酮属于Ⅲ类抗心律失常药，为钾通道阻滞剂，可减少K^+外流，对Na^+和Ca^{2+}也有抑制作用，可延长动作电位时程，从而降低心房率和抗室上性心动过速。但胺碘酮不能使细胞内的cAMP升高，正确答案为B。

14. 参考答案：C

答案解析：利多卡因缩短浦肯野纤维及心室肌细胞的动作电位时程和有效不应期，但动作电位时程缩短更显著，因此相对延长了有效不应期。其余药物都不能缩短动作电位时程。本题正确选项为C。

15. 参考答案：C

答案解析：从金鸡纳树皮提取的药物长期使用会出现的一系列不良反应，称为金鸡纳反应，这些不良反应包括头疼、头晕、耳鸣、呕吐、腹泻、恶心、视物模糊和听力下降等。血压升高不属于金鸡纳反应，故本题正确答案C。

16. 参考答案：E

答案解析：苯妥英钠为乙内酰脲类抗癫痫药，具有稳定脑细胞膜功能及增加脑内抑制性神经递质5-HT和GABA的作用，用来防止异常放电的传播而具有抗癫痫作用。同时苯妥英钠为适度钠通道阻滞剂，属I_a类抗心律失常药。其他药物都不具有抗癫痫作用，故本题正确答案为E。

17. 参考答案：C

答案解析：普鲁卡因胺不良反应包括口服有胃肠道反应，静脉用药可引起低血压，大剂量会引起心脏抑制，过敏反应较常见，中枢反应表现为幻觉和精神失常等。长期应用，少数患者出现系统性红斑狼疮综合征。其他药物均无此不良反应，故本题答案为C。

B型题（配伍选择题）

[1～7]

参考答案：1. E 2. A 3. F 4. D 5. C 6. B 7. G

答案解析：抗心律失常药共分为四大类：Ⅰ类为钠通道阻滞剂，根据对钠通道的阻滞强度和阻滞后通道的复活时间为分三个亚类：I_a类为适度钠通道阻滞剂，代表药物为奎尼丁和普鲁卡因胺；I_b类为轻度钠通道阻滞剂，代表药物为利多卡因、苯妥英钠和美西律；I_c类为重度钠通道阻滞剂，代表药物为普罗帕酮。Ⅱ类β受体阻断药，代表药物为普萘洛尔、阿替洛尔和艾司洛尔等。Ⅲ类为钾离子通道阻滞剂（延长动作电位时程），代表药物为胺碘酮、决奈达隆、索他洛尔等。Ⅳ为钙通道阻滞剂，代表药物为维拉帕米。另外，腺苷和地高辛可延长房室结有效不应期，抑制快速性心律失常，也作为其他一类抗心律失常药。

[8～13]

参考答案：8. D 9. C 10. F 11. B 12. E

13. A

答案解析：见1～7题解析。

X型题（多项选择题）

1. 参考答案：ABCD

答案解析：考虑到药物不良反应致心律失常的风险，在心排血量满足机体代谢需要，临床效果满意的前提下，不是所有类型的心律失常都需要治疗致转复正常心律。其余选项均是抗心律失常的用药原则。故正确答案为 ABCD。

2. 参考答案：ABCDE

答案解析：抗心律失常药物的选择原则：①窦性心动过速，应针对病因进行治疗，需要治疗时可采用 β 受体阻断或维拉帕米；有心功能不全者首选洋地黄制剂。②房性期前收缩，一般不用药物治疗，若频繁发生并引起阵发性室性心动过速，可用 β 受体阻断药、维拉帕米、地尔硫草或使用其他 I 类抗心律失常药治疗。③心房扑动、心房颤动转律用奎尼丁、普鲁卡因胺、胺碘酮，减慢心室率用 β 受体阻断药，如维拉帕米、强心苷类药物，复律后用奎尼丁、丙吡胺防止复发。④阵发性室上性心动过速多由房室结折返引起，故常用具有延长房室结有效不应期的药物。急性发作首选维拉帕米，慢性或预防用药可选用强心苷类或奎尼丁等。⑤室性期前收缩首选普鲁卡因胺及其他 I 类抗心律失常药及胺碘酮。心肌梗死急性期通常静脉滴注利多卡因，强心苷中毒都用苯妥英钠。⑥阵发性室性心动过速转律用利多卡因、丙吡胺、美西律和胺碘酮等，维持用药与治疗室性期前收缩相同。⑦心室纤颤可选用利多卡因、普鲁卡因和胺碘酮。

3. 参考答案：ABCD

答案解析：折返激活是快速性心律失常重要的机制之一。产生折返激动必须具备以下条件：①在解剖或生理学上具有环形通路，且通路的长度应大于激动的"波长"。②有一条通路上存在单向传导阻滞。③折返的激动要落在原已兴奋心肌的有效不应期之外。因此以上 ABCD 都是消除折返的机制。

4. 参考答案：ACDE

答案解析：抗心律失常的主要电生理机制：①降低自律性：通过药物抑制快反应细胞 4 相 Na^+ 内流或者抑制慢反应细胞的 4 相 Ca^{2+} 内流都能降低自律性；也可用药物促进 K^+ 外流，使细胞静息电位远离阈电位，也能降低自律性。②减少后除极与触发冲动：早后除极的发生主要是因 Ca^{2+} 内流增多有关；迟后除极引起的触发冲动与 Ca^{2+} 内流及短暂 Na^+ 内流有关。③改变细胞反应性以改变冲动传导性：增加细胞膜稳定性以减慢传导，使单向传导阻滞变成双向传导阻滞，可消除折返激动；增强细胞膜反应性改善传导可消除单向传导阻滞，也可消除折返激动。④改变有效不

应期及动作电位时程而减少折返：延长动作电位时程、有效不应期（延长有效不应期更为显著），缩短动作电位时程、有效不应期（缩短动作电位时程更较显著），或者促使邻近细胞有效不应期的不均一（长短不一）趋向均一也可防止折返的发生都是减少折返激动的机制。

5. 参考答案：ABCE

答案解析：部分心肌细胞在没有外来刺激作用下，会自动发生节律性的兴奋，称为自律性。动作电位 4 相除极速率决定了自律性的高低，减慢 4 相自动除极速率可降低心肌自动性，延长动作电位时程可使有效不应期延长，提高阈电位及升高最大舒张电位可以使细胞静息电位远离阈电位，都能降低自律性。

6. 参考答案：CD

答案解析：利多卡因和普萘洛尔都具有的药理作用为促进 K^+ 外流和均可用于室性心动过速的治疗。

7. 参考答案：ABD

答案解析：利多卡因临床上主要用于室性心律失常，如急性心肌梗死或强心苷中毒引起的室性心动过速或心室纤颤，也可用于心肌梗死急性期预防心室纤颤的发生。该药对室上性心律失常效果欠佳。

8. 参考答案：ABC

答案解析：奎尼丁晕厥或猝死是奎尼丁偶见的严重不良反应。发作时患者意识丧失伴惊厥，出现阵发性心动过速，甚至出现心室颤动危及患者生命。奎尼丁有阻断 α 受体、扩张血管、降低血压的药理作用。因此发生奎尼丁晕厥时，首先应立即停药，静脉使用异丙肾上腺素或阿托品提高心率，应用乳酸钠纠正患者酸中毒。不能使用普萘洛尔，其余措施均无必要。

9. 参考答案：ABCDE

答案解析：腺苷通过与特异性 G 蛋白结合，激活乙酰胆碱敏感的钾通道，促进 K^+ 外流，同时抵制 cAMP 激活的 Ca^{2+} 内流，从而抑制窦房结传导，降低正常自律性，抑制房室结传导，延长房室结不应期。

10. 参考答案：ABE

答案解析：苯妥英钠为乙内酰脲类抗癫痫药，也用于外周神经炎的治疗；在对心肌电生理方面作用类似于利多卡因，成为治疗强心苷中毒所致快速性心律失常的首选药物。

二、简答题

1. 简述引起心律失常的电生理机制。

参考答案：

①激动形成障碍：参与正常调节心脏的起搏电流动力学改变，引起心脏各部分的自律性改变，以致形成异常的自律机制，非自律性心肌细胞在缺血、缺氧等不利条件下会表现出异常的自律性，出现除窦房结以外的异常心脏起搏点。②后除极触发激动形成：早后除极触发激动是在上一动作电位完全复极化前，因膜电位不稳定而产生振荡性除极，除极触发激动出现在 2，3 相的复极化电位中，最常见的是 Q-T 间期延长引起的尖端扭转型心律失常；迟后除极触发激动因细胞内钙超载、强心苷中毒等引起，在上一动作电位完全或接近完全复极时，出现短暂的振荡性除极引起的激动。③激动传导障碍-折返激活：折返激动是指一次激动下传后沿另一环形通路再次将激动回传已经兴奋过的心肌，是引起快速性心律失常重要的机制之一。④通道基因变异引起通道功能异常也是心律失常发生的重要机制：现发现位于第 3 号染色体上的 ACN5A 基因编码心肌钙通道，第 7 号染色体上的 HERG 基因编码 I_{kr} 通道，第 11 号染色体上的 KVLQT1 基因编码 I_{ks} 通道，上述 3 个基因变异引起通道功能异常，心肌复极化减慢导致长 Q-T 间期综合征。

2. 简述抗心律失常药基本的电生理作用。

参考答案：

①通过增加 K^+ 外流或 Na^+、Ca^{2+} 内流的速率，使细胞膜静息电位与阈电位的距离增大，降低自律性。②通过改善细胞膜稳定性，抑制后除极触发冲动。③延长动作电位时程及有效不应期等，消除折返激动，控制快速性心律失常。

（杨仁华）

第二十一章　调血脂药与抗动脉粥样硬化药

一、选择题

A 型题（最佳选择题）

1. 参考答案：E

答案解析：HDL 主要功能是将外周的胆固醇转运给 LDL 或 IDL，送回肝脏利用；将内源性胆固醇从组织逆向转动回肝脏，可清除血管内多余的胆固醇，因此被称为冠心病的保护因子，是"血管的清道夫"，故正确答案为 E。

2. 参考答案：D

答案解析：糖尿病、肾病综合征、甲状腺功能减退及肝脏疾病均会使人体内糖脂代谢紊乱，导致血脂异常。血脂异常的高血压是危险因素，但高血压不会引起血脂异常，故正确答案为 D。

3. 参考答案：B

答案解析：增加体力活动有利于脂肪及碳水化合物的代谢，有助于保持体重和调节血脂。但是应根据个体自身情况选择适度体育运动形式，过分剧烈的运动也会引发疾病。故正确答案为 B。

4. 参考答案：D

答案解析：他汀类药物是 HMG-CoA 还原酶的竞争性抑制剂，HMG-CoA 还原酶是体内胆固醇合成的限速酶，抑制 HMG-CoA 还原酶可有效减少体内胆固醇的产生，故选 D。

5. 参考答案：A

答案解析：他汀类药物是其本身或代谢产物的结构与 HMG-CoA 相似，可在胆固醇合成中竞争性抑制 HMG-CoA 还原酶活性，阻碍肝脏内源性胆固醇合成，代偿性增加肝细胞膜合成 LDL 受体，使血浆内大量的 LDL 被摄取，经 LDL 受体途径代谢为胆汁酸排出体外降低 LDL 水平。该药剂量增大，也能轻度降低血浆 TG 水平，增加 HDL 含量。他汀类药物还具有非调血脂作用，可调节血管内皮功能，具有抗血小板聚集，抗血栓形成、稳定动脉粥样硬化斑块、抗炎和抗氧化等多种药理活性。

6. 参考答案：E

答案解析：胆固醇增高的血脂异常，药物治疗优先选用主要降低血浆中总胆固醇及 LDL 的他汀类药物，普伐他汀临床上用于治疗其他药物控制无效的杂合性家族性高胆固醇血症（包括Ⅱa 型，Ⅱb 型家族原发性高脂血症），可明显降低总胆固醇和 LDL-C 水平，但因纯合性家族性高胆固醇血症患者的 LDL 受体完全缺失，普伐他汀治疗无效。

7. 参考答案：E

答案解析：阿托伐他汀，商品名立普妥，为新合成的最有效的他汀类药。与大多数他汀类药不同，该药对纯合性家族性高胆固醇血症仍然有效。

8. 参考答案：A

答案解析：烟酸为广谱调血脂药，可用于除Ⅰ型家族性高脂血症（家族性高乳糜颗粒血症）外的各型高脂血症的治疗，若与胆汁酸螯合或贝特类药物合用，可提高疗效。

9. 参考答案：C

答案解析：考来烯胺属胆汁酸螯合树脂类药，是一种阴离子交换树脂，口服不吸收，在消化道内以 Cl⁻ 与胆汁酸进行离子交换螯合胆汁酸，阻断其重吸收促进从肠道排出，降低血浆中胆固醇及LDL-C。

10. 参考答案：A

答案解析：考来烯胺属胆汁酸螯合树脂类药，在阻断脂质代谢的肝肠循环的同时会干扰许多营养元素的吸收。长期应用可干扰镁、铁、锌、脂溶性维生素及叶酸的吸收，引起相应营养元素的缺乏。

11. 参考答案：E

答案解析：贝特类调血脂药临床上用于 TG、VLDL 升高为主的高脂血症，对家族性Ⅱb、Ⅲ、Ⅳ型效果较好，苯扎贝特能改善糖代谢，可用于糖尿病伴高 TG 者。

12. 参考答案：B

答案解析：他汀类调血脂药不良反应：一般剂量不良反应少而轻，少数发生胃肠道反应、头痛或皮疹，约 2% 有血清转氨酶升高，极少数可发生横纹肌溶解症。

13. 参考答案：B

答案解析：他汀类药物是竞争性抑制 HMG-CoA 还原酶活性，阻碍肝脏内源性胆固醇合成，代偿性增加肝细胞膜合成 LDL 受体，使血浆内大量的 LDL 被摄取，经 LDL 受体途径代谢为胆汁酸排出体外降低 LDL 水平，可使血浆内总胆固醇下降最多 33%，为各类调血脂药降胆固醇最明显的药物。

14. 参考答案：D

答案解析：贝特类调血脂药通过抑制乙酰辅酶 A 羧化酶（acetyl-coA carboxylase）增强脂蛋白脂酶（lipoprotein lipase, LPL）及促进 Apo A 合成，加速 TG 的转运，进行肝脏代谢，可明显降低血浆中甘油三酯的含量，最高可降低 50%。

15. 参考答案：C

答案解析：考来烯胺属胆汁酸螯合树脂类药，在消化道内与胆汁酸结合，阻断其重吸收并从消化道排出体外，可明显降低血浆中胆固醇及LDL-C，对其他血脂成分无明显影响。

B 型题（配伍选择题）

[1~5]

参考答案：1. F 2. C 3. A 4. D 5. B

答案解析：辛伐他汀是能通过抑制胆固醇合成的限速酶——HMG-CoA 还原酶减少体内胆固醇；吉非贝齐是通过抑制脂肪酸合成的关键酶——

乙酰辅酶 A 羧化酶，减少脂肪酸合成，最终降低甘油三酯的含量；烟酸属 B 族维生素，通过抑制肠道脂肪酶活性，减少肠道内对脂肪的分解与吸收，从而降低体内甘油三酯的含量；考来烯胺是一种胆汁酸螯合树脂类药，通过在肠道内与胆汁酸结合，阻断胆汁酸的肝肠循环，从而降低体内胆固醇含量；亚油酸属多烯不饱和脂肪酸，主要通过软化血管、促进微循环，防止胆固醇在血管壁沉积从而发挥调脂及抗动脉粥样硬化作用；普罗布考主要通过结合到脂蛋白中，发挥抗氧化作用，影响 ox-LDL 的形成。

[6~10]

参考答案：6. E 7. A 8. C 9. B 10. D

答案解析：本题考查的是主要调血脂药的不良反应：辛伐他汀属于他汀类药物，其不良反应较少见，偶见严重的不良反应包括横纹肌溶解、肝炎及血管神经性水肿等，特别是与苯氧酸类、烟酸类及红霉素和环孢素合用会大大增加横纹肌溶解的发生率和严重性；考来烯胺为胆汁酸螯合树脂类药，不良反应较多，由于使用剂量较大，常出现胃肠道不良反应如恶心、胃肠不适、腹胀和便秘等；吉非贝齐属苯氧酸（贝特）类药物，常引起轻度腹泻、腹痛、恶心等胃肠道不良反应，与他汀类药物合用会增加横纹肌溶解的发生率及严重性，进而出现肌红蛋白尿和急性肾衰竭；烟酸类药物烟酸不良反应有皮肤潮红，心悸和胃肠道紊乱，其中皮肤潮红与前列腺素的产生有关，因此服药前 30min 给予阿司匹林可明显减轻；抗氧化药物普罗布考可引起部分患者出现心电图 Q-T 间期延长，故用药期间需注意心电图变化。

X 型题（多项选择题）

1. 参考答案：ABCDE

答案解析：他汀类药物不良反应较少且轻，大剂量应用时偶见胃肠道反应、皮肤潮红、头痛等，严重不良反应较少见，约 2% 出现一过性转氨酶升高和罕见横纹肌溶解，与贝特类、烟酸、红霉素、环孢素使用可增加横纹肌溶解的发生率及加重症状。

2. 参考答案：ABCDE

答案解析：烟酸不良反应主要为潮红、心悸和胃肠道功能紊乱等，潮红与前列腺素产生有关，用药前 30min 给予阿司匹林可使反应减轻。大剂量使用烟酸可致肝功能失调、糖耐量减低，干扰肾小管有机酸分泌诱发痛风或使痛风加重。

3. 参考答案：ABCD

答案解析：贝特类药物除了主要降低 TG 和

VLDL，适度降低总胆固醇及 LDL，升高 HDL 的调血脂作用外，还具有非调血脂药理活性：抗炎、降低纤维蛋白原及部分凝血因子水平，改善胰岛素抵抗，改善血管内皮细胞功能，这些都有益于动脉粥样硬化的防治。但促进骨形成和（或）抑制骨吸收是他汀类药物具有的非调血脂活性，贝特类药物无此药理活性。

二、简答题

1. 简述药物抗动脉粥样硬化的作用机制。

参考答案：

①调血脂作用：降低血脂成分中动脉粥样硬化的危险因素：总胆固醇、TG、LDL、VLDL 和 Apo B；升高 HDL 及 Apo A 以增强从外周组织，特别是血内向肝脏转移脂质成分的能力，降低血管内脂质体的沉积，从而减少动脉粥样硬化的发生。②非调血脂作用：改善血管内皮功能，增强血管对扩管物质的反应性；抗氧化，防止形成的氧化脂质体对血管平滑肌细胞的损伤；阻止血管平滑肌增殖及向血管内皮迁移，破坏结构；稳定动脉粥样硬化斑块，防止斑块破裂及血栓形成；增加血液纤溶能力，减少纤维蛋白的形成；减少血小板聚集，降低血液黏度，改善血管功能。

2. 抗动脉粥样硬化药有哪几类？各类给出一种代表药物。

参考答案：

①调血脂药，此类以降低血浆内危险成分发挥主

要的抗动脉粥样硬化作用，但也具有非调血脂的药理活性，包括他汀类药（代表药物：辛伐他汀）、贝特类药（代表药物：吉非贝齐）、胆汁酸螯合树脂类药（代表药物：考来烯胺）和烟酸类药（代表药物：烟酸）。②非调血脂药，主要通过非调血脂的药理作用发挥抗动脉粥样硬化活性，但也会影响血脂成分，包括抗氧化剂（代表药物：普罗布考）、多烯脂肪酸类（代表药物：亚麻酸）和多糖及黏多糖类（代表药物：硫酸软骨素 A）。

3. 简述考来烯胺调血脂的作用机制。

参考答案：

体内的胆固醇主要在肝脏代谢，经 7α-羟化后形成胆汁酸，经胆道分泌排入肠道内参与食物中脂肪的消化，在空肠和回肠内 95%的胆汁酸又被重新吸收，这称为胆汁酸的肝肠循环。

考来烯胺属胆汁酸螯合树脂类药，是一种阴离子交换树脂，口服不吸收，在小肠内以 Cl⁻ 与胆汁酸进行离子交换螯合胆汁酸，阻断其重吸收促进从肠道排出，使胆汁酸吸收及外源胆固醇的吸收都受到阻碍。

肝细胞表面代偿性增加 LDL 受体的表达，血液中的总胆固醇及 LDL-C 加速进入肝细胞代谢，以胆汁酸形式分泌到消化道被螯合后排出体外，如此循环使血浆中胆固醇及 LDL-C 显著降低，对其他血脂成分影响较小。

（杨仁华）

第二十二章　解热镇痛抗炎药、抗风湿病药与抗痛风药

一、选择题

A 型题（最佳选择题）

1. 参考答案：B

答案解析：解热镇痛抗炎药抑制 COX 活性，减少 PG 的生物合成，产生解热、镇痛、抗炎及抗血小板聚集作用。

2. 参考答案：E

答案解析：解热镇痛抗炎药不能根治风湿和类风湿性关节炎，也不能防止疾病发展及并发症的发生，仅能缓解症状。

3. 参考答案：D

答案解析：小剂量阿司匹林抑制 COX 合成，减少血栓素生成，产生抗血小板聚集及抗血栓形成的药理作用。

4. 参考答案：E

答案解析：解热镇痛抗炎药，如阿司匹林小剂量产生抗血小板的作用，大剂量促进血栓形成。

5. 参考答案：C

答案解析：阿司匹林是弱酸性药物，过量中毒时应静脉滴注碳酸氢钠，碱化尿液，降低药物脂溶性，降低肾小管重吸收，加速药物自尿液排出。

6. 参考答案：B

答案解析：吲哚美辛、吡罗昔康、保泰松、阿司匹林长期服用可引起胃溃疡。

7. 参考答案：B

答案解析：吲哚美辛对 COX-1 和 COX-2 均有强大的抑制作用，是非选择性 COX 抑制剂。

8. 参考答案：A

答案解析：解热镇痛抗炎药可使发热者的体温降至正常，产生解热作用。

9. 参考答案：B

答案解析：对乙酰氨基酚对中枢 COX 的抑制作用选择性较高。

10. 参考答案：D

答案解析：小剂量的阿司匹林主要抑制血小板中的 COX-1，减少血栓烷 A_2（TXA_2）的生成。而大剂量阿司匹林亦可明显抑制血管内皮细胞的 COX，减少 PGI_2 合成，降低或抵消小剂量阿司匹林的抗血栓形成作用。因此用于防止血栓形成宜用小剂量（每日口服 50～100mg），可降低心肌梗死病死率和再梗率，防止脑血栓形成。

11. 参考答案：C

答案解析：秋水仙碱用药 12h 可缓解关节红、肿、热、痛，主要用于痛风急性关节炎发作期。

12. 参考答案：E

答案解析：秋水仙碱不影响尿酸盐的生成、溶解及排泄，因而无降血尿酸的作用，对慢性痛风无效，主要用于痛风急性关节炎发作期。对一般性疼痛及其他类型关节炎无效。

13. 参考答案：B

答案解析：大剂量应用时抑制血小板聚集，引起凝血障碍，加重出血倾向。

14. 参考答案：A

答案解析：对乙酰氨基酚由于不良反应相对较少，不诱发溃疡和瑞氏综合征，被世界卫生组织推荐为小儿首选解热镇痛药，成人也普遍应用。

15. 参考答案：C

答案解析：短期使用治疗量的对乙酰氨基酚不良反应较少，可引起恶心呕吐，过量（成人 10～15g）可致急性中毒性肝坏死。

B 型题（配伍选择题）

[1～4]

参考答案：1. C 2. B 3. D 4. A

答案解析：阿司匹林可用于解热镇痛抗炎，小剂量时具有抑制血栓形成的作用；塞来昔布是高选择性 COX-2 抑制剂；目前所知最强 COX 抑制剂是吲哚美辛；秋水仙碱是常用的抗痛风药物。

[5～8]

参考答案：5. D 6. B 7. A 8. C

答案解析：氯丙嗪可抑制下丘脑体温调节中枢，使体温随外界环境温度变化而变化，可降低正常及发热患者体温。对乙酰氨基酚解热镇痛强，几乎无抗炎抗风湿作用。小剂量阿司匹林可防止血栓形成，治疗缺血性心脏病和脑缺血。别嘌醇可减少尿酸合成，缓解痛风症状，多用于慢性痛风。

[9～10]

参考答案：9. A 10. C

答案解析：阿司匹林抑制 COX，减少外周 PG 及

其他致痛物质如缓激肽、组胺合成，产生镇痛作用。吗啡通过激动中枢阿片受体，抑制 P 物质的释放，阻断痛觉神经冲动传入中枢而发挥镇痛作用。

[11～13]

参考答案：11. A 12. C 13. D

答案解析：感染病毒性疾病的儿童使用阿司匹林后偶可引起瑞氏综合征，大剂量使用对乙酰氨基酚可引起急性中毒致肝坏死，布洛芬对少数患者偶致视物障碍。

X 型题（多项选择题）

1. 参考答案：ACDE

答案解析：阿司匹林的胃肠道反应通常表现为恶心、呕吐、上腹不适、食欲缺乏，较大剂量口服可引起胃溃疡及无痛性胃出血。

2. 参考答案：BC

答案解析：解热镇痛抗炎药对内热原引起的发热有效，镇痛作用部位主要在外周。

3. 参考答案：ABCDE

答案解析：吲哚美辛是最强的 PG 合成酶抑制剂之一，有显著抗炎及解热作用。

4. 参考答案：ABCD

答案解析：长期使用对乙酰氨基酚极少数人可致肾毒性，如肾乳头坏死和慢性间质性肾炎等。

5. 参考答案：CD

答案解析：阿司匹林抑制胃壁细胞组织的 COX-1 生成 PGE_2，降低对胃黏膜细胞的保护作用，另外可直接刺激局部胃黏膜细胞，从而引起胃出血和诱发胃溃疡。

6. 参考答案：ACDE

答案解析：痛风急性发作主要表现为关节炎，目前治疗主要采用秋水仙碱和非甾体抗炎药，止痛治疗目前多使用非甾体抗炎药（如对乙酰氨基酚），对慢性痛风的治疗主要是通过抑制尿酸合成或促进尿酸排泄而降低血中的尿酸浓度，可使用别嘌醇和丙磺舒。

7. 参考答案：ACD

答案解析：避免阿司匹林诱发的胃溃疡和胃出血可采取饭后服用，配合使用抑酸剂，与其他非甾体抗炎药尽量不联用，服用肠溶片（药片不得嚼碎）等措施。

二、简答题

比较吗啡与阿司匹林的镇痛作用和应用有哪些不同。

参考答案：

吗啡具有强大的镇痛作用，对各种疼痛均有效，同时还有镇静，欣快感和改善患者情绪的作用；

阿司匹林具有中等程度的镇痛作用，对慢性钝痛效果好，对严重创伤性剧痛及内脏绞痛无效。吗啡激动中枢阿片受体产生镇痛作用；阿司匹林镇痛作用部位主要在外周，通过抑制局部 PG 合成产生作用。临床应用吗啡主要用于急性剧痛和晚期癌性疼痛，易成瘾，控制使用；阿司匹林主要用于慢性钝痛，因不产生欣快感和成瘾性，被广泛使用。

三、论述题

1. 简述小剂量阿司匹林防止血栓形成的机制。

参考答案：

血小板产生的 TXA_2 是强大的血小板释放及聚集的诱导物，可直接诱发血小板释放 ADP，进一步加速血小板的聚集过程。小剂量阿司匹林可抑制 TXA_2 合成酶，减少 TXA_2 的合成，从而抑制血小板聚集，防止血栓形成。阿司匹林在大剂量时也能抑制血管壁内 COX，减少前列环素（PCI_2）的合成，PGI_2 是 TXA_2 的生理对抗剂，其合成减少可能促进凝血及血栓形成。

2. 简述阿司匹林的药理作用和临床应用。

参考答案：

阿司匹林的药理作用包括：①抗炎作用，对控制风湿类风湿性关节炎的症状有肯定疗效，是抗炎抗风湿药物中的首选药物，不能阻止风湿疾病病程的发展及并发症的出现。②解热作用，能降低发热者的体温，而对体温正常者几乎无影响，仅对症治疗，不能对因治疗。③镇痛作用，有明显镇痛作用，对慢性疼痛效果良好，对严重创伤性剧痛及内脏绞痛无效。④影响血栓形成，本品能抑制 COX 的活性，减少血小板中 TXA_2 的生成，有抗血小板聚集和抗血栓形成作用。大剂量时，抑制血管壁中 PGI_2 生成。由于 PGI_2 是 TXA_2 的生理对抗剂，它的合成减少反而促进血栓形成。

临床用途：①镇痛，镇痛作用温和，是治疗头痛和短暂肌肉骨骼痛的首选药物，也常用于神经痛、月经痛、关节痛、牙痛等。对创伤性剧痛和其他平滑肌痉挛的绞痛无效。②退热，作用为非特异性的，对于疾病的进程没有影响。③急性风湿热，能控制急性风湿热的渗出性炎症过程，可预防受损关节的恶化，但对关节外的损害无改变。④类风湿性关节炎，可迅速镇痛，使关节炎症消退，减轻或延缓关节损伤的发展。⑤冠心病，通过抑制血小板的凝集而减低心肌梗死的速度和死亡率。⑥胆道蛔虫症。⑦癌痛，能缓解癌痛，可能是直接作用于痛觉感受器，从而阻止致痛物质形成或对抗组织损伤时致痛物质的释放。

（张雪梅）

第二十三章　影响免疫功能的药物

一、选择题

A 型题（最佳选择题）

1. 参考答案：C

答案解析：环孢素是一种作用于 T 细胞的免疫抑制剂，用于器官移植术后防止器官移植排斥反应，还可用于多种自身免疫性疾病。

2. 参考答案：C

答案解析：环孢素 A 选择性抑制 T 细胞活化。

3. 参考答案：C

答案解析：环孢素 A 最常见的不良反应为肾毒性，其次为肝毒性，多见于用药早期一过性肝损害。此外还有继发病毒感染、胃肠道反应、变态反应及齿龈增生等。

4. 参考答案：E

答案解析：干扰素（IFN）具有抗病毒、抗肿瘤和免疫调节作用。

5. 参考答案：A

答案解析：硫唑嘌呤干扰嘌呤代谢，抑制嘌呤核苷酸合成，进而抑制细胞 DNA、RNA 及蛋白质合成产生免疫抑制作用。

6. 参考答案：B

答案解析：他克莫司为免疫抑制剂，用于临床抗移植排斥反应。

7. 参考答案：B

答案解析：环孢素为免疫抑制剂，用于临床抗移植排斥反应。其余均为免疫增强剂。

8. 参考答案：C

答案解析：白细胞介素2最常见不良反应为发热、寒战、肌肉及关节疼痛等。

9. 参考答案：A

答案解析：卡介苗不良反应有接种部位红肿，形成溃疡，发生过敏反应；瘤内注射偶见过敏性休克，剂量过大可降低免疫功能，甚至可促进肿瘤生长。

10. 参考答案：D

答案解析：不良反应主要有骨髓抑制、胃肠道反应、出血性膀胱炎及脱发等，偶见肝功能障碍。

B 型题（配伍选择题）

[1～4]

参考答案：1. C　2. E　3. A　4. B

答案解析：泼尼松为肾上腺皮质激素类药物，可用于血小板减少性紫癜；硫唑嘌呤主要用于肾移植的排异反应；左旋咪唑口服治疗反复感染的免疫力低下患者，增强机体抗病能力；转移因子用于先天性和获得性细胞免疫缺陷性疾病。

[5～8]

参考答案：5. A　6. B　7. C　8. D

答案解析：环磷酰胺有免疫抑制作用，用于糖皮质激素不能耐受的自身免疫性疾病；卡介苗用于黑色素瘤、白血病、肺癌的辅助治疗；胸腺素用于胸腺依赖性细胞免疫缺陷病；干扰素用于病毒感染预防。

[9～11]

参考答案：9. E　10. A　11. A

答案解析：转移因子能够诱导 T 细胞转变为致敏性淋巴细胞，特异地将供者的细胞免疫力被动的转移到受者体内；胸腺素可使骨髓产生的干细胞转化为淋巴干细胞，并逐步形成 T 细胞，增强细胞免疫功能；环孢素选择性地作用于 T 细胞，抑制效应 T 细胞介导的细胞免疫反应。

X 型题（多项选择题）

1. 参考答案：ACDE

答案解析：卡介苗属于免疫增强剂。

2. 参考答案：ABCE

答案解析：硫唑嘌呤属于免疫抑制剂。

3. 参考答案：BCD

答案解析：干扰素主要具有抗病毒、抗肿瘤和调节免疫作用。

二、简答题

患者，女，40 岁，患系统性红斑狼疮。使用环孢素治疗，其药理作用机制是什么？

参考答案：

环孢素为免疫抑制剂。主要作用机制：选择性抑制 T 细胞活化，使 T_h 细胞明显减少并降低 T_h 细胞与 T_s 细胞的比例；抑制效应 T 细胞介导的细胞免疫反应如迟发型超敏反应；对 B 细胞的抑制作用弱，可部分抑制 T 细胞依赖的 B 细胞反应；对巨噬细胞的抑制作用不明显，对自然杀伤（NK）细胞活力无明显抑制作用，但可间接通过干扰素（IFN-γ）的产生而影响 NK 细胞的活力。环孢素能进入淋巴细胞和环孢素结合蛋白结合，进而与钙调磷酸酶结合，形成复合体，抑制钙调磷酸酶活性，抑制 T_h 细胞的活化及相关基因表达。此外，环孢素还可增加 T 细胞内转运生长因子（TGF-β）的表达。

（张雪梅）

第二十四章　组胺受体阻断药

一、选择题

A 型题（最佳选择题）

1. 参考答案：B

答案解析：自体活性物质组胺，在体内以无活性形式存在于肥大细胞和嗜碱性粒细胞的颗粒中。

2. 参考答案：A

答案解析：H_1 受体分布在支气管、胃肠道、子宫平滑肌，皮肤血管，当 H_1 受体兴奋时，引起支气管、胃肠道及子宫平滑肌收缩和血管扩张。

3. 参考答案：D

答案解析：苯海拉明是 H_1 受体阻断药，能对抗 H_1 受体激动引起的支气管、胃肠道、子宫平滑肌收缩及血管扩张作用，故临床常用于抗过敏，同时，还具有中枢抑制作用及较强的中枢抗乙酰胆碱作用，故具有镇静、催眠和抗晕止吐作用。

4. 参考答案：D

答案解析：第一代 H_1 受体阻断药均有中枢抑制作用，阿司咪唑是第二代，无中枢抑制作用。苯

巴比妥是镇静催眠药，有很强的中枢抑制作用。驾驶员在开车时，应避免选用有中枢抑制作用的药物。

5. 参考答案：E

答案解析：第一代 H_1 受体阻断药有中枢抑制作用，常表现为镇静、嗜睡、乏力等。

6. 参考答案：C

答案解析：除 C 外，其余均是 H_1 受体阻断药的作用。拮抗 H_2 受体抑制胃酸分泌，治疗消化性溃疡。

7. 参考答案：E

答案解析：西咪替丁是 H_2 受体阻断药，能竞争性地阻断胃壁细胞基膜的 H_2 受体，对基础胃酸的分泌有较强的抑制作用，也能抑制由进食、胃泌素、迷走神经兴奋及低血糖等诱导的胃酸分泌。

8. 参考答案：B

答案解析：抑酸作用：雷尼替丁是西咪替丁的 10

倍，法莫替丁是西咪替丁的 20～50 倍，尼扎替丁和奥美替丁与西咪替丁相似。

9. 参考答案：C

答案解析：西咪替丁除 H_2 受体拮抗作用外，还具有抗雄激素作用，会出现男性乳房发育、男性性功能障碍。

10. 参考答案：D

答案解析：H_1 受体激动可引起支气管、胃肠、子宫平滑肌收缩，皮肤血管扩张，心房肌收缩增强和房室传导减慢等效应；H_2 受体激动可产生胃酸分泌增加，血管扩张，心室肌收缩增强及窦性心律加快等作用。

B 型题（配伍选择题）

[1～6]

参考答案：1. C 2. A 3. A 4. C 5. B 6. D

答案解析：第一代 H_1 受体阻断药苯海拉明除具有抗过敏作用外，还有中枢抑制作用及抗胆碱作用，阿司咪唑是第二代，无明显中枢抑制作用。胃壁细胞上分布的组胺受体是 H_2 受体，H_1 受体阻断药不具有抑制胃酸分泌的作用。

[7～11]

参考答案：7. D 8. A 9. E 10. B 11. C

X 型题（多项选择题）

1. 参考答案：ABDE

答案解析：苯海拉明对荨麻疹、花粉症、过敏性鼻炎和血管神经性水肿有很好的疗效，对药疹、接触性皮炎、昆虫咬伤引起的皮肤瘙痒和水肿有一定疗效，对过敏性哮喘和过敏性休克几乎无

效。

2. 参考答案：ABCE

答案解析：H_1 受体激动可引起支气管、胃肠、子宫平滑肌收缩，皮肤血管扩张，心房肌收缩增强和房室传导减慢等效应。

3. 参考答案：ACDE

答案解析：奥美拉唑通过抑制质子泵，减少胃酸分泌，治疗消化性溃疡，阿司匹林抑制前列腺素的生物合成，长期使用会诱发消化性溃疡，阿莫西林能够杀死幽门螺杆菌，故可用于消化性溃疡的治疗，米索前列醇为胃黏膜保护药，雷尼替丁为 H_2 受体阻断药，可减少胃酸的分泌。

二、简答题

抗组胺药分几类？分类依据是什么？它们的临床用途及不良反应是什么？

参考答案：抗组胺药依据对组胺受体的选择性阻断作用分为 H_1 受体阻断药和 H_2 受体阻断药。①H_1 受体阻断药：临床用途包括变态反应性疾病，尤其适用于皮肤黏膜变态反应。镇静镇吐防晕动，适用于晕动病、眩晕症、妊娠及放射性呕吐等。不良反应包括嗜睡等中枢抑制，以及口干、厌食等。②H_2 受体阻断药：临床用途包括抑制胃酸分泌，用于胃、十二指肠溃疡。不良反应包括恶心、便秘、乏力、头晕、皮疹等，偶见血小板减少及肝肾毒性，老年人或肝肾功能不良者可致精神错乱。

（何　方）

第二十五章　影响其他自体活性物质的药物

一、选择题

A 型题（最佳选择题）

1. 参考答案：D

答案解析：甲状腺素可随血液循环到达全身各个组织器官，故不属于自体活性物质。

2. 参考答案：D

答案解析：内皮素是至今发现的最强的缩血管物质，主要作用：①收缩血管；②促进平滑肌细胞分裂；③收缩内脏平滑肌；④正性肌力作用。

3. 参考答案：B

答案解析：激肽可扩张血管、提高毛细血管通透性，收缩平滑肌，作用于皮肤和内脏感觉神经末梢可引起剧痛，还能促进白细胞的游走和聚集，

是重要的炎症介质之一。

4. 参考答案：A

答案解析：内皮素是由血管内皮细胞分泌的一种细胞因子，是至今发现的最强的缩血管物质，在体内外均可产生强而持久的血管收缩作用。

5. 参考答案：B

答案解析：麦角胺为肽生物碱类 5-HT 受体阻断药，能明显收缩血管，减少动脉搏动，可显著缓解偏头痛，用于偏头痛的诊断和治疗。

6. 参考答案：E

答案解析：依前列醇能舒张血管和抑制血小板聚集，是最强的抗凝血药。可替代肝素，用于体外循环和肾透析时防止血栓形成；尚可用于缺血性

心脏病、多器官衰竭、外周血管病和肺动脉高压。

7. 参考答案：C

答案解析：依前列醇一般用于治疗缺血性心脏病，芬氟拉明和右芬氟拉明用于治疗肥胖症，丁螺环酮治疗焦虑，西地那非主要治疗男性勃起功能障碍。

8. 参考答案：D

答案解析：舒马普坦激动 5-HT_{1D} 受体，收缩颅内血管，用于偏头痛及丛集性头痛。

9. 参考答案：E

答案解析：昂丹司琼选择性阻断 5-HT_3 受体，具有强大的镇吐作用，主要用于癌症患者手术和化疗伴发的严重恶心、呕吐。

10. 参考答案：A

答案解析：心房利尿钠肽可使肾小球过率增加、近曲小管 Na^+ 重吸收减少，具有很强的排钠利尿、舒张血管、降低血压的作用，并能抑制肾素、加压素和醛固酮的分泌。

B 型题（配伍选择题）

[1~5]

参考答案：1. B 2. A 3. D 4. E 5. C

答案解析：丁螺环酮选择性激动 5-HT_{1A} 受体，抗焦虑；依前列醇舒张血管和抑制血小板聚集，可替代肝素，用于体外循环和肾透析时防止血栓形成，尚可用于缺血性心脏病、多器官衰竭、外周血管病和肺动脉高压；乌拉立肽为人工尿扩张素（Uro），用于治疗严重心力衰竭；赛庚啶选择性阻断 5-HT_2 受体，并可阻断 H_1 受体，具有较弱的抗胆碱作用，用于预防偏头痛发作及治疗荨麻疹等皮肤黏膜过敏性疾病；氟西汀为选择性 5-HT 再摄取抑制剂，用于治疗抑郁症。

[6~10]

参考答案：6. E 7. D 8. B 9. A 10. C

答案解析：地诺前列酮引起子宫收缩，用于终止妊娠和引产；西地那非为磷酸二酯酶-5（PDE-5）抑制剂，使阴茎海绵体血管平滑肌舒张，血流增加，海绵体充血，主要用于治疗男性勃起功能障碍；帕罗西汀为选择性 5-HT 再摄取抑制剂，用于治疗抑郁症；昂丹司琼选择性阻断 5-HT_3 受体，主要用于治疗严重的恶心呕吐，如手术、化疗伴发的恶心呕吐；芬氟拉明和右芬氟拉明均可选择性激动 5-HT_{2c} 受体，抑制食欲，治疗肥胖症。

X 型题（多项选择题）

1. 参考答案：ABCE

答案解析：前列腺素在体内代谢极快，除 PGI_2 外，其他都经肺和肝脏被迅速降解灭活，在血浆中半衰期为 1~2min。其作用较为广泛，能够抑制血小板聚集、兴奋子宫平滑肌、扩血管，有较明显的降压作用。

2. 参考答案：ABCE

答案解析：自体活性物质广泛存在于正常体内，是由非特定内分泌腺产生的一类活性物质，也称局部激素，由靶组织形成，在产生部位即产生作用，不需要血液循环长途运输。甲状腺素可随血液循环到达全身各个组织器官，故不属于自体活性物质。

二、简答题

简述前列腺素和血栓素的药理作用。

参考答案：

①对血管平滑肌：TXA_2 和 $PGF_{2\alpha}$ 具有缩血管作用，对静脉血管作用尤为明显；TXA_2 还具有促进血管平滑肌细胞增生的作用。PGF_2 通过激动腺苷酸环化酶而松弛小动脉。②对内脏平滑肌：多数前列腺素和血栓素具有收缩胃肠平滑肌的作用。③对血小板：PGE_1 和 PGI_2 能够抑制血小板聚集，TXA_2 有强烈促聚集作用。④对中枢和外周神经系统：PGE_1、PGE_2 能使体温升高；PGE 能促进生长激素、催乳素、促甲状腺激素、ACTH、卵泡刺激素和黄体生成素的释放。

（何　方）

第二十六章　肾上腺皮质激素类药

一、选择题

A 型题（最佳选择题）

1. 参考答案：B

答案解析：糖皮质激素可以用于抗休克治疗，对于过敏性休克可与首选药肾上腺素合用，对于感染中毒性休克可在足量有效的抗菌药物治疗的同时使用糖皮质激素。

2. 参考答案：E

答案解析：糖皮质激素可以用于抗休克治疗，对于过敏性休克可与首选药肾上腺素合用，对于感染中毒性休克可在足量有效的抗菌药物治疗的同时使用糖皮质激素。

3. 参考答案：D
答案解析：地塞米松是各选项中抗炎作用最强的糖皮质激素。

4. 参考答案：B
答案解析：可的松和氢化可的松都属于短效糖皮糖激素；甲泼尼松和泼尼松龙属于中效糖皮质激素；地塞米松属于长效糖皮质激素。

5. 参考答案：C
答案解析：长期大量使用糖皮质激素影响脂肪代谢，可以激活四肢皮下脂肪，促使皮下脂肪分解，使脂肪重新分布于面部、胸、背脊、臀部，形成向心性肥胖。

6. 参考答案：A
答案解析：糖皮质激素的用量与疗程有三种：大剂量冲击疗法、一般剂量长期疗法和小剂量替代疗法。大剂量冲击疗法适用于急性、重度、危及生命的疾病的抢救；一般剂量长期疗法多用于结缔组织病和肾病综合征等；小剂量替代疗法适用于治疗急、慢性肾上腺皮质功能不全症，脑垂体前叶（腺垂体）功能减退及肾上腺次全切除术后。

7. 参考答案：C
答案解析：炎症反应是机体的一种防御性机制，炎症后期是组织修复的重要过程。糖皮质激素在抑制炎症及减轻症状的同时也可导致感染扩散，延迟创面愈合。

8. 参考答案：B
答案解析：糖皮质激素能够诱发胃、十二指肠溃疡，患有活动性消化性溃疡的患者禁用。

9. 参考答案：E
答案解析：醛固酮为盐皮质激素，其主要作用于肾脏的远曲小管，促进 Na^+、Cl^- 的重吸收和 K^+、H^+ 的排出，它与下丘脑分泌的抗利尿激素相互协调，共同维持体内水、电解质的平衡。

10. 参考答案：C
答案解析：糖皮质激素具有强大的抗炎作用，能够减少炎症介质 PGE_2、PGI_2 和白三烯的生成，抑制诱导性 NO 合酶和 COX-2 的表达，还能抑制包括 IL-2 在内的多种炎症细胞因子的产生。能刺激骨髓造血功能，大剂量可使血小板增多，提高纤维蛋白原浓度，缩短凝血时间。

11. 参考答案：A
答案解析：糖皮质激素对血液和造血系统的主要作用是通过刺激骨髓造血功能，使红细胞和血红蛋白含量增加，并增加中性粒细胞。大剂量还可使血小板增多，提高纤维蛋白原浓度。

12. 参考答案：D
答案解析：感染性疾病原则上不使用糖皮质激素治疗，但在某些情况下，如严重感染导致休克、呼吸衰竭等，可以适当应用糖皮质激素辅助治疗，缓解相应症状，帮助患者度过危险期。

13. 参考答案：D
答案解析：炎症反应是机体的一种防疫性机制，糖皮质激素具有强大的抗炎作用，并且对免疫过程的多个环节具有抑制作用，由于其不具有抗菌作用，长期使用会诱发和加重感染。

14. 参考答案：C
答案解析：长期大剂量服用糖皮质激素药物，反馈性抑制垂体-肾上腺皮质轴导致肾上腺皮质萎缩，减量过快或突然停药后会引起肾上腺皮质功能不全。其余选项都属于糖皮质激素的不良反应。

15. 参考答案：E
答案解析：糖皮质激素可以促进糖代谢升高血糖，促进肾小管对 Na^+ 的重吸收，促进蛋白质的分解，所以服用的患者应食用低盐、低糖、高蛋白饮食。

16. 参考答案：B
答案解析：糖皮质激素可缓解急性重症感染患者症状，使患者度过危险期，为治疗争取时间。但由于糖皮质激素无抗菌作用，又可降低机体防御功能，必须和有效且足量的抗菌药物同时合用，以免感染灶扩散后进一步加重感染。

17. 参考答案：C
答案解析：长期大量应用糖皮质激素可引起肾上腺皮质功能亢进，导致高血压、糖尿病，诱发或加重溃疡、精神失常、骨质疏松等，所以严重高血压患者、糖尿病患者、创伤修复期骨折患者、消化性溃疡患者、有精神病史者禁用或慎用。

B 型题（配伍选择题）
[1～4]
参考答案：1. A　2. C　3. D　4. B
答案解析：肾上腺皮质功能减退采用小剂量糖皮质激素替代疗法；大剂量糖皮质激素冲击疗法可用于急性、重度、危及生命的抢救；对过敏性休克，糖皮质激素可与首选药肾上腺素合用；对严重感染，糖皮质激素必须和有效而足量的抗菌药物合用。

[5～8]
参考答案：5. D　6. B　7. C　8. A
答案解析：可的松需要经肝脏转化为氢化可的松

后才有活性；对水盐代谢影响最大的是盐皮质激素如去氧皮质酮。

[9～14]

参考答案：9. E　10. F　11. D　12. C　13. A
14. B

答案解析：糖皮质激素能促进皮下脂肪分解并重新分配，形成向心性肥胖，出现满月脸、水牛背；提高中枢神经兴奋性会导致精神失常；影响蛋白质代谢，形成负氮平衡，影响生长发育；促进胃酸分泌并抑制胃黏液分泌，导致消化性溃疡；增加钙磷排泄，导致骨质疏松；长期大剂量应用会导致医源性肾上腺皮质功能亢进。

X 型题（多项选择题）

1. 参考答案：ABCDE

答案解析：肾上腺皮质激素包括盐皮质激素、糖皮质激素和性激素。地塞米松和泼尼松龙属于糖皮质激素，去氧皮质酮属于盐皮质激素，炔雌醇和甲地孕酮属于性激素。

2. 参考答案：ABCDE

答案解析：糖皮质激素能够增加钙磷的排泄，导致骨质疏松；能够作用于盐皮质激素受体产生较弱的盐皮质激素水钠潴留作用，长期应用会引起高血压；可诱发感染或使体内潜在的感染性病灶扩散；刺激胃酸、胃蛋白酶的分泌并抑制胃黏液分泌，降低胃肠黏膜的抵抗力，诱发或加剧胃、十二指肠溃疡；促进糖原异生，降低组织对葡萄糖的利用，引起糖代谢紊乱，导致糖尿病。

3. 参考答案：ACD

答案解析：糖皮质激素可增加胃酸及胃蛋白酶的分泌，增强食欲，促进消化。同时，由于对蛋白质代谢的影响，胃黏液分泌减少，上皮细胞更换率减低，使胃黏膜自我保护与修复能力减弱。

4. 参考答案：BCD

答案解析：糖皮质激素能升高血糖；促进蛋白质分解，增加尿中氮的排泄，造成负氮平衡；促进脂肪分解及重分布；具有较弱的盐皮质激素样水钠潴留作用；促进钙磷排泄，降低血钙、血磷。

二、简答题

对于未知病原菌感染的严重感染患者，能否用糖皮质激素进行治疗？为什么？

参考答案：

不能。对于严重感染患者应用抗菌药物治疗感染，同时可用糖皮质激素做辅助治疗，增加机体对有害刺激的耐受性，减轻中毒反应。但是对于未知病原菌，还不能确定其有效抗菌药物，原则上不使用糖皮质激素。因为糖皮质激素无抗菌作用，又可降低机体防御功能，没有与特效抗感染药物合用，容易诱发并加重感染。

三、论述题

试述糖皮质激素的主要药理作用、临床应用的主要不良反应及表现。

参考答案：

主要药理作用包括：①抗炎作用，对各种原因引起的炎症及炎症整个时期均有很强的抑制作用；②免疫抑制作用，抑制免疫的多个环节，对细胞和体液免疫均抑制，但对细胞免疫作用更强；③抗过敏作用，抑制过敏性介质的产生；④抗休克作用，大剂量可对抗各种严重休克，特别是中毒性休克；⑤刺激骨髓造血功能；⑥提高中枢神经兴奋性等。

临床应用的主要不良反应包括：①医源性肾上腺皮质功能亢进，长期大量应用引起脂肪代谢和水盐代谢紊乱，表现为向心性肥胖、高血压、高血脂、糖尿、骨质疏松等；②诱发或加重感染，糖皮质激素本身不具有抗菌活性，加上对免疫系统有抑制作用，长期应用可诱发感染或使体内潜在感染病灶扩散；③出现消化道并发症，刺激胃酸、胃蛋白酶分泌，抑制胃黏液分泌，诱发或加剧胃、十二指肠溃疡，甚至导致出血或穿孔；④导致骨质疏松、肌肉萎缩、伤口愈合迟缓，促进蛋白质分解并抑制其合成，增加钙磷排泄；⑤引发糖尿病，促进糖原异生，降低组织对葡萄糖的利用，升高血糖，导致类固醇性糖尿病；⑥导致医源性肾上腺皮质功能不全，长期服用，减量过快或突然停药所致。

（曾广智　蒋云涛）

第二十七章　胰岛素及降血糖药

一、选择题

A 型题（最佳选择题）

1. 参考答案：A

答案解析：低血糖症是胰岛素过量使用引发的最重要也是最常见的不良反应，严重者可引起昏迷、休克及脑损伤，甚至死亡。

2. 参考答案：C
答案解析：糖尿病酮症酸中毒是糖尿病急性并发症之一，它的主要发病原因是因为血糖过高，此时要用胰岛素持续静脉输入，控制好血糖。

3. 参考答案：B
答案解析：氯磺丙脲属于磺酰脲类口服降糖药，少数患者服用后可出现黄疸及肝损害、粒细胞减少、过敏性皮疹等不良反应，故应注意定期检查肝功能和血常规。

4. 参考答案：E
答案解析：糖尿病患者大手术时宜选用胰岛素以防止和纠正代谢紊乱恶化。

5. 参考答案：D
答案解析：罗格列酮属于胰岛素增敏剂；阿卡波糖可以单独使用也可以与其他降糖药合用；双胍类药物对正常人血糖无明显影响；瑞格列奈是餐时血糖调节剂。

6. 参考答案：E
答案解析：氯丙嗪、糖皮质激素、噻嗪类利尿药、口服避孕药均可降低磺酰脲类的降血糖作用。

7. 参考答案：B
答案解析：磺酰脲类血浆蛋白结合率高，表观分布容积小，因此能与保泰松、水杨酸钠、吲哚美辛、青霉素、双香豆素等药物发生竞争，使游离药物浓度上升而引起低血糖反应。

8. 参考答案：C
答案解析：双胍类药物治疗糖尿病的机制：促进外周组织（肌肉、脂肪等）对葡萄糖的摄取利用；抑制糖原异生和糖原分解；延缓葡萄糖在胃肠道的吸收。

9. 参考答案：B
答案解析：α-葡萄糖苷酶抑制剂在小肠上皮刷状缘与碳水化合物竞争糖苷水解酶，减慢碳水化合物水解及产生葡萄糖的速度并延缓其吸收。不影响胰岛素分泌，不易导致低血糖。

10. 参考答案：A
答案解析：瑞格列奈为餐时血糖调节剂；格列美脲为磺酰脲类药物；苯乙双胍为双胍类药物；伏格列波糖为α-葡萄糖苷酶抑制剂。

11. 参考答案：E
答案解析：胰岛素能促进 K^+ 进入细胞，降低血钾浓度。

12. 参考答案：D
答案解析：糖尿病酮症酸中毒性昏迷是胰岛素明显不足导致的高血糖、高血酮、酮尿、脱水、电解质紊乱、代谢性酸中毒所致的昏迷。

13. 参考答案：B
答案解析：格列苯脲和氯磺丙脲能促进抗利尿激素的分泌并增强其作用，而发挥抗利尿作用。

14. 参考答案：D
答案解析：阿卡波糖为α-葡萄糖苷酶抑制剂。

15. 参考答案：B
答案解析：胰岛素主要用于 1 型糖尿病，还可用于经饮食控制或口服降血糖药物未能控制的非胰岛素依赖型糖尿病，发生各种急性或严重并发症的糖尿病患者，合并重度感染、高热等糖尿病患者。

16. 参考答案：D
答案解析：磺酰脲类药物能够降低正常人血糖水平。

17. 参考答案：E
答案解析:依克那肽是一种长效的 GLP-1 受体激动药，其生物学作用与肠促胰素 GLP-1 相同。

B 型题（配伍选择题）
[1～5]
参考答案：1. C　2. A　3. B　4. E　5. D
答案解析：吡格列酮能改善脂肪代谢紊乱，可用于高血压和血脂异常的高血糖患者。

[6～9]
参考答案：6. B　7. C　8. A　9. D
答案解析：胰岛素可加速葡萄糖的氧化和酵解，促进糖原合成与储存，同时又抑制糖原分解和糖异生；阿卡波糖在小肠上皮刷状缘与碳水化合物竞争 α-葡萄糖苷酶，减慢碳水化合物水解及产生葡萄糖的速度并延缓其吸收；罗格列酮为胰岛素增敏剂，能提高靶组织对胰岛素敏感性。

[10～13]
参考答案：10. B　11. D　12. C　13. A
答案解析：普通胰岛素属于速效胰岛素，溶解度高，可静脉注射，适用于重症糖尿病初治及有酮症酸中毒等并发症患者；单组分猪胰岛素为高纯度胰岛素，抗原性很弱，不易引发过敏反应。

X 型题（多项选择题）
1. 参考答案：ABCD
答案解析：胰岛素常见不良反应：低血糖反应，由胰岛素过量所致；过敏反应，是由于动物来源的胰岛素与人的胰岛素结构差异，或是制剂纯度较低，其中所含杂质所致，偶可引起速发型变态反应——过敏性休克。因胰岛素为注射剂，长期使用会引起注射部位脂肪萎缩。

2. 参考答案：BCDE

答案解析：胰岛素主要适用于：1 型糖尿病；经饮食控制或用口服降血糖药治疗效果不好的 2 型糖尿病；糖尿病急性并发症，如酮症酸中毒、高渗性非酮症糖尿病昏迷及乳酸性酸中毒诱发的高血糖症状；糖尿病合并严重感染、消耗性疾病、高热、创伤及手术、妊娠等情况。

3. 参考答案：ABCD

答案解析：磺酰脲类口服降糖药主要通过刺激胰岛 B 细胞释放胰岛素而降糖，对胰岛功能尚存的患者有效，过量服用会导致低血糖反应。因结构中含硫，过敏反应是其常见的不良反应。血浆蛋白结合率高，与青霉素、保泰松、水杨酸钠等合用会竞争结合血浆蛋白，使游离药物浓度升高而发生低血糖。第三代磺酰脲类能使血小板黏附力减弱，刺激纤溶酶原的合成。

4. 参考答案：ABE

答案解析：磺酰脲类（格列美脲和格列齐特）和餐时血糖调节剂（瑞格列奈）都是主要通过刺激胰岛 B 细胞分泌胰岛素而降糖。阿卡波糖属于 α-葡萄糖苷酶抑制剂，甘精胰岛素是胰岛素制剂，是通过直接补充胰岛素降糖。

二、简答题

1. 比较餐时血糖调节剂与磺酰脲类口服降糖药的异同点。

参考答案：

磺酰脲类口服降糖药与餐时血糖调节剂都是主要通过刺激胰岛 B 细胞释放胰岛素而降糖，磺酰脲类口服降糖药对正常人和胰岛功能尚存的糖尿病患者具有降血糖作用。而餐时血糖调节剂促胰岛素分泌作用与血糖浓度有关，其促分泌作用具有血糖依赖性，血糖高时其作用增强，血糖低时其作用则减弱，所以其降低餐后高血糖的作用较强，发生低血糖概率较磺酰脲类口服降糖药低。同时因其结构中不含硫，对磺酰脲类口服降糖药过敏者仍可使用。

2. 比较胰岛素、磺酰脲类口服降糖药和双胍类口服降糖药的降糖作用及其优缺点。

参考答案：

类型	胰岛素	磺酰脲类口服降糖药	双胍类口服降糖药
对正常人的作用	作用较强	有作用	无明显作用
对糖尿病患者的作用	作用强、快速	作用明显	作用明显
对胰岛功能完全丧失者的作用	有效	无效	有效
作用方式	直接补充	促进胰岛素释放	促进糖利用，抑制糖异生
用法	注射	口服	口服
优点	作用强、快速控制症状好	口服，使用方便	口服，使用方便
缺点	使用不便有过敏反应	对轻、中型有效	对轻、中型有效

三、论述题

胰岛素治疗糖尿病的主要适应证包括哪些？不良反应有哪些？

参考答案：

主要适应证包括：①1 型糖尿病和重症糖尿病，特别是幼年型糖尿病；②糖尿病合并重度感染、高热、消耗性疾病、妊娠分娩、创伤及手术；③饮食疗法和口服降血糖药无效的糖尿病；④发生各种急性或严重并发症的糖尿病，如酮症酸中毒和非酮症型高渗性昏迷等。

不良反应：①低血糖反应，由于胰岛素过量所致，可出现饥饿感、脉频、出汗、心悸、烦躁等症状，严重者可出现共济失调、震颤、昏迷或惊厥、休克、处理不当可导致死亡；②过敏反应，是胰岛素制剂纯度较低，其中所含杂质所致，偶可引起过敏性休克；③反应性高血糖，当胰岛素用量略超需要而发生轻度低血糖时，可不出现明显症状，却能引起调节机制的代偿反应，引起高血糖；④胰岛素耐受，患者血中胰岛素含量正常或高于正常，但胰岛素的生物效应明显降低；⑤局部反应，皮下注射时，注射局部的皮肤发红、皮下硬结和脂肪萎缩。

（曾广智　蒋云涛）

第二十八章　甲状腺激素与抗甲状腺药

一、选择题

A 型题（最佳选择题）

1. 参考答案：D

答案解析：甲状腺激素能促进物质氧化代谢，增加耗氧量，提高基础代谢率，使产热增多。

2. 参考答案：C

答案解析：甲硫氧嘧啶为硫脲类抗甲状腺药物，能抑制甲状腺过氧化物酶介导的酪氨酸碘化及偶联，从而抑制甲状腺激素的生物合成。

3. 参考答案：D

答案解析：甲状腺素主要用于治疗甲状腺功能不足引起的一系列症状，甲状腺功能亢进需要使用抗甲状腺药物治疗。

4. 参考答案：E

答案解析：甲状腺激素的合成：在过氧化物酶的作用下，碘化物被氧化成活性碘或氧化碘中间产物。氧化碘与甲状腺球蛋白上的酪氨酸残基结合，生成一碘酪氨酸（MIT）和二碘酪氨酸（DIT）。之后再在过氧化物酶的作用下，偶联成 T_3、T_4 储存于腺泡腔内。

5. 参考答案：B

答案解析：小剂量碘化物可以作为合成甲状腺素的原料，补充摄入的不足，用于治疗单纯性甲状腺肿，长期服用可能造成甲状腺功能亢进。

6. 参考答案：E

答案解析：大剂量碘及碘化物主要通过抑制甲状腺球蛋白的水解而抑制甲状腺激素的释放。

7. 参考答案：A

答案解析：卡比马唑为硫脲类抗甲状腺药，能够抑制甲状腺过氧化物酶介导的酪氨酸的碘化及偶联，使氧化碘不能结合到甲状腺球蛋白上，从而抑制甲状腺激素的生物合成。

8. 参考答案：C

答案解析：大剂量碘能抑制 TSH 促进腺体增生的作用，使腺体缩小变韧，血管减少，有利于手术进行及减少出血，可用于甲状腺功能亢进的手术前准备，也可用于甲状腺危象的治疗。

9. 参考答案：E

答案解析：小剂量碘是合成甲状腺激素的原料，可预防和治疗单纯性甲状腺肿。

10. 参考答案：A

答案解析：大剂量碘及碘化物有抗甲状腺作用，其作用快而强，可用于甲状腺危象的治疗。

11. 参考答案：B

答案解析：碘是合成甲状腺激素的原料，小剂量的碘可预防单纯性甲状腺肿。大剂量碘有抗甲状腺作用，主要是抑制甲状腺激素的释放。

12. 参考答案：D

答案解析：碘能进入乳汁并能通过胎盘，引起新生儿甲状腺肿，严重者可压迫气管而致命，故妊娠期妇女与哺乳期妇女慎用。

13. 参考答案：A

答案解析：碘是合成甲状腺激素的原料，小剂量的碘可预防单纯性甲状腺肿。大剂量碘有抗甲状腺作用，主要是抑制甲状腺激素的释放。

14. 参考答案：C

答案解析：长期服用碘剂可诱发甲状腺功能亢进，其他都属于抗甲状腺药物。

B 型题（配伍选择题）

[1～3]

参考答案：1. C　2. A　3. B

答案解析：甲状腺激素过量可引起甲状腺功能亢进症状。少数人应用碘化物可发生过敏，引起血管神经性水肿。粒细胞下降为硫脲类药物最严重的不良反应，及时停药可以逆转。

[4～7]

参考答案：4. C　5. D　6. A　7. B

答案解析：甲状腺功能不足可使神经元轴突和树突形成发生障碍，神经髓鞘形成延缓，骨骺不能形成，产生智力低下、身材矮小的呆小症（克汀病）。硫脲类药物为抗甲状腺药物，长期使用会诱发甲状腺功能减退，停药后可恢复。

[8～12]

参考答案：8. B　9. C　10. D　11. A　12. E

答案解析：用于治疗呆小病的药物是甲状腺素；用于预防单纯性甲状腺肿的药物是小剂量碘制剂；重症甲状腺功能亢进其他药物无法控制者宜使用 ^{131}I；普萘洛尔是甲状腺功能亢进及甲状腺危象的辅助治疗药，通过阻断 β 受体改善甲状腺功能亢进所致的心率加快、心收缩力增强等交感神经激活症状。大剂量碘抗甲状腺作用快而强，可用于甲状腺功能亢进的术前准备。

X 型题（多项选择题）

1. 参考答案：ABCD

答案解析：小剂量碘是合成甲状腺激素的原料，不能用于甲状腺功能亢进的治疗。

2. 参考答案：BE

答案解析：甲硫氧嘧啶能作为甲状腺过氧化酶的

底物被氧化,影响过氧化物酶所介导的酪氨酸的碘化和偶联,进而抑制甲状腺激素的合成。还能抑制外周组织 T_4 转化为 T_3。

3. 参考答案:ABDE

答案解析:不同剂量碘化物对甲状腺功能可产生不同的作用。小剂量碘化物用于治疗单纯性甲状腺肿,大剂量碘化物可产生抗甲状腺作用,其作用快而强,可用于甲状腺功能亢进术前准备和甲状腺危象治疗。其机制主要是抑制甲状腺素的释放。

4. 参考答案:BDE

答案解析:普萘洛尔为 β 受体阻断药,能通过拮抗 β 受体的作用而改善甲状腺功能亢进所致的心率加快、心肌收缩力增强等交感神经增强的症状。治疗甲状腺功能亢进,单用效果有限,主要作为甲状腺功能亢进及甲状腺危象时的辅助治疗药物。因为阻断 β 受体,会对心血管系统和气管平滑肌造成不良反应。

二、简答题

1. 大剂量碘剂于甲状腺功能亢进术前用药的意义有哪些?

参考答案:

大剂量碘可以:①抑制促甲状腺激素促进腺体增生的作用,使甲状腺组织退化、血管减少、腺体缩小变韧,利于手术进行及减少出血;②加强对术前甲状腺功能亢进症状的控制;③阻止甲状腺素释放。

2. 普萘洛尔用于甲状腺功能亢进及甲状腺危象治疗的意义及使用原则是什么?

参考答案:

普萘洛尔是无内在拟交感活性的 β 受体阻断药,在甲状腺功能亢进和甲状腺危象时使用能改善甲状腺功能亢进所致的心率加快、心收缩力增强等交感神经激活症状,还能抑制外周 T_4 转化为 T_3。普萘洛尔是作为治疗甲状腺功能亢进及甲状腺危象的辅助治疗药物使用。

三、论述题

论述甲状腺功能亢进治疗药物的分类、代表药物、作用机制及适应证。

参考答案:

甲状腺功能亢进治疗药物主要包含四类。①硫脲类:代表药物甲硫氧嘧啶、丙硫氧嘧啶、甲巯咪唑等。作用机制主要:能作为甲状腺过氧化酶的底物被氧化,影响过氧化物酶所介导的酪氨酸的碘化和偶联,进而抑制甲状腺激素的合成,同时还能抑制外周组织的 T_4 转为 T_3。抗甲状腺作用较强,主要用于甲状腺功能亢进内科治疗,还可用于甲状腺功能亢进术前准备和甲状腺危象辅助用药。②碘和碘化物:代表药物碘化钾或卢氏液等。大剂量碘可抑制甲状腺球蛋白水解而使甲状腺激素释放减少,也能抑制 TSH 促进激素释放作用。抗甲状腺作用快而强,用于甲状腺危象和甲状腺功能亢进术前准备。③β 受体阻断药:代表药物普萘洛尔、美托洛尔等。无内在拟交感活性的 β 受体阻断药主要通过阻断 β 受体而改善甲状腺功能亢进所致的心率加快等交感神经活动增强症状,也能抑制外周 T_4 转化为 T_3。主要用于甲状腺功能亢进治疗及甲状腺危象的辅助治疗,单用作用有限,与其他抗甲状腺药物合用作用更显著。④放射性碘:代表药物 ^{131}I。利用产生 β 射线破坏甲状腺组织来治疗甲状腺功能亢进。作用缓慢,适用于不宜手术或手术后复发及硫脲类无效或过敏的患者。

(曾广智 蒋云涛)

第二十九章 垂体激素和下丘脑释放激素

一、选择题

A 型题(最佳选择题)

1. 参考答案:E

答案解析:升压素为垂体后叶激素,其他均为垂体前叶激素。

2. 参考答案:D

答案解析:幼年期生长激素分泌减退,会妨碍生长发育,引起身材异常矮小的侏儒症。智力低下、身材矮小的呆小症(克汀病)是因为幼年期甲状腺激素缺乏而导致。

3. 参考答案:C

答案解析:大剂量缩宫素可引起短暂而显著的血管平滑肌舒张,使收缩压、舒张压均下降。

4. 参考答案:B

答案解析:下丘脑对生长激素的调节是通过两种激素的作用来实现的,一种是生长激素释放激素,另一种是生长激素释放抑制激素,分别能促进和抑制生长激素的释放,因此下丘脑释放的激素对生长激素的作用是促进和抑制双向的。

5. 参考答案：C

答案解析：曲普瑞林为人工合成的促性腺激素释放激素的类似物，口服无效，需注射给药。可用于前列腺癌、性早熟、手术前子宫肌瘤等的治疗，但不可用于非激素依赖性的前列腺癌或前列腺切除手术后的患者。

6. 参考答案：B

答案解析：腺垂体在下丘脑释放激素或抑制激素作用下分泌相应促激素，刺激周围靶腺激素的合成和释放，而后者又反作用于腺垂体和下丘脑，再引起另外一种效应，以校正原来的效应活动，属于反馈调节机制。

7. 参考答案：E

答案解析：抗利尿激素又称升压素，其作用主要是管理肾脏的排尿量，能够促进肾小管对水分的重吸收，减少尿量，还能使全身小动脉收缩，血压上升，可用于某些出血的治疗。

8. 参考答案：B

答案解析：缩宫素又称催产素，小剂量对子宫产生兴奋作用，可以促进胎儿娩出。大剂量会引起子宫张力持续增高，产生持续强直收缩，不利于胎儿娩出。大剂量缩宫素主要用于产后止血。

9. 参考答案：C

答案解析：神经垂体激素是指在下丘脑视上核、室旁核产生而储存于神经垂体的升压素（抗利尿激素）与催产素（缩宫素），在适宜的刺激作用下，这两种激素由神经垂体释放进入血液循环。

10. 参考答案：B

答案解析：下丘脑是脑的一部分，能传导兴奋，又是内分泌枢纽，能分泌促激素释放激素。

11. 参考答案：A

答案解析：缩宫素在结构上类似于升压素，具有抗利尿作用，使用剂量过大可导致水潴留、水中毒、肺水肿等。

B 型题（配伍选择题）

[1～9]

参考答案：1. E 2. D 3. G 4. I 5. B 6. A 7. C 8. H 9. F

[10～13]

参考答案：10. B 11. D 12. A 13. C

答案解析：生长激素（GH）有明显的促生长作用，幼年期 GH 分泌减退，则妨碍生长发育，引起身材异常矮小的侏儒症，分泌过盛会引起巨人症，在成年人则会引起肢端肥大症。垂体后叶主要分泌缩宫素与升压素，升压素能增加肾小管对水分的重吸收，减少尿量，若垂体后叶功能减退会导致升压素分泌不足，引起尿崩症。

X 型题（多项选择题）

1. 参考答案：ABCE

答案解析：幼年时期生长素分泌不足时易导致侏儒症，分泌过多则易引发巨人症；成年后分泌过多，则会导致肢端肥大症的发生。生理量的 GH 可刺激胰岛素分泌，加强糖利用；生长素过量会抑制糖的利用，导致血糖升高，形成垂体性糖尿病。

2. 参考答案：BCD

答案解析抗利尿激素（升压素）和缩宫素（催产素）属于神经垂体激素。

3. 参考答案：ABCDE

答案解析：下丘脑是内分泌系统的最高中枢，它通过分泌各种释放因子和释放抑制因子来支配垂体的激素分泌，垂体又通过释放促激素控制甲状腺、肾上腺皮质、性腺、胰岛等的激素分泌。

二、简答题

1. 垂体后叶激素有哪些？简述其主要药理作用及临床用途？

参考答案：

垂体后叶激素包括缩宫素（催产素）和升压素（抗利尿激素）。缩宫素能直接兴奋子宫平滑肌。小剂量缩宫素能引起与分娩相似的子宫收缩，可用于催产和引产；大剂量缩宫素能使子宫产生持续强直收缩，可用于产后止血。升压素能够促进肾小管对水分的重吸收，减少尿量，可用于尿崩症的治疗，升压素还能使全身小动脉收缩，血压上升，可用于某些出血性疾病的治疗。

2. 简述雌激素和孕激素对缩宫素作用的影响及其对妊娠的影响？

参考答案：

子宫平滑肌对缩宫素的敏感性受体内性激素水平的影响，雌激素可以提高子宫对缩宫素的敏感性，孕激素则能降低子宫对缩宫素的敏感性。在妊娠前期，妊娠期妇女体内孕激素水平高，子宫收缩较弱，可保证胎儿安全发育；妊娠后期，雌激素水平升高，子宫自发性收缩逐渐增强，直至强烈收缩而诱发分娩。

三、论述题

试述下丘脑-垂体系统的相互作用关系（举例说明）、构成及其主要成员。

参考答案：

下丘脑是内分泌系统的最高中枢，它通过分泌神经激素，即各种释放因子或释放抑制因子来支配垂体的激素分泌，垂体又通过释放促激素控制甲状腺、肾上腺皮质、性腺、胰岛等的激素分泌。

相互之间是施控与受控的关系，但受控者也可以通过反馈调节机制反作用于施控者。例如，下丘脑分泌促甲状腺激素释放激素（TRH），刺激垂体前叶分泌促甲状腺激素（TSH），使甲状腺分泌甲状腺素，但是当血液中甲状腺素水平升高到一定程度时，甲状腺素也可以反馈抑制 TRH 和 TSH 的释放。通过反馈调节作用，维持血液中激素水平的相对稳定。下丘脑-垂体系统主要分为两部分：①下丘脑-腺垂体系统，主要分泌促甲状腺激素、促肾上腺皮质激素、垂体促性腺激素（包括促黄体素和促卵泡素）、生长激素、催乳素、β-促脂解素、α-促黑激素等；②下丘脑-神经垂体系统，主要分泌缩宫素与升压素。

（曾广智　祁艳艳）

第三十章　性激素类药及避孕药

一、选择题

A 型题（最佳选择题）

1. 参考答案：B

答案解析：绝经期妇女卵巢停止分泌雌二醇，此时肾上腺分泌的雄烯二酮在周围组织中可转化为雌酮，雌酮对乳腺的持续作用可能导致乳腺癌。大剂量雌激素可以抑制垂体前叶分泌促性腺激素，进而减少雌酮的生成。故雌激素可缓解绝经后晚期乳腺癌不宜手术患者的症状，但是禁用于绝经前乳腺癌患者，因为此时雌激素反而会促进肿瘤的生长。

2. 参考答案：A

答案解析：雄激素对前列腺有促增生作用，临床可用雄激素受体阻断药来治疗前列腺增生。临床上，雄激素可用于男性性功能低下的替代疗法；由于其抗雌激素作用，可使子宫平滑肌及血管收缩，子宫内膜萎缩而止血，可用于功能性子宫出血；由于其可改善骨髓造血功能，可用于再生障碍性贫血及其他贫血；雄激素药物临床上还可作为男性避孕药使用，通过增加血液中雄激素水平反馈性抑制垂体促性腺激素 FSH 和 LH 的分泌，进而抑制精子的发生，达到避孕效果。

3. 参考答案：E

答案解析：雌激素能够和孕激素配伍组成复方口服避孕药，炔雌醇为雌激素类药物，能与多种孕激素药物配伍组成口服避孕药。米非司酮为抗孕激素类药物，可用于抗早孕；美睾酮属于雄激素类药物；地塞米松为糖皮质激素；氯米芬为抗雌激素类药物。

4. 参考答案：D

答案解析：米非司酮为孕酮受体阻断药，属于抗孕激素类药物。由于其抗孕激素作用可阻断排卵、阻止受精卵着床或延缓子宫内膜发育，可单独一次性使用，作为房事后避孕的有效措施。由于其拮抗孕酮受体，引起子宫内膜破坏，胚胎泡脱落，还可软化和扩张子宫颈，临床可用于抗早孕。长期使用副作用大，不宜持续给药。

5. 参考答案：C

答案解析：炔诺酮、甲地孕酮和炔诺孕酮都属于孕激素类药物，炔雌醇为雌激素类药物，他们都属于能够通过抑制排卵而发挥作用的甾体避孕药。棉酚为男性避孕药，可破坏睾丸细精管的生精上皮，从而使精子数量减少，甚至完全无精子生成。

6. 参考答案：A

答案解析：复方甲地孕酮片、口服避孕药片 I 号（即复方炔诺酮片）和复方炔诺孕酮甲片皆属于短效口服避孕药，复方氯地孕酮片属于长效口服避孕药。

7. 参考答案：D

答案解析：围绝经期综合征又称更年期综合征，是由于卵巢功能降低，雌激素分泌不足，垂体促性腺激素反射性分泌增多，导致内分泌平衡失调而引起的一系列症状。可采用雌激素替代疗法，抑制垂体促性腺激素的分泌，减轻症状。

8. 参考答案：C

答案解析：子宫肌瘤为激素依赖型肿瘤，其患者体内雌激素水平比普通人群偏高，若长期服用避孕药，雌激素会持续处于高水平状态并加速子宫肌瘤的生长。

9. 参考答案：E

答案解析：雄激素类药物临床可以用于无睾症和类无睾症患者治疗；能够对抗雌激素的活性及抑制垂体前叶分泌促性腺激素，可用于功能性子宫出血及晚期乳腺癌患者；由于雄激素类药物的同化作用，可用于各种消耗性疾病和其他疾病所致的身体虚弱，加快患者体质恢复。

10. 参考答案：B

答案解析：小剂量的雌激素，特别是在孕激素的配合下，能够刺激促性腺激素的分泌，从而促进排卵；大剂量的雌激素通过负反馈抑制机制可减少促性腺激素的释放，从而抑制排卵。

11. 参考答案：D

答案解析：氯米芬能够竞争拮抗雌激素受体，抑制雌激素的作用，本身也具有较弱的雌激素活性，在临床上可用于治疗不孕症、功能性子宫出血、绝经后晚期乳腺癌及长期用避孕药后发生的闭经。氯米芬长期大剂量应用可引起卵巢肥大，卵巢囊肿患者禁用。

B 型题（配伍选择题）

[1～8]

参考答案：1. E 2. D 3. C 4. A 5. B 6. G
7. H 8. F

答案解析：炔雌醇为雌激素类药物；氯米酚为雌激素受体阻断药，具有较强的抗雌激素作用；炔诺酮为孕激素类药物；雷洛昔芬为选择性雌激素受体调节药，对乳腺和子宫内膜上的雌激素受体没有作用，但能特异性拮抗骨组织中雌激素受体，临床多用于骨质疏松的治疗；米非司酮为抗孕激素类药物，具有抗早孕作用；布地奈德属于糖皮质激素，不属于性激素类药物；孟苯醇醚为外用避孕药；复方氯地孕酮片为氯地孕酮与炔雌醚配伍组成的长效口服避孕药。

[9～13]

参考答案：9. D 10. C 11. A 12. B 13. E

答案解析：雌激素类药和孕激素类药均可用于前列腺癌的治疗；糖皮质激素具有抗炎、抗毒、抗过敏、抗休克、非特异性抑制免疫及退热等多种作用；先兆流产与习惯性流产是由于黄体功能不足所致，孕激素类可以安胎；大剂量孕激素具有干扰孕卵着床的作用，多数避孕药中的主要成分均为孕激素。雄激素类药物具有同化作用，可用于蛋白质同化或吸收不良，或蛋白质分解亢进或损失过多，如苯丙酸诺龙等。

X 型题（多项选择题）

1. 参考答案：ABDE

答案解析：雌激素类药物临床上用于治疗绝经期综合征及绝经后和老年性骨质疏松、卵巢功能不全和闭经、功能性子宫出血、乳房胀痛及退乳、晚期乳腺癌、避孕等；治疗痛经和子宫内膜异位症是孕激素类药物的临床应用。

2. 参考答案：ABCDE

答案解析：避孕药的作用机制：抑制排卵，雌激素通过负反馈机制抑制下丘脑 GnRH 释放，从而减少 FSH 分泌，同时孕激素抑制 LH 释放，二者协同抑制排卵；抗着床，通过抑制子宫内膜正常增值，不利于受精卵着床；使宫颈黏液黏稠度增加，不利于精子进入宫腔；影响孕卵在输卵管内运行等。

3. 参考答案：AC

答案解析：避孕药包含可以用于长期避孕的避孕药，也包含用于紧急避孕的事后避孕药。探亲避孕药由大剂量孕激素组成，可在探亲期间临时服用，但一般不作为常规避孕药使用。短效口服避孕药按照正确服用方法，避孕效果良好，避孕成功率可达 99.5%。

二、简答题

1. 简述雄激素类药物的生理作用、临床应用及不良反应。

参考答案：

生理作用：①生殖系统，促进男性器官及副性器官的发育和成熟，促进男性生殖功能；②同化作用，促进蛋白质的合成，减少蛋白质的分解；③促进骨髓造血功能；④免疫增强作用。

临床应用：用于治疗睾丸功能不全、功能性子宫出血、晚期乳腺癌、再生障碍性贫血及其他贫血、长期消耗性疾病所致身体虚弱、生长延缓等虚弱情况。

不良反应：女性男性化、男性性功能改变和胆汁淤积性黄疸。

2. 紧急避孕药能否作为常规避孕药来使用？是否可以作为探亲避孕药使用？

参考答案：

紧急避孕药不能作为常规避孕药来使用。紧急避孕药是未避孕或避孕失败后，为了防止妊娠而采用的避孕方法。紧急避孕药主要成分一般为大剂量孕激素，大剂量激素容易造成女性内分泌紊乱，月经周期改变，故不能作为常规避孕药使用。紧急避孕药也不能作为探亲避孕药使用，其只能作为一次无防护性生活的紧急补救措施，而探亲不止一次性生活，因此不能代替使用。

三、论述题

试述口服避孕药的分类、药物组成、代表性药物、药物适用范围、使用方法、避孕效果。

参考答案：

口服避孕药可分为短效口服避孕药、长效口服避孕药和探亲口服避孕药。

短效口服避孕药是由短效口服雌激素药物炔雌醇与孕激素类口服避孕药配伍制成的复方，包括复方炔诺酮、复方甲地孕酮等，适用于健康育龄女性日常避孕使用。药物服用方法：从月经周期第 5 天开始，每晚服药 1 片，连服 22 天，避孕效果良好，避孕成功率达 99% 以上。

长效口服避孕药是由长效口服雌激素药物炔雌酮与孕激素类口服避孕药配伍制成的复方，包括复方炔诺孕酮乙片、复方氯地孕酮等，适用于健康育龄女性日常避孕使用。药物服用方法：从月经来潮当天算起，第 5 天服用第 1 片，最初两次间隔时间为 20 天，以后每个月服用 1 次，避孕效果良好，避孕成功率达 98%。

探亲口服避孕药主要由大剂量孕激素组成，包括甲地孕酮片等，适用于分居夫妻探亲期间临时使用。避孕效果良好，避孕成功率达 99% 以上。由于大剂量孕激素容易造成女性内分泌紊乱，月经周期改变，一般不作常规避孕药使用。

（曾广智　祁艳艳）

第三十一章　影响其他代谢的药物

一、选择题

A 型题（最佳选择题）

1. 参考答案：D
答案解析：生长激素通过刺激骨骺中软骨细胞的分化增殖、长骨生长，调节骨代谢；甲状腺激素影响矿物盐代谢，直接参与骨成熟发育和骨转化过程；甲状旁腺激素是刺激骨分解代谢的调节激素，可以直接作用于破骨细胞，使骨吸收增加、骨量减少；肾上腺皮质激素中，长期应用糖皮质激素导致肠钙吸收降低、尿钙排泄增加及血清甲状旁腺激素升高，导致骨量丢失；而盐皮质激素则无此作用。

2. 参考答案：E
答案解析：苯丙酸诺龙为同化激素类药物，主要通过促进成骨细胞的产生，增加骨量和骨密度，属于骨形成促进药。

3. 参考答案：B
答案解析：骨质疏松可分为原发性、继发性和特发性。绝经后骨质疏松和年老、慢性钙缺乏所导致的都属于原发性骨质疏松。继发性骨质疏松多由其他疾病引发，如甲状腺功能亢进、骨髓瘤、长期卧床或长期使用糖皮质激素等。

4. 参考答案：C
答案解析：雌激素能促进早期成骨细胞分化，刺激胶原蛋白并抑制破骨细胞活性。绝经后妇女体内雌激素水平下降导致骨质疏松。雌激素类替代疗法能补充绝经后出现的雌激素缺乏，是防治绝经后骨质疏松的首选药。雌二醇为雌激素类药物。

5. 参考答案：A
答案解析：甲状旁腺激素（PTH）能够选择性增加成骨细胞的活性及数量，刺激成骨细胞形成新骨。PTH 对骨重建具有双重作用，小剂量时对成骨细胞有促进作用，大剂量时则抑制成骨细胞，同时动员骨钙入血，升高血钙浓度。

6. 参考答案：D

答案解析：维生素 D 主要通过促进小肠和肾小管对钙磷的吸收发挥作用，也能提高成骨细胞的功能，促进钙磷沉积于骨组织中，使骨钙化等，可有效预防骨质疏松。

7. 参考答案：E
答案解析：雌激素替代疗法是绝经后骨质疏松的主要有效治疗措施之一，但是长期应用存在增加肿瘤的风险，具有引起心脑血管病变和深静脉血栓的风险，不能作为一线治疗方案。主要适用于骨折风险高的相对较年轻的绝经后妇女，治疗时间一般不超过 5 年。

8. 参考答案：E
答案解析：机体内的维生素 D_3 由大多数高级动物的表皮和真皮内含有的 7-脱氢胆固醇经紫外线照射转变而成。天然维生素 D 无生理活性，需在肝脏中经 25-羟化酶作用形成 25-（OH）D_3，再在肾脏中被 1α-羟化酶催化生成具有活性的 1,25-（OH）$_2D_3$。

9. 参考答案：C
答案解析：芬氟拉明为食欲抑制剂类减肥药，其直接作用于中枢神经系统，减肥效果确实，但因其有致心肌瓣膜病变等不良反应而少用或不用。

10. 参考答案：D
答案解析：钙剂和维生素 D 可以促进患者的钙的吸收及钙的补充。目前常用的抗骨吸收药物，主要有双膦酸盐类的药物，如阿仑膦酸钠等，雌激素类药物，如雌二醇等，促进骨形成药物，甲状旁腺激素，同化激素类等。糖皮质激素能抑制小肠对钙和磷的吸收，同时增加肾脏对钙的排泄，长期服用会导致骨质疏松。

11. 参考答案：D
答案解析：雌激素可以影响活性维生素 D、甲状旁腺激素（PTH）、降钙素等激素的作用。一方面雌激素能直接作用于成骨细胞，使骨量增加；另一方面，雌激素还能通过促进降钙素的分泌间接抑制破骨细胞功能，从而影响骨代谢。

12. 参考答案：E

答案解析：骨化三醇为维生素 D_3 经肝脏和肾脏羟化酶代谢后的活性代谢物。能促进肠道钙的吸收，促进肠钙入血；刺激原有的成骨细胞活性或加速形成新的成骨细胞，从而促进骨的吸收，使血中钙、磷转移入骨细胞；促进肾脏近曲小管对钙和磷的吸收，使血钙、血磷浓度提高。

B 型题（配伍选择题）

[1～8]

参考答案：1. C　2. D　3. B　4. A　5. E　6. F　7. D　8. C

答案解析：维生素 D 主要通过促进肠道钙的吸收发挥作用；雌激素、双膦酸盐类和降钙素均属于骨吸收抑制剂，其中雌激素及选择性雌激素受体调节剂雷洛昔芬能与骨细胞内的雌激素受体结合促进成骨；双膦酸盐类则通过抑制破骨细胞活性从而抑制骨吸收；降钙素主要通过降低骨细胞活性和数目，直接抑制骨吸收，还能减少肾小管对钙的重吸收，降低血钙，可用于高钙血症和高钙血症危象。生长激素属于骨形成刺激剂，通过刺激骨骼中软骨细胞的分化增殖、长骨生长，从而调节骨代谢。

[9～11]

参考答案：9. D　10. A　11. B

答案解析：芬氟拉明、氯卡色林都属于中枢食欲抑制剂，芬氟拉明会引起心脏瓣膜病变；奥利司他属于胃肠道脂肪酶抑制剂，能选择性地抑制胃肠道脂肪酶减少甘油三酯在肠道的吸收。

[12～14]

参考答案：12. B　13. A　14. C

答案解析：钙缺乏症需要补充钙制剂，骨化三醇可促进钙的吸收；治疗绝经后妇女骨质疏松选用钙制剂+维生素 D+雌激素（或雌激素受体调节剂）治疗，也可以选用双膦酸盐类中的阿仑膦酸钠或利塞膦酸进行治疗。

X 型题（多项选择题）

1. 参考答案：ABCD

答案解析：代谢性骨病是指机体因先天或后天性因素破坏或干扰了正常骨代谢和生化状态，导致骨生化代谢障碍而发生的骨疾病。发病机制包括骨吸收、骨生长和矿物质沉积等的异常。包括骨质疏松、佝偻病、骨软骨病、原发性甲状旁腺功能亢进症、原发性甲状旁腺功能减退症、中毒性骨病（维生素 D、氟、铅、磷等中毒）、变形性骨炎（Paget 症）等。

2. 参考答案：ABCE

答案解析：雌激素能有效预防绝经后妇女因为雌激素水平降低而导致的骨丢失。雌激素替代疗法是绝经后骨质疏松的主要有效治疗措施之一，但是长期应用存在增加肿瘤的风险，也能引起心脑血管病变和深静脉血栓的风险，不作为一线治疗方案。与孕激素合用对骨质疏松的防治作用增强。

3. 参考答案：ABCDE

答案解析：降钙素除可抑制骨吸收外，对许多骨代谢疾病所引起的骨痛症状也有很好的疗效。对变形性骨炎者，降钙素可使骨痛缓解。对骨质疏松伴有骨折的患者，此症的骨吸收障碍可用降钙素治疗。妇女绝经后骨丢失增加，相关的现象是血钙和血降钙素水平降低，应用降钙素治疗可减轻这种骨的不断丢失。

4. 参考答案：ABC

答案解析：骨钙化促进药物包括钙剂和维生素 D 及其活性物。钙剂包括无机钙（碳酸钙）和有机钙（葡萄糖酸钙）。降钙素和替勃龙属于骨吸收抑制剂。

二、简答题

1. 影响骨代谢的药物有哪些种类？其代表药物有哪些？

参考答案：

影响骨代谢的药物主要分为骨吸收抑制剂、骨形成促进药物和骨矿化促进药物。骨吸收抑制剂包括双膦酸盐类（阿仑膦酸钠等）、雌激素类（雌二醇、替勃龙等）、降钙素和依普黄酮；骨形成促进药物包括甲状旁腺激素和雄激素及同化激素类（丙酸睾酮等）；骨矿化促进药物包括钙剂（碳酸钙、葡萄糖酸钙等）、维生素 D 及其活性代谢产物。

2. 简述骨质疏松的定义及其分类。

参考答案：

骨质疏松是一种以低骨量和骨组织微结构破坏为特征，导致骨骼脆性增加和易发生骨折的全身性疾病，分为原发性、继发性和特发性。原发性骨质疏松包括 I 型（绝经后）骨质疏松和 II 型（老年性）骨质疏松。继发性骨质疏松多由其他疾病引起，如甲状腺功能亢进、糖尿病、骨髓瘤、长期卧床或长期使用糖皮质激素等。特发性骨质疏松多发生在 8～14 岁青少年。常有骨质疏松家族史。

三、论述题

比较雌激素、选择性雌激素受体调节剂和植物雌激素类药物治疗骨质疏松的作用特点。

参考答案：

三类药物都能够通过与雌激素受体结合，产生雌激素样作用而用于绝经后骨质疏松的治疗。雌激素能显著降低绝经后骨质疏松患者因雌激素水平降低而导致的骨丢失，但是雌激素对雌激素受体没有选择性，长期使用雌激素类药物治疗骨质疏松存在增加乳腺癌和子宫内膜癌的危险，也能引起心血管病变和深静脉血栓的风险。选择性雌激素受体调节剂对不同组织中的雌激素受体选择性不同，与心血管和骨骼中的雌激素 ER_β 受体结合后能产生雌激素样活性，而对乳腺和子宫中的 $ER\alpha$ 受体活性较低，故其在骨质疏松的治疗中最大的特点是不会增加乳腺癌和子宫内膜癌的发生率。植物雌激素是一类从植物中分离得到的能与机体雌激素受体结合，产生雌激素样作用的非甾体化合物。与雌激素相比，植物雌激素类药物具有更强的 ER_β 受体亲和性，与 $ER\alpha$ 受体亲和性较雌激素弱，因此在骨组织中发挥作用的同时，对乳腺和子宫的影响较小，减少了子宫内膜癌和乳腺癌发生的风险。

（曾广智　祁艳艳）

第三十二章　作用于呼吸系统的药物

一、选择题

A 型题（最佳选择题）

1. 参考答案：A
答案解析：可待因是成瘾性中枢性镇咳药。

2. 参考答案：A
答案解析：乙酰半胱氨酸使黏痰液中的二硫键断裂，降低黏稠度。

3. 参考答案：D
答案解析：沙丁胺醇选择性地兴奋 β_2 受体，而对 β_1 受体几无影响。

4. 参考答案：E
答案解析：克仑特罗产生肌肉震颤不良反应。

5. 参考答案：E
答案解析：氨茶碱有轻微增加心脏收缩力和利尿作用。

6. 参考答案：E
答案解析：色甘酸钠抑制过敏介质释放，用于预防哮喘发作，对急性发作无效。

7. 参考答案：D
答案解析：丙酸倍氯米松抑制炎症介质产生和免疫反应，具有抗炎、抗过敏作用。

8. 参考答案：B
答案解析：氨茶碱抑制磷酸二酯酶，升高 cAMP，松弛支气管平滑肌。

9. 参考答案：C
答案解析：糖皮质激素抑制炎症介质产生和免疫反应，通过抗炎、抗过敏作用治疗哮喘。

10. 参考答案：A
答案解析：哮喘持续状态应静脉滴注氢化可的松，持续状态时气雾剂吸入量达不到效果。

11. 参考答案：B
答案解析：色甘酸钠稳定肥大细胞膜，抑制过敏介质释放。

12. 参考答案：C
答案解析：色甘酸钠稳定肥大细胞膜，抑制过敏介质释放，预防过敏性哮喘。

13. 参考答案：B
答案解析：吸入治疗全身血液浓度低，全身不良反应少，不抑制肾上腺皮质功能。

14. 参考答案：E
答案解析：茶碱具有平喘、强心和利尿作用。

15. 参考答案：E
答案解析：祛痰药有特殊臭味，没有防腐消毒作用。

16. 参考答案：E
答案解析：乙酰半胱氨酸可降低转氨酶。

17. 参考答案：B
答案解析：乙酰半胱氨酸使黏痰液中的二硫键断裂，降低黏稠度。

B 型题（配伍选择题）

[1～2]
参考答案：1. E　2. D
答案解析：支气管哮喘急性发作选用选择性 β_2 受体激动药，氨茶碱平喘、强心、利尿作用，可用于原因不明的哮喘。

[3～7]
参考答案：3. C　4. B　5. A　6. E　7. D
答案解析：平喘药分类。

[8～10]
参考答案：8. A　9. C　10. E
答案解析：镇咳药作用分类。

[11～12]
参考答案：11. B　12. E
答案解析：激素类用于其他药物无效的哮喘持续

状态和重症哮喘者,色甘酸钠仅用于预防哮喘发作。

X 型题（多项选择题）

1. 参考答案：BD

答案解析：克仑特罗和沙丁胺醇是选择性 β_2 受体激动药。

2. 参考答案：ABCDE

答案解析：氨茶碱作用特点。

3. 参考答案：ACE

答案解析：喷托维林具有中枢和外周镇咳作用,以及阿托品样作用。

4. 参考答案：AB

答案解析：氯化铵为酸性物质,口服后可刺激迷走神经反射性增加呼吸道腺体分泌。

5. 参考答案：ABC

答案解析：可待因属于强效成瘾性中枢镇咳药。

6. 参考答案：ABCD

答案解析：氨茶碱药物不良反应。

7. 参考答案：ABCE

答案解析：β 受体激动药作用分类。

8. 参考答案：ABCE

答案解析：β 受体激动药作用特点。

9. 参考答案：ABCDE

答案解析：哮喘的发生机制。

二、简答题

1. 常用的抗喘药分几类？每类的代表药及主要作用机制是什么？

参考答案：

常用抗喘药分为三大类：①抗炎平喘药,如肾上腺皮质激素类,代表药为丙酸倍氯米松,主要作用机制包括抗炎、抑制免疫、抑制气道高反应性、提高支气管对儿茶酚胺反应。②支气管扩张药,包括肾上腺素受体激动药,其激动支气管平滑肌上的 β_2 受体,使支气管平滑肌松弛；茶碱类,代表药为氨茶碱,具有平喘、强心、利尿作用；M 受体阻断药,通过阻断 M 受体而松弛支气管平滑肌,代表药为异丙托溴铵。③抗过敏平喘药,包括炎症细胞膜稳定药,代表药为色甘酸钠,作用机制为稳定肥大细胞膜,抑制过敏介质释放；H_1 受体阻断药和半胱氨酸白三烯受体-1 阻断药。

2. 试述氨茶碱的抗喘作用机制,临床应用及主要不良反应。

参考答案：

氨茶碱的抗喘作用主要通过抑制磷酸二酯酶扩张支气管,阻断腺苷受体促进内源性儿茶酚胺释放,免疫调节与抗炎作用,增加膈肌收缩促进支气管纤毛运动,具有平喘、强心、利尿、扩血管和中枢兴奋作用。临床上主要用于急慢性哮喘及其他慢性阻塞性肺疾病,主要不良反应包括局部刺激,中枢神经系统兴奋及循环系统症状。

3. 祛痰药分几类？每类的代表药及其作用机制是什么？

参考答案：

祛痰药分为两大类：①刺激性祛痰药,代表药为氯化铵,本类药能刺激胃黏膜,反射性增加呼吸道腺体分泌,痰液被稀释而易于咳出。②黏痰溶解药,代表药为乙酰半胱氨酸,本类药与痰液接触后,直接裂解痰中黏性成分,使痰液黏度降低而易于咳出。

（陶　剑）

第三十三章　作用于消化系统的药物

一、选择题

A 型题（最佳选择题）

1. 参考答案：B

答案解析：碳酸氢钠快速中和胃酸,作用时间短。

2. 参考答案：E

答案解析：氢氧化铝在胃肠道内与磷酸盐结合,形成不溶物,减少吸收。

3. 参考答案：D

答案解析：严重胃溃疡患者用碳酸钙会造成产气增多,增加胃穿孔的风险。

4. 参考答案：A

答案解析：碳酸氢钠升高胃内 pH,促进阿司匹林解离,降低脂溶性,减少药物在胃中的吸收。

5. 参考答案：C

答案解析：米索前列醇是 PGE_2 的衍生物,能抑制基础胃酸和组胺、促胃液素、食物刺激所致胃酸及胃蛋白酶分泌。

6. 参考答案：B

答案解析：稀盐酸是胃蛋白酶的激动药。

7. 参考答案：C

答案解析：哌仑西平是 M_1 受体阻断药。

8. 参考答案：A

答案解析：米索前列醇引起子宫收缩作用。

9. 参考答案：A

答案解析：氢氧化铝可引起便秘，三硅酸镁引起腹泻，合用可相互拮抗，缓解不良反应。

10. 参考答案：A

答案解析：哌仑西平是选择性 M_1 受体阻断药。

11. 参考答案：B

答案解析：奥美拉唑是氢泵抑制剂。

12. 参考答案：B

答案解析：西咪替丁是细胞色素 P_{450} 肝药酶抑制剂。

13. 参考答案：D

答案解析：法莫替丁是 H_2 受体阻断药，可以抑制胃酸分泌。

14. 参考答案：B

答案解析：幽门螺杆菌感染损伤胃黏膜，抗菌治疗可以减少胃溃疡复发。

15. 参考答案：B

答案解析：胰酶在酸性环境易被破坏。

16. 参考答案：A

答案解析：地芬诺酯为人工合成的哌替啶衍生物。

17. 参考答案：C

答案解析：乳酶生为干燥乳酸杆菌制剂。

18. 参考答案：E

答案解析：硫酸镁抗惊厥作用较强，降压作用较弱。

19. 参考答案：B

答案解析：酚酞是刺激性泻药，用于慢性便秘。

20. 参考答案：A

答案解析：乳酶生是乳酸杆菌，属助消化药。

21. 参考答案：C

答案解析：晕车呕吐用东莨菪碱。

22. 参考答案：A

答案解析：多潘立酮药理作用。

23. 参考答案：A

答案解析：甲氧氯普胺抑制胃肠道多巴胺受体。

24. 参考答案：D

答案解析：硫酸镁口服不吸收，在肠腔内形成高渗而减少水分吸收，产生导泻作用。

25. 参考答案：E

答案解析：导泻药可用于胆道阻塞性黄疸。

B 型题（配伍选择题）

[1～4]

参考答案：1. C　2. A　3. D　4. B

答案解析：不同弱碱性药物的理化特点。

[5～8]

参考答案：5. A　6. E　7. C　8. D

答案解析：硫糖铝是黏膜保护药；奥美拉唑是氢泵抑制剂；哌仑西平是 M 受体阻断药，可解痉；甲硝唑是抗菌药，抗幽门螺杆菌；法莫替丁阻断 H_2 受体抑制胃酸分泌。

[9～11]

参考答案：9. A　10. B　11. C

答案解析：左旋多巴在脑内转变成去甲肾上腺素拮抗伪递质而恢复脑功能；谷氨酸与血氨结合成无毒的谷氨酰胺；乳果糖在肠道代谢为乳酸，与氨结合降低血氨。

[12～14]

参考答案：12. C　13. B　14. A

答案解析：苯丙醇促进胆汁分泌；硫酸镁在肠道形成高渗透压，扩张肠道，促进缩胆囊分泌；熊去氧胆酸降低胆汁中胆固醇含量，促进胆石溶解。

X 型题（多项选择题）

1. 参考答案：ACDE

答案解析：抗酸药的理想状态。

2. 参考答案：ABC

答案解析：药物治疗减轻症状（止痛），促进愈合和保护胃黏膜防止复发。

3. 参考答案：AB

答案解析：法莫替丁阻断胃壁细胞 H_2 受体减少胃酸分泌，拮抗组胺的舒张血管治疗产生作用。

4. 参考答案：ABD

答案解析：甲氧氯普胺和多潘立酮阻断多巴胺受体，西沙必利促进肠壁肌层神经从释放乙酰胆碱，促进肠蠕动。

5. 参考答案：ABC

答案解析：中和过多胃酸、解除胃酸对十二指肠黏膜的侵蚀和对溃疡面的刺激、降低胃蛋白酶的活性是抗酸药作用。

6. 参考答案：ABCDE

答案解析：硫糖铝药理作用。

7. 参考答案：CD

答案解析：甘露醇、青霉素不能透过血脑屏障。

8. 参考答案：ABC

答案解析：硫酸镁口服导泻利胆，注射抗惊厥。

9. 参考答案：ABC

答案解析：地芬诺酯为哌替啶同类物，能提高肠张力，减少肠蠕动，用于急性功能性腹泻，长期应用可产生成瘾性。

二、简答题

抑制胃酸分泌的药物可以分为哪几类？各列举一个代表药。

参考答案：
抑制胃酸分泌的药物可以分四类：① H_2 受体阻断药，如雷尼替丁。②氢泵抑制剂，如奥美拉唑。

③M_1 受体阻断药，如哌仑西平。④胃泌素受体阻断药，阻断胃泌素 CCK_2 受体，抑制胃酸分泌，如丙谷胺。

（陶　剑）

第三十四章　作用于血液系统的药物

一、选择题

A 型题（最佳选择题）

1. 参考答案：D
答案解析：肝素类药物的抗凝血作用特点是抗凝血作用快、强，体内、体外均有抗凝作用。口服无效，一旦中毒出血需要立即停药，并用硫酸鱼精蛋白对抗。

2. 参考答案：D
答案解析：肝素适用于防治血栓形成或栓塞性疾病（如心肌梗死、血栓性静脉炎、肺栓塞等），各种原因引起的弥散性血管内凝血，血液透析、体外循环、导管检查手术、介入治疗时的血栓形成，以及某些血液标本或器械的抗凝处理。

3. 参考答案：E
答案解析：鱼精蛋白，用于肝素过量引起的出血和心脏术后出血。

4. 参考答案：D
答案解析：链激酶主要用于各种急性血栓栓塞性疾病。在血栓栓塞早期应用，可缓解组织缺血坏死，若组织已经坏死，则疗效差。

5. 参考答案：B
答案解析：氨甲环酸、氨甲苯酸为抗纤维蛋白溶解药，主要用于纤溶亢进所致的出血，如内脏手术后出血，也可用于血友病的辅助治疗。

6. 参考答案：A
答案解析：链激酶是 β-溶血性链球菌产生的一种蛋白质，现已有基因重组产品。本药可促使纤溶酶原激活形成纤溶酶，溶解血栓。主要用于各种急性血栓栓塞性疾病。

7. 参考答案：A
答案解析：维生素 K 可竞争性拮抗双香豆素类或水杨酸类过量引起的出血。

8. 参考答案：B
答案解析：该题针对"抗血小板药——磷酸二酯酶抑制剂"知识点，双嘧达莫是磷酸二酯酶抑制剂，故选 B。

9. 参考答案：C
答案解析：维生素 K 是肝合成多种凝血因子必需的物质，有助于凝血因子的生成。

10. 参考答案：B
答案解析：阿司匹林抑制血栓形成，血栓形成与血小板聚集有关。血栓素 A_2（TXA_2）是强大的血小板释放 ADP 和血小板聚集的诱导剂，而前列环素（PGI_2）则抑制血小板的聚集，是 TXA_2 的生理阻断药。血小板内存在 COX-1 和 TXA_2 合成酶，能催化花生四烯酸形成 PGH_2，进而形成 TXA_2。小剂量的阿司匹林主要抑制血小板中的 COX-1，减少 TXA_2 的生成。而大剂量阿司匹林亦可明显抑制血管内皮细胞的 COX，减少 PGI_2 合成，降低或抵消小剂量阿司匹林的抗血栓形成作用。防止血栓形成宜用小剂量（每日口服 50～100mg），可降低心肌梗死病死率和再梗死率，防止脑血栓形成。

B 型题（配伍选择题）

[1～4]
参考答案：1. B　2. E　3. D　4. A
答案解析：①肝素体内、体外均有迅速而强大的抗凝血作用，但不能口服。②链激酶、尿激酶溶栓治疗应与阿司匹林联用，可增加疗效，且不显著增加严重出血的发生率。③早产儿及新生儿肝脏维生素 K 合成不足，易发生出血性疾病，需要外界补充维生素 K，故选 D。④巨幼红细胞贫血一般是由于缺乏维生素 B_{12} 或叶酸引起的。临床常用维生素 B_{12} 治疗由于维生素 B_{12} 缺乏所致的巨幼红细胞贫血、神经炎。

X 型题（多项选择题）

1. 参考答案：ABCDE
答案解析：①维生素 K 用于各种原因引起的维生素 K 缺乏症，如胆汁分泌不足、早产儿及新生儿肝脏合成功能不足、广谱抗生素抑制肠道细菌合成维生素 K 等原因引起的维生素 K 缺乏，也可用于肝脏疾病引起的凝血酶原和其他凝血因子合成减少。②抗凝药过量引起的出血——治疗双香豆素类或水杨酸过量引起的出血。

2. 参考答案：ABCDE
答案解析：保泰松、甲苯磺丁脲可与华法林竞争与血浆蛋白的结合；苯巴比妥诱导药酶活性，加速华法林的代谢。其与广谱抗生素、肝药酶抑制剂如甲硝唑、西咪替丁等合用,抗凝作用增强。

3. 参考答案:ACE

答案解析:尿激酶属于溶栓药,华法林是抗凝血药。

4. 参考答案:AB

答案解析:氨甲苯酸、氨甲环酸均属于促凝血药,能竞争性对抗纤溶酶原激活因子。

5. 参考答案:BD

答案解析:维生素K、氨甲苯酸属于促凝血药,前列环素为抗血小板药,尿激酶属于纤维蛋白溶解药,华法林属于抗凝血药。

二、简答题

简述肝素与香豆素类药物的异同点。

参考答案:

肝素通过与抗凝血酶Ⅲ结合,灭活凝血因子Ⅸ、Ⅹ、Ⅺ、Ⅻ,产生强大的抗凝作用,体内和体外均有效,起效快,但由于分子量大,故口服和直肠给药不被吸收,在临床上常用于防治血栓栓塞性疾病、弥散性血管内凝血早期应用、体外抗凝等,过量可引起自发性出血,可用碱性鱼精蛋白对抗;香豆素类为人工合成的口服抗凝血药,通过拮抗维生素K,影响肝脏合成凝血因子Ⅱ、Ⅶ、Ⅸ、Ⅹ的合成,从而影响凝血过程,对已经形成的凝血因子无效,起效慢,作用时间长,用途与肝素相同,主要口服用于防治血栓栓塞性疾病,过量亦可引起自发性出血,可用维生素K对抗。

三、论述题

试述肝素的临床应用及其不良反应,肝素抗凝作用机制。

参考答案:

肝素的临床应用:①血栓栓塞性疾病,主要用于防治血栓形成和栓塞,如深静脉血栓、肺栓塞和周围动脉血栓栓塞等。②弥散性血管内凝血(DIC):用于各种原因引起的DIC,如脓毒血症、胎盘早期剥离、恶性肿瘤溶解等所致的DIC。早期应用,可防止纤维蛋白和凝血因子的消耗而引起继发性出血。③防治心肌梗死、脑梗死、心血管手术及外周静脉术后血栓形成:心肌梗死后用肝素可预防高危患者发生静脉血栓栓塞性疾病,并预防大块前壁心肌梗死患者发生动脉栓塞。④体外抗凝:如心导管检查、体外循环及血液透析等。

肝素的不良反应:主要包括自发性出血,表现为各种黏膜出血、关节腔积血和伤口出血等。肝素致老年妇女和肾衰竭患者出血,可缓慢静脉注射硫酸鱼精蛋白解救。偶有过敏反应,如哮喘、荨麻疹、结膜炎和发热等。长期应用可致骨质疏松和骨折。此外,还可发生短暂性的血小板减少症,妊娠期妇女应用可致早产及死胎。

肝素的抗凝作用:主要依赖于抗凝血酶Ⅲ(AT-Ⅲ)。AT-Ⅲ是凝血酶及因子Ⅻa、Ⅺa、Ⅸa、Ⅹa等含丝氨酸残基蛋白酶的抑制剂。它与凝血酶通过精氨酸–丝氨酸肽键相结合,形成AT-Ⅲ-凝血酶复合物而使酶灭活。在肝素存在时,肝素分子与AT-Ⅲ结合后,使AT-Ⅲ构型改变,活性部位充分暴露,并迅速与因子Ⅱa、Ⅹa、Ⅸa、Ⅺa、Ⅻa,纤溶酶等结合,并抑制这些因子,肝素大大加速这一反应,可达千倍以上。

(陈亚娟)

第三十五章 抗贫血与生血药

一、选择题

A型题（最佳选择题）

1. 参考答案:A

答案解析:还原性物质维生素C、果糖、半胱氨酸有助于铁的吸收。

2. 参考答案:B

答案解析:浓茶里含有鞣酸,可使铁沉淀,有碍吸收。

3. 参考答案:B

答案解析:硫酸亚铁主要用于治疗铁的需要增加、失血过多所致的缺铁性贫血。

4. 参考答案:C

答案解析:维生素 B_{12} 主要用于治疗恶性贫血和巨幼红细胞贫血,以及神经炎、神经萎缩、神经痛等的辅助治疗。

5. 参考答案:B

答案解析:作为各种原因所致的巨幼红细胞贫血的补充治疗,维生素 B_{12} 可促进叶酸的利用。

6. 参考答案:B

答案解析:维生素 B_{12} 药理作用:①促进叶酸的循环再利用;②促进甲基丙二酸变成琥珀酸,参与三羧酸循环。

7. 参考答案:C

答案解析:长期应用叶酸对抗剂,如甲氨蝶呤、乙胺嘧啶、甲氧苄啶等引起的巨幼红细胞贫血，因二氢叶酸还原酶受到抑制，叶酸在体内不能转变为四氢叶酸，故应用叶酸无效，需用亚叶酸钙治疗。

8. 参考答案：E

答案解析：在体内叶酸以四氢叶酸的形式起作用，四氢叶酸是体内转移"一碳基团"。

B 型题（配伍选择题）

[1~3]

参考答案：1. E　2. B　3. C

答案解析：①硫酸亚铁属于铁剂，临床用于各种原因引起的缺铁性贫血，如月经过多、消化性溃疡、痔疮等慢性失血性贫血及营养不良、妊娠、儿童生长期所引起的贫血等。在血红蛋白恢复正常后，应减量继续服药一段时间，以恢复体内的铁储存量。重度贫血需较长时间用药，口服首选药物是硫酸亚铁。②维生素 B_{12} 用于维生素 B_{12} 缺乏所致的巨幼红细胞贫血、神经炎。③叶酸可用于治疗多种原因引起的巨幼红细胞贫血，与维生素 B_{12} 合用效果更好。而乙胺嘧啶、甲氨蝶呤、甲氧苄啶等引起的巨幼红细胞贫血，因二氢叶酸还原酶受抑制而用叶酸无效。

X 型题（多项选择题）

1. 参考答案：ACE

答案解析：口服铁剂或食物中外源性铁都以亚铁形式在十二指肠和空肠上段吸收；胃酸缺乏，食物中高磷、高钙及茶叶中的鞣酸可使铁沉淀，有碍吸收；四环素可与铁络合，不利于吸收；胃酸、维生素 C、食物中的果糖及半胱氨酸有利于铁的还原，可促进吸收；铁吸收后，体内铁的转运需转铁蛋白，能转运铁到各储铁组织供造血使用。

2. 参考答案：ABCE

答案解析：维生素 K 属于促凝血药，能用于维生素 K 缺乏症或抗凝血药过量引起的出血。其他均属于抗贫血药。

3. 参考答案：BE

答案解析：临床上，叶酸作为补充疗法用于各种原因所致的巨幼红细胞贫血，与维生素 B_{12} 合用效果更好。

二、简答题

简述铁剂的临床应用。

参考答案：

治疗失血过多或需铁增加所致的缺铁性贫血，疗效极佳。对慢性失血（如月经过多、痔疮出血和子宫肌瘤等）、营养不良、妊娠、儿童生长发育所引起的贫血。用药后一般症状及食欲迅速改善，网织红细胞数于治疗后 2 周左右达高峰，血红蛋白 4~8 周接近正常。为使体内铁储存恢复正常，待血红蛋白正常后尚需减半量继续服药 2~3 月。

三、论述题

试述叶酸和维生素 B_{12} 在药理作用和应用上的异同点。

参考答案：

叶酸在体内被还原为四氢叶酸，后者是一碳单位的传递体，参与的代谢包括：dTMP 的合成、嘌呤核苷酸的从头合成和丝氨酸与甘氨酸的互变等。叶酸缺乏时，红细胞中 DNA 合成受阻，分裂增殖速度减慢，但 RNA 合成能力未减，故呈巨幼红细胞贫血。叶酸主要用于防治各种巨幼红细胞贫血；此外，对于维生素 B_{12} 缺乏所致的恶性贫血，大剂量叶酸可以纠正血象，但不能改善神经症状。

维生素 B_{12} 为细胞生长分裂及维持神经组织髓鞘完整所必需。参与体内两种生化反应，促进同型半胱氨酸转变为甲硫氨酸，并促进四氢叶酸循环利用。维生素 B_{12} 缺乏，四氢叶酸不能循环利用，发生叶酸缺乏症状；此外维生素 B_{12} 可促进甲基丙二酰辅酶 A 转变为琥珀酰辅酶 A，维生素 B_{12} 缺乏，可使该反应过程受干扰，影响神经髓鞘脂蛋白的合成，出现神经症状。维生素 B_{12} 主要用于治疗恶性贫血及其他巨幼红细胞贫血，也可作为神经系统疾病等辅助治疗。

（陈亚娟）

第三十六章　抗菌药物概论

一、选择题

A 型题（最佳选择题）

1. 参考答案：D

答案解析：治疗病原生物（包括细菌、病毒、真菌和其他微生物、寄生虫）及癌细胞所致疾病的药物称为化疗药，其对病原体有强大的抑制或杀灭作用，非甾体抗炎药不具有该作用。

2. 参考答案：B

答案解析：细菌耐药性分为天然（固有）耐药性和获得耐药性两种。抗菌药物多次接触细菌后，诱导细菌产生耐药基因，导致耐药，对药物的敏感性下降甚至消失，此为获得耐药性。

3. 参考答案：C

答案解析：化疗指数是评价化疗药物对机体毒性、疗效的重要指标。它是药物的半数致死量（LD_{50}）与半数有效量（ED_{50}）的比值（LD_{50}/ED_{50}）或 5%致死量（LD_5）与 95%有效量（ED_{50}）的比值（LD_5/ED_{95}）。

4. 参考答案：A

答案解析：四环素是广谱抗生素，对革兰氏阳性菌、革兰氏阴性需氧菌和厌氧菌有效，对立克次体、螺旋体、支原体、衣原体也有抑制作用，还能间接抑制阿米巴原虫。

5. 参考答案：E

答案解析："特殊使用"管理级别的抗菌药物抗菌作用强，一般仅用于严重感染。美罗培南属于碳青霉烯类抗生素，抗菌谱广、抗菌作用强，主要用于多重耐药菌感染和重症感染。

6. 参考答案：A

答案解析：磺胺类药物通过抑制细菌的叶酸合成，起到抑菌的作用，起效较慢。青霉素、喹诺酮类和庆大霉素属于杀菌药，阿奇霉素属于快速抑菌药。

7. 参考答案：C

答案解析：多黏菌素可解聚革兰氏阴性杆菌的细胞膜结构，使细菌的通透性增加，导致细菌死亡。

8. 参考答案：B

答案解析：庆大霉素是氨基糖苷类抗生素，抗生素后效应较长，是浓度依赖性杀菌药，杀菌作用随着药物浓度的增加而增加。

9. 参考答案：C

答案解析：甲氧苄啶属于人工合成的抗菌药，不是抗生素。其余均为天然或人工半合成的抗生素。

10. 参考答案：A

答案解析：头孢菌素类和青霉素类属于β-内酰胺类抗生素，为繁殖期杀菌剂；多黏菌素类和氨基糖苷类属于静止期杀菌剂；大环内酯类属于速效抑菌剂。

B 型题（配伍选择题）

[1~7]

参考答案：1. B 2. B 3. A 4. C 5. C 6. B 7. D

答案解析：本题考核各类抗菌药的作用机制，每类药物的作用靶点为细菌细胞的结构或功能单位。

[8~11]

参考答案：8. C 9. D 10. B 11. A

答案解析：本题考核抗菌药物的常用术语，学有余力的同学还可以进一步掌握英文全称。

X 型题（多项选择题）

1. 参考答案：ABCD

答案解析：细菌耐药性产生的机制除了 ABCD 以外，还有通过降低细菌外膜通透性和增强主动外排系统而减少药物在细菌内的积聚。

2. 参考答案：ABCDE

答案解析：除了 ABCDE 以外，需要长程治疗的感染，如结核病、深部真菌感病等，通常采用2~3 种药物联合用药。但多数细菌感染只应使用单一药物，单一药物可有效治疗的感染，不需联合用药。

3. 参考答案：BC

答案解析：头孢菌素和氨曲南属于β-内酰胺类抗生素，干扰细菌细胞壁的合成，属于繁殖期杀菌剂。四环素、氯霉素和磺胺类药物属于抑菌药。

4. 参考答案：DE

答案解析：青霉素为繁殖期杀菌剂，庆大霉素、链霉素为静止期杀菌剂，二者合用，产生协同杀菌作用。而螺旋霉素、四环素、氯霉素均为抑菌剂，减慢细菌生长速度，会拮抗青霉素的作用。

5. 参考答案：BCE

答案解析：本题考查不良反应有肾毒性的药物，磺胺类药物、氨基糖苷类抗生素（庆大霉素）和万古霉素肾毒性明显。学到具体章节时，希望同学予以注意。

二、简答题

1. 简述抗菌药物的作用机制及细菌耐药性的产生机制。

参考答案：

抗菌药物的主要作用机制：抑制细菌细胞壁合成，主要影响细胞壁肽聚糖的交替联结成网状结构，刺激细胞自溶；抑制细菌蛋白质合成，与细菌核糖体 30S、50S 亚基结合，抑制肽酰基转移酶、肽链延长，从而抑制其合成蛋白质；抑制细菌核酸代谢，抑制 DNA 解旋酶、RNA 聚合酶，阻碍细菌 DNA、RNA 的合成；影响细胞膜通透性，破坏细胞膜磷脂双层结构，使细胞内容物外漏死亡。

细菌耐药性的产生机制：产生灭活酶、改变或保护药物靶点、减少药物积聚（减少药物摄入，增强药物外排）、改变代谢途径、出现牵制机制、形成生物膜等。

2. "特殊使用"管理级别的抗菌药物有哪几类？每类列出 2 个代表药，并阐述该管理级别的药物应怎样使用。
参考答案：
"特殊使用"的抗菌药物：①第四代头孢菌素，头孢吡肟、头孢噻利等；②碳青霉烯类抗菌药物，亚胺培南、美罗培南等；③糖肽类与其他抗菌药

物，万古霉素、替考拉宁等；④抗真菌药物，卡泊芬净、伊曲康唑等。"特殊使用"管理级别的抗菌药物的使用应严格掌握临床应用的指征，经抗感染或有关专家会诊同意，由具有高级专业技术职务任职资格的医师开具处方。

（周轶平）

第三十七章　β-内酰胺类抗生素和其他作用于细胞壁的抗生素

一、选择题

A 型题（最佳选择题）

1. 参考答案：D
答案解析：青霉素的抗菌谱包括革兰氏阳性菌、革兰氏阴性球菌、嗜血杆菌及各种治病螺旋体、放线菌等。伤寒杆菌是革兰氏阴性杆菌，不在青霉素的抗菌谱内。

2. 参考答案：C
答案解析：耐酸耐酶青霉素抗菌谱与青霉素相似，但能够耐受耐药金黄色葡萄球菌产生的β-内酰胺酶，因此对耐青霉素的金黄色葡萄球菌有一定作用，可口服。除了双氯西林以外，还有苯唑西林、氯唑西林等。

3. 参考答案：E
答案解析：克拉维酸为β-内酰胺酶抑制剂，能够抑制β-内酰胺酶，使抗生素中的β-内酰胺环免遭水解而失去抗菌活性。其本身几乎无抗菌活性，但与青霉素类、头孢菌素类制成复方制剂，可增强抗菌作用。

4. 参考答案：A
答案解析：PBP 为青霉素结合蛋白，在细菌细胞壁的合成中发挥转肽酶的活性，是β-内酰胺酶类抗生素的作用靶点。亚胺培南是β-内酰胺类中的碳青霉烯类，抗菌谱广、抗菌作用强，对β-内酰胺酶很稳定，用于多重耐药菌感染和重症感染。

5. 参考答案：E
答案解析：头孢吡肟为第四代头孢菌素，抗菌谱包含革兰氏阴性杆菌、革兰氏阳性球菌和部分厌氧菌，但对耐甲氧西林的金黄色葡萄球菌和表皮葡萄球菌无效。

6. 参考答案：E
答案解析：金黄色葡萄球菌易产生β-内酰胺酶，容易对青霉素耐药。

7. 参考答案：D
答案解析：单环类的结构中只有β-内酰胺环，氨曲南是第一个成功用于临床的单环β-内酰胺类抗生素。

8. 参考答案：D
答案解析：第三代头孢菌素对革兰氏阴性菌抗菌作用强，明显超过第一、二代；对革兰氏阳性球菌抗菌作用不如第一、二代。对β-内酰胺酶稳定，对肾脏基本无毒性。抗菌谱广，会产生二重感染。

9. 参考答案：D
答案解析：青霉素 V 为耐酸青霉素，苯唑西林、甲氧西林、双氯西林均为耐酸耐酶青霉素，它们的抗菌谱均与青霉素相似，而美洛西林为广谱半合成青霉素，对革兰氏阴性杆菌尤其是铜绿假单胞菌有较强作用。

10. 参考答案：E
答案解析：氨曲南为单环β-内酰胺类抗生素，能杀灭革兰氏阴性杆菌，与青霉素无交叉过敏反应。

11. 参考答案：A
答案解析：红人综合征是万古霉素的不良反应之一，是一种过敏反应，往往由于输注过快产生，可采用抗组胺药和肾上腺皮质激素治疗。

12. 参考答案：D
答案解析：拉氧头孢属于β-内酰胺类抗生素中的氧头孢烯类抗生素，其结构类似第三代头孢菌素，抗菌谱和药理作用类似第三代头孢菌素，但对厌氧菌作用较强。

13. 参考答案：B
答案解析：头孢拉定属于第一代头孢菌素，主要抑制革兰氏阳性菌的感染，对铜绿假单胞菌等革兰氏阴性菌导致的感染无效。头孢哌酮和头孢他啶均属于第三代头孢菌素，哌拉西林和羧苄西林属于抗革兰氏阴性杆菌青霉素，它们的抗菌谱中均含有铜绿假单胞菌。

14. 参考答案：C
答案解析：青霉素的抗菌谱中含有螺旋体，但不含立克次体、支原体和大多数革兰氏阴性杆菌。病毒不是细菌类病原微生物，抗生素对其无效。

15. 参考答案：D
答案解析：本题考查头孢菌素类的各代代表药。

头孢噻吩、头孢氨苄为第一代，头孢克洛为第二代，头孢噻肟为第三代，头孢匹罗为第四代。

16. 参考答案：E

答案解析：青霉素的毒性很低，不良反应主要为过敏反应，过敏性休克是最严重的不良反应。应用青霉素应做皮试，并做好急救准备。

17. 参考答案：A

答案解析：肾上腺素具有兴奋心肌、升高血压、松弛支气管平滑肌等作用，故可缓解青霉素过敏性休克的心搏微弱、血压下降、呼吸困难等症状，用于急救。

18. 参考答案：C

答案解析：头孢菌素对青霉素酶稳定，第一代头孢菌素抗金黄色葡萄球菌作用最强，而第二代、第三代头孢菌素对革兰氏阴性杆菌活性较强。广谱青霉素类不一定耐青霉素酶，如氨苄西林，不能用于耐青霉素的金黄色葡萄球菌感染。

19. 参考答案：E

答案解析：克拉维酸为β-内酰胺酶抑制剂，与青霉素类、头孢菌素类制成复方制剂，可增强抗菌作用。

20. 参考答案：C

答案解析：氨曲南对需氧革兰氏阴性菌有强大的杀灭作用，是窄谱抗菌药。其他几种均为广谱抗菌药。

B 型题（配伍选择题）

[1~5]

参考答案：1. D 2. C 3. A 4. B 5. B

答案解析：本题考查青霉素类药物的特点和代表药。

[6~10]

参考答案：6. A 7. D 8. C 9. B 10. E

答案解析：本题考查各代头孢菌素的特点及其代表药。

X 型题（多项选择题）

1. 参考答案：ACE

答案解析：耐青霉素酶的半合成青霉素及第一代头孢菌素类对耐药金黄色葡萄球菌感染有效。

2. 参考答案：ABCD

答案解析：β-内酰胺类（头孢曲松、甲氧西林）、磷霉素和替考拉宁（糖肽类）的作用机制均为干扰细菌细胞壁的合成。他唑巴坦为β-内酰胺酶的抑制剂，不能干扰细菌细胞壁的合成，不具有抗菌作用。

3. 参考答案：ABCE

答案解析：MRSA 为耐甲氧西林的金黄色葡萄球菌，是一种超级细菌，美罗培南虽然抗菌作用强

大，但对其无效。头孢罗膦为第五代头孢菌素，对其有效。其他几种抗菌药对其也有效。

4. 参考答案：BCD

答案解析：本题考查β-内酰胺类药物的代表药。新霉素为氨基糖苷类，克林霉素属于林可霉素类，其余几种均为β-内酰胺类。

5. 参考答案：ABCE

答案解析：革兰氏阴性杆菌引起的感染不在青霉素的抗菌谱内，其余疾病均为青霉素的临床应用。

二、简答题

1. 半合成青霉素分哪几类？各类药的特点如何？请列举各类的代表药。

参考答案：

半合成青霉素分为 4 类。①耐酸青霉素：如青霉素 V，其特点为不易被胃酸破坏，口服有效，但抗菌活性较弱。②耐酸耐酶青霉素：如苯唑西林、双氯西林等，其特点为既耐酸又耐酶，适用于耐青霉素的金黄色葡萄球菌感染，口服有效，但对其他细菌的抗菌活性不如青霉素。③广谱青霉素：如氨苄西林、阿莫西林等，其特点为抗菌谱较青霉素扩大，对革兰氏阴性杆菌有较强的作用，但对铜绿假单胞菌无效。耐酸，口服有效，但不耐酶，对耐青霉素的金黄色葡萄球菌无效。④抗铜绿假单胞菌广谱青霉素类，如羧苄西林、替卡西林等，其特点为对革兰氏阴性杆菌尤其是铜绿假单胞菌有较强作用，部分药物可口服。

2. 简述除 β-内酰胺类抗菌药物以外，作用于细菌细胞壁的抗菌药物的临床应用与不良反应。

参考答案：

除β-内酰胺类抗菌药物以外，作用于细菌细胞壁的抗菌药物还有：①糖肽类抗生素，如万古霉素、去甲万古霉素、替考拉宁等，临床仅用于 MRSA 引起的严重感染，须按"特殊使用"级别管理使用。不良反应主要有耳毒性、肾毒性、过敏反应、血栓性静脉炎。②达托霉素，为环脂肽化合物，临床治疗革兰氏阳性菌包括对甲氧西林敏感和耐药的金黄色葡萄球菌引起的复杂性皮肤及皮肤软组织感染。也用于治疗金黄色葡萄球菌菌血症，包括对甲氧西林敏感和耐药金黄色葡萄球菌引起的心内膜炎。③磷霉素，抗菌谱广，对革兰氏阳性菌、阴性菌均有效。临床适用于轻、中度感染，中、重度感染宜与其他抗菌药物联用。磷霉素钙口服用于敏感的革兰氏阳性和阴性菌所导致的皮肤软组织感染、尿路感染和肠道感染。磷霉素钠注射液适用于敏感菌所致的呼吸道

感染、脓毒症、腹膜炎、骨髓炎，剂量较大，且常需与其他抗生素如β-内酰胺类或氨基糖苷类合用，也可与万古霉素等合用治疗 MRSA 感染。

（周轶平）

第三十八章　氨基糖苷类及其他抗生素

一、选择题

A 型题（最佳选择题）

1. 参考答案：D
答案解析：氨基糖苷类抗生素对革兰氏阴性杆菌有杀菌作用，部分药物对铜绿假单胞菌、结核杆菌及 MRSA、MRSE 有效，但对肠球菌、厌氧菌无效。

2. 参考答案：C
答案解析：氨基糖苷类抗菌药物中，引起耳蜗神经损伤发生率由高到低依次是新霉素＞卡那霉素＞阿米卡星＞庆大霉素＞妥布霉素＞链霉素。

3. 参考答案：E
答案解析：氨基糖苷类抗生素的作用机制主要是抑制细菌蛋白质合成，对细菌蛋白质合成的起始、延伸、终止三个环节均有抑制作用。

4. 参考答案：A
答案解析：氨基糖苷类具有神经-肌肉阻滞作用，与肌松药联合加重神经-肌肉阻滞作用。

5. 参考答案：A
答案解析：氨基糖苷类抗生素消除的主要途径是以原型经肾小球滤过排出。

6. 参考答案：C
答案解析：氨基糖苷类抗生素口服不易吸收，可作胃肠消毒。

7. 参考答案：B
答案解析：多黏菌素具有表面活性，含有带阳电荷的游离氨基，与革兰氏阴性菌结合，可增加细胞膜通透性，导致细菌死亡。

8. 参考答案：A
答案解析：通过碱化尿液，可提高庆大霉素的抗菌作用。

9. 参考答案：A
答案解析：庆大霉素对结核杆菌疗效差或无效。

B 型题（配伍选择题）

[1～8]
参考答案：1. B　2. E　3. C　4. E　5. E　6. B
7. D　8. A
答案解析：治疗鼠疫首选的是链霉素；庆大霉素与氨苄西林合用可增强对铜绿假单胞菌的疗效；上述药物中临床使用已经很少的是新霉素；草绿色链球菌引起的感染性心内膜炎首选治疗药物是青霉素联合庆大霉素；庆大霉素口服用于肠道感染治疗；链霉素是最早的抗结核药物；上述药物中抗菌活性最强的是妥布霉素；上述药物中抗菌谱最广的是阿米卡星。

X 型题（多项选择题）

1. 参考答案：ABE
答案解析：氨基糖苷类抗生素的作用机制主要是抑制细菌蛋白质合成，对细菌蛋白质合成的起始、延伸、终止三个环节均有抑制作用。

2. 参考答案：ABCDE
答案解析：上述药物均有一定的肾毒性。

3. 参考答案：BE
答案解析：青霉素 G 和链霉素易引起过敏性休克。

4. 参考答案：ACDE
答案解析：庆大霉素对结核杆菌疗效差或无效。

5. 参考答案：ABCDE
答案解析：上述药物均有一定的肾毒性。

二、简答题

1. 简述氨基糖苷类抗生素的抗菌谱及代表药物。
参考答案：
本类药物抗菌谱较广，主要对需氧革兰氏阴性菌及结核杆菌有强大抑杀作用，是治疗此类细菌感染的常用药物。对葡萄球菌属也有良好的杀菌作用，但对厌氧菌几乎没有抗菌作用。①对需氧革兰氏阴性杆菌作用最强，如庆大霉素。②对 MRSA 和 MRSE 有较好的抗菌活性，如庆大霉素。③部分药物对结核分枝杆菌有效，如链霉素、卡那霉素、阿米卡星。④对铜绿假单胞菌敏感，如庆大霉素、妥布霉素、阿米卡星、奈替米星。⑤对肠球菌、厌氧菌无效。

2. 简述氨基糖苷类抗生素的不良反应。
参考答案：
①耳毒性（不可逆）：是最严重的毒性反应，包括前庭功能障碍和耳蜗听神经损伤。内耳淋巴液中药物浓度较高是造成耳毒性的原因。妊娠期妇女注射本类药物可致新生儿听觉受损，应禁用。
②肾毒性：药物在肾皮质蓄积，造成肾近曲小管上皮细胞损害，肾毒性通常表现为蛋白尿、管型尿、血尿等，严重时可产生氮质血症和导致肾功

能降低。肾功能不全者慎用。③神经肌肉麻痹：本类药物可与钙离子竞争和抑制乙酰胆碱释放，降低神经末梢运动终板对乙酰胆碱的敏感性，并可与结合，使体液中钙离子含量降低，产生神经肌肉阻滞作用，引起心肌抑制、血压下降和呼吸抑制。患者原有肌无力症或已接受过肌肉松弛药时更易发生，一般应禁用。④其他：肝功异常、视物模糊、变态反应等。

（罗 敏）

第三十九章 大环内酯类及其他抗生素

一、选择题

A 型题（最佳选择题）

1. 参考答案：A
答案解析：四环素与核糖体 30S 亚基结合，阻止氨基酰 tRNA 进入 A 位，抑制细菌蛋白质的合成。

2. 参考答案：C
答案解析：红霉素与核糖体 50S 亚基结合，抑制细菌蛋白质的合成。

3. 参考答案：E
答案解析：罗红霉素为大环内酯类抗生素。氨曲南、头孢克洛为 β-内酰胺类抗生素，林可霉素为其他类抗生素。

4. 参考答案：B
答案解析：红霉素是青霉素过敏患者革兰氏阳性菌感染的替代治疗药物。

5. 参考答案：E
答案解析：林可霉素类可能发生的最严重的不良反应是假膜性肠炎，可导致患者死亡。

6. 参考答案：E
答案解析：多西环素口服吸收完全。

7. 参考答案：D
答案解析：临床上治疗军团菌感染首选大环内酯类抗生素。

8. 参考答案：C
答案解析：对造血系统的毒性反应是氯霉素最严重的不良反应。

9. 参考答案：A
答案解析：红霉素酯化物包括依托红霉素（即无味红霉素）和红霉素琥珀酸乙酯(即琥乙红霉素)易发生肝毒性，在肝功能减退者不宜应用。

10. 参考答案：E
答案解析：利奈唑胺属于人工合成的噁唑烷酮类抗革兰氏阳性球菌药物。

B 型题（配伍选择题）

[1～5]

参考答案：1. B 2. D 3. D 4. C 5. E
答案解析：最适于治疗军团菌感染的是红霉素；林可霉素曾是金黄色葡萄球菌骨髓炎的首选治疗药；治疗耐甲氧西林葡萄球菌感染时首选万古霉素；万古霉素不得在门诊使用；牙齿发育患者禁用的抗菌药物是四环素；因药物造成的患者骨髓造血功能障碍而被限制临床应用的是氯霉素。

X 型题（多项选择题）

1. 参考答案：ACDE
答案解析：四环素对铜绿假单胞菌和真菌无效。

2. 参考答案：ABCD
答案解析：大环内酯类药物不易通过血脑屏障。

3. 参考答案：BCDE
答案解析：氯霉素通过可逆地与 50S 亚基结合抑制蛋白质合成，发挥广泛抗菌作用。

4. 参考答案：ABCD
答案解析：四环素类禁用于有四环素类药过敏史者、妊娠期及近期准备妊娠的妇女、8 岁以下儿童。

5. 参考答案：ABCDE
答案解析：红霉素的代谢产物能与肝药酶结合形成无活性的复合物，造成肝脏代谢药物蓄积，引起严重的不良反应，上述药物均为经肝脏代谢的药物。

二、简答题

1. 简述大环内酯类抗生素的共同特点。
参考答案：
①化学性质：具有大环内酯结构，为弱碱性亲脂化合物。②体内过程：主要经胆汁排泄，进行肝肠循环。③抗菌作用：抗菌谱较广（与青霉素类比较），对需氧革兰氏阳性和革兰氏阴性球菌、军团菌、衣原体、支原体有效，属抑菌药。④作用机制：与核糖体 50S 亚基结合，抑制蛋白质合成。

2. 简述四环素类抗生素的主要不良反应。
参考答案：
①胃肠道反应：口服后直接刺激易引起恶心、呕吐、腹痛、腹泻、腹部不适感、食欲明显减退等症状。②二重感染（菌群交替症）：长期使用四环素类抗生素，虽然会使许多菌株被抑制，但对该抗生素不敏感的菌株大量繁殖，这类不敏感菌

由原来的劣势菌株变为了优势菌株,引起新的感染,即二重感染或者菌群交替症,常发生于年老体弱、婴儿及合用糖皮质激素和抗肿瘤药物的患者。③对骨、牙生长的影响:服用四环素后,四环素沉积在牙齿形成四环素磷酸钙复合物,该物呈淡黄色,会造成恒牙永久性棕色色素沉着和牙釉质发育不全。四环素对新形成的骨骼也有同样的影响,会对胎儿、婴幼儿的骨骼发育产生抑制作用。所以妊娠期妇女、哺乳期妇女及8岁以下的儿童禁止服用四环素类药物。④其他:肝损害、肾毒性。⑤偶尔还可引起皮疹等过敏反应。

（罗　敏）

第四十章　人工合成抗菌药

一、选择题

A型题（最佳选择题）

1. 参考答案:A

答案解析:小檗碱不属于氟喹诺酮类的药物。

2. 参考答案:B

答案解析:诺氟沙星属于氟喹诺酮类的药物,其抗菌机制为抑制DNA回旋酶,使DNA复制受阻,导致DNA降解而细菌死亡。

3. 参考答案:D

答案解析:氟喹诺酮类可替代氯霉素作为治疗伤寒首选药物。

4. 参考答案:B

答案解析:氟喹诺酮类抗菌药的主要不良反应是影响软骨发育,故18岁以下儿童禁止使用。

5. 参考答案:B

答案解析:甲硝唑对厌氧菌有广谱抗菌作用。

6. 参考答案:C

答案解析:氟嗪酸即氧氟沙星,可作为二线药与其他抗结核药联合使用治疗结核病。

7. 参考答案:C

答案解析:SMZ口服用于全身感染时需加服碳酸氢钠是为了减少尿中磺胺结晶析出。

8. 参考答案:B

答案解析:由于喹诺酮类药物在动物实验中可引起未成年动物关节组织中软骨损伤,故为确保用药安全,妊娠期妇女、哺乳期妇女及儿童禁用,18岁以下青少年慎用为宜。

9. 参考答案:D

答案解析:本类药物不受质粒传导耐药性的影响,故与许多抗菌药物间无交叉耐药性。

10. 参考答案:B

答案解析:环丙沙星是体外抗菌活性最强的氟喹诺酮类药物。

B型题（配伍选择题）

[1～5]

参考答案:　1. B　2. E　3. D　4. A　5. B

答案解析:磺胺嘧啶损伤泌尿系统,造成结晶尿、血尿、尿痛和尿闭等症状;环丙沙星的不良反应包括诱发跟腱炎及跟腱断裂和光毒性反应;由于甲氧苄啶对叶酸代谢的干扰可产生血液系统不良反应,造成巨幼红细胞贫血;呋喃妥因引起头痛、头昏、嗜睡、肌痛、眼球震颤等神经系统不良反应,多属可逆,严重者可发生周围神经炎。

X型题（多项选择题）

1. 参考答案:ACDE

答案解析:第三代氟喹诺酮类药物的特点包括多数口服吸收较好,血药浓度高;半衰期相对较长;与血浆蛋白的结合率低,体内分布广;抗菌谱广;适用于敏感菌所致呼吸道感染、泌尿生殖系统感染、前列腺炎、淋球菌性尿道炎等。

2. 参考答案:ABCDE

答案解析:上述叙述均是正确的。

3. 参考答案:ABDE

答案解析:磺胺类药物抗菌谱广,对大多数革兰氏阳性菌和阴性菌有良好的抗菌活性,但对支原体、立克次体和螺旋体无效。

4. 参考答案:ABCE

答案解析:第三代喹诺酮类药物包括氟罗沙星、环丙沙星、氧氟沙星、诺氟沙星。

5. 参考答案:ABCDE

答案解析:上述不良反应均可见于喹诺酮类药物。

二、简答题

1. SMZ和TMP的抗菌作用机制是什么?合用有何意义?

参考答案:

①SMZ(磺胺甲噁唑)抗菌机制是通过与PABA竞争性抑制二氢叶酸合成酶,阻碍二氢叶酸的形成,从而影响核酸的合成,最终抑制细菌的生长繁殖。②甲氧苄啶(TMP,甲氧苄氨嘧啶)抗菌机制是抑制二氢叶酸还原酶,阻碍四氢叶酸的合成和利用。③两药合用,使细菌的四氢叶酸合成

受到双重的阻断，使磺胺药的抗菌作用增强。
2. 磺胺类药物主要不良反应有哪些？
参考答案：
①泌尿系统损害：结晶尿、血尿、尿痛和尿闭等

症状。②过敏反应：药热和皮疹，交叉过敏反应。
③血液系统反应：长期用药可能抑制骨髓造血功
能，甚至产生再生障碍性贫血。④其他：新生儿
胆红素脑病，致畸作用。

（罗　敏）

第四十一章　抗结核病药与抗麻风病药

一、选择题

A 型题（最佳选择题）

1. 参考答案：B
答案解析：异烟肼是防治各种类型结核病的首
选药。

2. 参考答案：D
答案解析：异烟肼单用时易产生耐药性。

3. 参考答案：A
答案解析：异烟肼抑制分枝杆菌细胞壁特有的重
要成分分枝菌酸的合成，损害了细胞壁的结构完
整性和对菌体的屏障保护作用，引起结核分枝杆
菌死亡。

4. 参考答案：D
答案解析：异烟肼的化学结构与维生素 B_6 相
似，可竞争性阻碍机体对维生素 B_6 的利用或促
进其排泄，使体内维生素 B_6 缺乏而导致神经系
统症状。

5. 参考答案：A
答案解析：乙胺丁醇的主要不良反应为球后视神
经炎，表现为弱视、红绿色盲和视野缩小。

6. 参考答案：E
答案解析：利福平是目前治疗结核病的第一线药
物，也是重要的抗麻风病药物。

7. 参考答案：A
答案解析：利福平的抗菌作用机制为抑制病原体
依赖 DNA 的 RNA 聚合酶。

8. 参考答案：D
答案解析：对氨基水杨酸耐药性产生缓慢，与其
他抗结核药物联合应用，可增强疗效和延缓耐药
性的产生。

9. 参考答案：D
答案解析：三种药单用时易产生耐药性。

10. 参考答案：A
答案解析：有癫痫及精神病病史者、嗜酒者、妊
娠期妇女等应慎用异烟肼。

11. 参考答案：E
答案解析：异烟肼在体内分布广泛，易穿透入细
胞内和渗入关节腔、胸腔积液、腹水、脑脊液及

纤维化或干酪化结核病灶中。

12. 参考答案：B
答案解析：利福平抗菌谱广，对结核分枝杆菌、
麻风分枝杆菌及非结核分枝杆菌均具有强大抗
菌作用，对大多数革兰氏阳性菌和革兰氏阴性菌
有显著抗菌作用。

13. 参考答案：C
答案解析：第二线抗结核病药：包括对氨基水杨
酸、卡那霉素、乙硫异烟胺、丙硫异烟胺、卷曲
霉素、利福喷丁、司帕沙星等。

14. 参考答案：D
答案解析：异烟肼为肝药酶抑制剂。

15. 参考答案：A
答案解析：周围神经炎多见于用药剂量大、维生
素 B_6 缺乏及慢代谢型患者。

16. 参考答案：B
答案解析：氨苯砜为治疗各型麻风病的首选药。

B 型题（配伍选择题）

[1～5]
参考答案：1. A　2. D　3. B　4. C　5. E
答案解析：对氨基水杨酸能竞争性抑制二氢叶酸
合成酶，乙胺丁醇与菌体内 Mg^{2+} 结合，干扰结
核分枝杆菌的 RNA 合成。

[6～10]
参考答案：6. C　7. B　8. D　9. E　10. A
答案解析：吡嗪酰胺在酸性环境中抗结核分枝杆
菌作用较强。

X 型题（多项选择题）

1. 参考答案：ABDE
答案解析：利福平抗菌谱广，抗菌作用强。体内
分布广泛，可进入各种结核病灶、巨噬细胞内、
痰液及胎儿体内。主要在肝微粒体氧化酶作用下
代谢。药物及其代谢产物均呈橘红色。

2. 参考答案：ABCD
答案解析：异烟肼对快速繁殖菌群具有强大杀灭
作用，对缓慢繁殖菌群和间断缓慢繁殖菌群也有
杀菌作用。在体内分布广泛，易穿透入细胞内和
渗入关节腔、胸腔积液、腹水、脑脊液及纤维化

或干酪化结核病灶中。异烟肼与其他抗结核病药无交叉耐药性。

3. 参考答案：ABCDE

答案解析：第一线抗结核病药包括异烟肼、利福平、乙胺丁醇、吡嗪酰胺、链霉素等。

4. 参考答案：ACDE

答案解析：联合用药的目的在于提高治愈率，降低复发率，降低毒性，防止耐药性发生。

二、简答题

1. 简述异烟肼与维生素 B_6 合用的原因。

参考答案：

异烟肼的化学结构与维生素 B_6 相似，可竞争性阻碍机体对维生素 B_6 的利用或促进其排泄，使体内维生素 B_6 缺乏而导致神经系统症状。预防性补充维生素 B_6 可防止或减少异烟肼引起的神经系统反应，已发生的神经系统反应也可用维生素 B_6 治疗。

2. 简述异烟肼的抗菌作用特点。

参考答案：

①异烟肼对结核分枝杆菌具有高度特异性杀灭作用，对其他病原体无效。②异烟肼对快速繁殖菌群具有强大杀灭作用，对缓慢繁殖菌群和间断缓慢繁殖菌群也有杀菌作用。③在体内分布广泛，易穿透入细胞内和渗入关节腔、胸腔积液、腹水、脑脊液及纤维化或干酪化结核病灶中，对细胞内外和各种感染部位的结核分枝杆菌均有效，抗菌强度与各种组织和体液中的药物浓度有关，低浓度抑菌，高浓度杀菌。

三、论述题

1. 叙述异烟肼的抗菌机制、临床应用和不良反应。

参考答案：

①抗菌机制：异烟肼抑制分枝杆菌细胞壁特有的重要成分分枝菌酸的合成，损害了细胞壁的结构完整性和对菌体的屏障保护作用，引起结核分枝杆菌死亡。②临床应用：是防治各种类型结核病首选药。③不良反应如下。神经系统反应：异烟肼可引起周围神经炎和中枢神经系统症状。周围神经炎多见于用药剂量大、维生素 B_6 缺乏及慢代谢型患者。肝毒性，异烟肼可损伤肝细胞，引起氨基转移酶升高和黄疸，严重时可出现肝细胞坏死，尤其多见于嗜酒者、快代谢型患者及合用利福平时。④其他：偶见过敏反应、胃肠道反应、贫血等。

2. 叙述抗结核病药的应用原则。

参考答案：

共有 5 项原则：①早期用药：对所有确诊的结核病患者，均应立即给予化学治疗。②规律用药：按治疗方案规律用药，不漏服，不擅自停药。③全程用药：需全程完成规定的治疗期。④适量用药：应根据病情和患者综合情况，实施个体化治疗。⑤联合用药：目的在于提高治愈率，降低复发率，降低毒性，防止耐药性发生。

（沈　磊）

第四十二章　抗 真 菌 药

一、选择题

A 型题（最佳选择题）

1. 参考答案：D

答案解析：制霉菌素毒性大，仅供局部应用治疗皮肤、口腔、膀胱和阴道的假丝酵母感染。

2. 参考答案：E

答案解析：考察药物的作用机制。

3. 参考答案：D

答案解析：两性霉素 B 与真菌细胞膜上的麦角固醇相互作用，形成固醇-多烯复合物，该复合物在细胞膜上形成许多亲水性的微孔，使细胞膜的通透性增加。

4. 参考答案：A

答案解析：特比萘芬为角鲨烯环氧化酶抑制剂，可致真菌麦角固醇合成不足及角鲨烯累积。

5. 参考答案：C

答案解析：静脉滴注两性霉素 B 不良反应较多，主要为发热、寒战，有时出现呼吸困难、血压下降。长时间用药，约 80% 以上患者可出现不同程度的肾功能损害。其脂质体制剂多分布于肺、肝和脾等网状内皮组织，减少了药物在肾脏的分布，可减轻其肾毒性。

6. 参考答案：A

答案解析：氟康唑 90% 以原形由肾脏排出，在阴道组织、唾液、皮肤和甲板可达杀菌浓度。临床用于治疗假丝酵母病。对多数真菌性脑膜炎可作为首选药。氟康唑对曲霉病和毛霉病无效。在三唑类药物中，本药的不良反应最少，耐受性较好。

7. 参考答案：E

答案解析：氟胞嘧啶可透过血脑屏障。作为一种有效的胸苷酸合成酶抑制剂，可阻碍真菌 DNA 合成。氟胞嘧啶只对真菌有选择性作用。单独用药时易使真菌产生耐药性。主要不良反应为骨髓抑制。

8. 参考答案：D

答案解析：棘白菌素类药物是 β-（1，3）葡聚糖合成酶的非竞争性抑制剂，代表药物有卡泊芬净和米卡芬净。

B 型题（配伍选择题）

[1～5]

参考答案：1. A 2. C 3. E 4. B 5. D

答案解析：见单选题解析。

[6～10]

参考答案：6. B 7. E 8. A 9. D 10. C

答案解析：服用两性霉素 B，约80%以上患者可出现不同程度的肾功能损害。氟康唑对多数真菌性脑膜炎可作为首选药。伏立康唑抗菌效应力强，尤其对于侵袭性曲霉浸润感染疗效好。酮康唑毒性大，目前已不再口服用药，仅局部用于敏感菌引起的皮肤、毛发、指（趾）甲感染和阴道假丝酵母病。阿莫罗芬全身给药无活性，只限于局部应用治疗甲癣和真菌性皮肤感染。

X 型题（多项选择题）

1. 参考答案：CDE

答案解析：三唑类药物包括氟康唑、伊曲康唑、伏立康唑、泊沙康唑等，是一类抑菌剂，部分药在高浓度时也有杀菌作用。

2. 参考答案：ABCE

答案解析：棘白菌素类，如卡泊芬净，主要影响真菌细胞壁合成。其余药物影响真菌细胞膜。

3. 参考答案：ACDE

答案解析：伏立康唑在组织内分布广泛，甚至可

通过血脑屏障分布到中枢神经系统。具有抗菌谱广、抗菌效应力强的特点，尤其对于侵袭性曲霉浸润感染疗效好。不良反应较独特，最常见的是可逆性视觉干扰（光幻觉）。

二、简答题

根据药物的作用机制和结构类型，可将抗真菌药分为哪几类？

参考答案：

①影响真菌细胞膜的药物：多烯类（两性霉素 B、制霉菌素）、唑类（克霉唑、咪康唑、氟康唑等）、丙烯胺类（特比萘芬）、吗啉类（阿莫罗芬）。②影响真菌细胞壁的药物：棘白菌素类（卡泊芬净、米卡芬净）。③其他抗真菌药：氟胞嘧啶（抑制 DNA 和 RNA 聚合酶）、灰黄霉素（影响微管蛋白聚合）。

三、论述题

影响麦角固醇的抗真菌药有哪些？其具体作用机制是什么？

参考答案：

①两性霉素 B：与真菌细胞膜上的麦角固醇相互作用，形成固醇-多烯复合物，该复合物在细胞膜上形成许多亲水性的微孔，使细胞膜的通透性增加，细胞内小分子物质和电解质外漏，而发挥杀真菌作用。②唑类：通过抑制真菌羊毛固醇 14α-去甲基化酶，阻断麦角固醇生物合成。③丙烯胺类和苄胺类：均为角鲨烯环氧酶抑制剂，可致真菌麦角固醇合成不足及角鲨烯累积。④吗啉类：选择性抑制固醇14位还原酶和7-8位异构酶，阻断由 14-去甲基羊毛固醇合成麦角固醇的反应过程，造成麦角固醇减少，次麦角固醇蓄积，导致胞膜结构和功能受损，从而发挥杀真菌活性。

（沈　磊）

第四十三章　抗　病　毒　药

一、选择题

A 型题（最佳选择题）

1. 参考答案：A

答案解析：金刚烷胺临床主要用于甲型流感的预防。

2. 参考答案：C

答案解析：阿昔洛韦是治疗 HSV 感染的首选药物。

3. 参考答案：C

答案解析：两性霉素 B 为抗真菌药，无抗病毒作用。

4. 参考答案：B

答案解析：利巴韦林具有广谱抗病毒活性，对甲型或乙型流感病毒、副流感病毒、呼吸道合胞病毒、副黏病毒、丙型肝炎病毒和 HIV-1 等 RNA 和 DNA 病毒均有抑制作用。

5. 参考答案：E

答案解析：病毒的复制包括以下步骤：识别并吸

附到宿主细胞的表面、通过宿主细胞膜穿入易感细胞、脱壳、合成早期的调控蛋白及核酸聚合酶、病毒基因组（DNA 或 RNA）复制、合成后期的结构蛋白、子代病毒的组装、易感细胞释放子代病毒。抗病毒药可以靶向病毒复制的任何一个步骤，发挥抗病毒作用。

6. 参考答案：D

答案解析：干扰素具有抗肿瘤作用和免疫调节作用。干扰素具有广谱抗病毒作用，抑制蛋白质合成是其对许多病毒的主要作用。干扰素主要用于治疗慢性病毒性肝炎（乙、丙、丁型）。不良反应有流感样综合征。口服无效，须注射给药。

7. 参考答案：A

答案解析：齐多夫定经宿主细胞内胸苷激酶和胸苷酸激酶的磷酸化作用，形成活化型齐多夫定三磷酸。大部分药物在肝脏与葡萄糖醛酸结合而失活。齐多夫定对 HIV 感染有效，既有抗 HIV-1 的活性，也有抗 HIV-2 的活性。可显著减少 HIV 从感染妊娠期妇女到胎儿的垂直。

8. 参考答案：D

答案解析：蛋白酶抑制剂包括沙奎那韦、利托那韦、茚地那韦和奈非那韦。

9. 参考答案：B

答案解析：NNRTI 本身具有抗病毒活性，无须在细胞内激活，也不与三磷酸核苷竞争病毒的逆转录酶。单独使用 NNRTI 治疗艾滋病时，病毒很快产生耐药性。此类药物诱导产生耐药株的速度很快，具有交叉耐药性，因此不应单独使用，应与其他抗逆转录病毒药联合使用。

B 型题（配伍选择题）

[1～5]

参考答案：1. E 2. C 3. A 4. B 5. D

答案解析：见单选题解析。

[6～8]

参考答案：6. D 7. C 8. A

答案解析：见单选题解析。

X 型题（多项选择题）

1. 参考答案：BCD

答案解析：NRTI 包括嘧啶衍生物如齐多夫定、拉米夫定等和嘌呤衍生物如阿巴卡韦。恩曲他滨为一种新型的具有抗 HBV 和 HIV 活性的核苷类逆转录酶抑制剂。

2. 参考答案：ABE

答案解析：齐多夫定为 NRTI、奈韦拉平为 NNRTI、沙奎那韦为 PI。

3. 参考答案：ABCE

答案解析：阿昔洛韦口服吸收率仅 20%，主要经肾脏排泄。阿昔洛韦主要抑制疱疹病毒，对 HSV-1 和 HSV-2 作用最强，对 VZV 的作用较差。对 EB 病毒亦有一定的抑制作用，仅高浓度时才对 CMV 有效。长期口服可使月经紊乱。

二、简答题

1. 根据药物的作用机制,可将抗艾滋病药分为哪几类？每类列举一个代表药。

参考答案：

①核苷类逆转录酶抑制剂（NRTI）：齐多夫定、拉米夫定。②非核苷类逆转录酶抑制剂（NNRTI）：奈韦拉平。③蛋白酶抑制剂（PI）：茚地那韦。

2. 简述利巴韦林的药理作用和临床应用。

参考答案：

（1）药理作用：利巴韦林具有广谱抗病毒活性，对甲型或乙型流感病毒、副流感病毒、呼吸道合胞病毒、副黏病毒、丙型肝炎病毒和 HIV-1 等 RNA 和 DNA 病毒均有抑制作用。

（2）临床应用：用于呼吸道合胞病毒引起的病毒性肺炎与支气管炎。对代偿性丙型病毒性肝炎患者，应口服利巴韦林并联合应用干扰素。

（彭 芳）

第四十四章 抗寄生虫病药

一、选择题

A 型题（最佳选择题）

1. 参考答案：E

答案解析：乙胺嘧啶能抑制疟原虫的二氢叶酸还原酶，使其叶酸代谢受阻，从而影响疟原虫的核酸合成，使其生长繁殖受到抑制。

2. 参考答案：B

答案解析：乙胺嘧啶能阻止疟原虫在蚊虫体内进行的正常孢子增殖，起到阻止传播的作用。

3. 参考答案：E

答案解析：少数特异质的患者服用伯氨喹可发生急性溶血性贫血和高铁血红蛋白血症。

4. 参考答案：C

答案解析：疟原虫易对青蒿素耐药，与乙胺嘧啶合用,可延缓其耐药性发生。

5. 参考答案:B

答案解析:氯喹是控制疟疾症状的首选药物。

6. 参考答案:D

答案解析:乙胺嘧啶是较好的病因性预防药。

7. 参考答案:A

答案解析:青蒿素通过产生自由基,对恶性疟原虫红细胞内期的生物膜产生严重破坏作用。

8. 参考答案:E

答案解析:氯喹与疟原虫 DNA 双螺旋链中的鸟嘌呤、胞嘧啶碱基对结合,形成氯喹-DNA 复合物,抑制 DNA 的复制和转录;氯喹是弱碱性药物,大量进入疟原虫体内,使虫体细胞内的 pH 升高,形成对蛋白质分解酶不利的环境;红细胞内期裂殖体破坏红细胞后产生疟色素,其组分高铁原卟啉被认为是氯喹等抗疟药的高亲和性受体,与氯喹结合,可破坏疟原虫细胞膜,使疟原虫溶解。

9. 参考答案:B

答案解析:氯喹能控制疟疾症状的发作,对肠外阿米巴病有较好的疗效。

10. 参考答案:C

答案解析:奎宁用量过大或用药时间过久,常出现金鸡纳反应。

11. 参考答案:D

答案解析:伯氨喹对良性疟的红细胞外期及各型疟原虫的配子体均有较强的杀灭作用,可作为控制复发和阻止疟疾传播的首选药。

12. 参考答案:A

答案解析:青蒿素可透过血脑屏障,也可用于治疗凶险型恶性疟如脑型疟和黄疸型疟疾。

13. 参考答案:A

答案解析:长期大剂量服用乙胺嘧啶,可因抑制二氢叶酸还原酶而出现叶酸缺乏症,引起巨幼红细胞贫血或白细胞减少。

14. 参考答案:E

答案解析:磺胺为广谱抗菌药,也能抑制红细胞内期疟原虫。

15. 参考答案:B

答案解析:青蒿素通过产生自由基,对恶性疟原虫红细胞内期的生物膜产生严重破坏作用。

16. 参考答案:C

答案解析:青蒿素可透过血脑屏障,也可用于治疗凶险型恶性疟如脑型疟和黄疸型疟疾。疟原虫易对青蒿素耐药,与乙胺嘧啶合用,可延缓其耐药性发生。该药应用后复发率较高,与伯氨喹合用可降低疟疾复发率。

17. 参考答案:B

答案解析:甲硝唑治疗急性阿米巴痢疾和肠外阿米巴病效果最好。

18. 参考答案:C

答案解析:甲硝唑是目前治疗贾第鞭毛虫病最有效的药物。

19. 参考答案:A

答案解析:甲硝唑常见不良反应为头痛、恶心、口干、口中金属味、食欲下降、腹泻、腹痛、皮疹及白细胞暂时性减少等。

20. 参考答案:D

答案解析:甲硝唑有抗阿米巴和抗厌氧菌作用。

21. 参考答案:A

答案解析:目前在临床应用的治疗血吸虫病的药物主要是吡喹酮,该药具有高效、低毒、疗程短、能口服等优点,现已完全取代了酒石酸梯钾在临床上的应用。

22. 参考答案:C

答案解析:近年发现的青蒿素衍生物青蒿琥酯、蒿甲醚等具有杀灭血吸虫童虫的作用,可以预防血吸虫的感染。

23. 参考答案:E

答案解析:吡喹酮能激活虫体细胞慢钙通道,钙离子内流增加,导致虫体兴奋、收缩和痉挛,最后导致痉挛性麻痹而从血管壁上脱落。

24. 参考答案:C

答案解析:左旋咪唑抑制虫体肌肉内的琥珀酸脱氢酶,阻断延胡索酸还原为琥珀酸,减少 ATP 生成,阻断虫体的能量供应。

B 型题(配伍选择题)

[1~5]

参考答案:1. D 2. A 3. E 4. B 5. C

答案解析:见单选题解析。

[6~10]

参考答案:6. D 7. E 8. B 9. C 10. A

答案解析:见单选题解析。

[11~15]

参考答案:11. A 12. E 13. E 14. B 15. D

答案解析:见单选题解析。

X 型题(多项选择题)

1. 参考答案:ABE

答案解析:氯喹的临床应用包括:抗疟作用、治疗肠外阿米巴病和免疫抑制。

2. 参考答案:BCE

答案解析:奎宁为奎尼丁的左旋体,毒性大,临床主要用于耐氯喹及耐多药的恶性疟,尤其是脑型恶性疟。用量过大或用药时间过久,常出现金鸡纳反应,对妊娠子宫有兴奋作用,故妊娠期妇女禁用。

3. 参考答案:BDE

答案解析:主要用于控制疟疾症状的抗疟药有氯喹、青蒿素及其衍生物、奎宁、甲氟喹、咯萘啶、本芴醇。

4. 参考答案:ABDE

答案解析:吡喹酮口服后易被肠道迅速吸收,对成虫作用强,对童虫也有作用。用于急性和慢性血吸虫病的治疗。吡喹酮能激活虫体细胞慢钙通道,钙离子内流增加,导致虫体兴奋、收缩和痉挛,最后导致痉挛性麻痹而从血管壁上脱落。对牛肉绦虫、猪肉绦虫、裂头绦虫和短膜壳绦虫病都有良好的疗效,还可用于姜片虫病、华支睾吸虫病、肺吸虫病和肝吸虫病的治疗。

二、简答题

1. 简述抗疟药的分类及代表药。

参考答案:

①主要用于控制疟疾症状的药物:氯喹、青蒿素。②主要用于控制疟疾复发和传播的药物:伯氨喹。③主要用于疟疾预防的药物:乙胺嘧啶、磺胺类。

2. 简述甲硝唑的药理作用与临床应用。

参考答案:

①抗阿米巴作用:对组织内阿米巴滋养体有很强的杀灭作用,是治疗阿米巴病的首选药物。治疗急性阿米巴痢疾和肠外阿米巴病效果最好。②抗滴虫作用:对阴道滴虫有直接杀灭作用,是治疗滴虫病的首选药。③抗贾第鞭毛虫作用:是目前治疗贾第鞭毛虫病最有效的药物。④抗厌氧菌作用:甲硝唑对所有厌氧球菌、革兰氏阴性厌氧杆菌和革兰氏阳性厌氧芽孢梭菌均有较强的杀灭作用,革兰氏阳性无芽孢杆菌对其耐受。对脆弱类杆菌感染特别有效。

3. 简述青蒿素的抗疟机制和临床应用。

参考答案:

①抗疟机制:通过产生自由基,对恶性疟原虫红细胞内期的生物膜产生严重破坏作用,或与原虫蛋白结合,使之死亡,对红细胞内期滋养体有杀灭作用,对红细胞外期疟原虫无效。②临床应用:用于控制间日疟和恶性疟的症状及耐氯喹疟疾的治疗。该药可透过血脑屏障,也可用于治疗凶险型恶性疟如脑型疟和黄疸型疟疾。疟原虫易对青蒿素耐药,与乙胺嘧啶合用,可延缓其耐药性发生。

三、论述题

叙述氯喹的抗疟机制和临床应用。

参考答案:

(1)抗疟机制:①与疟原虫 DNA 双螺旋链中的鸟嘌呤、胞嘧啶碱基对结合,形成氯喹-DNA 复合物,抑制 DNA 的复制和转录,并使 DNA 断裂,抑制疟原虫的繁殖;②氯喹是弱碱性药物,大量进入疟原虫体内,使虫体细胞内的 pH 升高,形成对蛋白质分解酶不利的环境,使疟原虫分解和利用血红蛋白的能力降低,导致氨基酸缺乏而抑制疟原虫的生长繁殖;③红细胞内期裂殖体破坏红细胞后产生疟色素,其组分高铁原卟啉被认为是氯喹等抗疟药的高亲和性受体,与氯喹结合,可破坏疟原虫细胞膜,使疟原虫溶解。

(2)临床应用:①抗疟作用:氯喹能杀灭间日疟、三日疟及敏感的恶性疟原虫红细胞内期的裂殖体,迅速控制症状发作,对恶性疟有根治作用,是控制疟疾症状的首选药物。②对其他寄生虫的作用:对肠外阿米巴病有较好的疗效,口服后肝中浓度非常高,可用于甲硝唑治疗无效或禁忌的阿米巴肝炎或肝脓肿。③免疫抑制作用:大剂量可用于治疗类风湿性关节炎、系统性红斑狼疮。

(彭 芳)

第四十五章　抗恶性肿瘤药

一、选择题

A 型题(最佳选择题)

1. 参考答案:B

答案解析:甲氨蝶呤为二氢叶酸还原酶抑制剂。

2. 参考答案:D

答案解析:亚叶酸钙对甲氨蝶呤的不良反应具有一定的预防和逆转作用。

3. 参考答案:B

答案解析:膀胱炎是环磷酰胺较特殊的不良反应。因其活性代谢物从尿中排出,严重时导致血尿。

4. 参考答案:E

答案解析:环磷酰胺为周期非特异性药物。在体外无活性,在体内经肝细胞代谢为醛磷酰胺,在肿瘤细胞内,分解出磷酰胺氮芥而发挥作用。抗瘤谱较广，对恶性淋巴瘤疗效显著。膀胱炎是环磷酰胺较特殊的不良反应，严重时导致血尿。

5. 参考答案：C
答案解析：长春新碱很少透过血脑屏障，主要通过胆汁排泄。主要抑制微管蛋白的聚合而影响纺锤体微管的形成。对小儿急性淋巴细胞白血病疗效较好，起效快。骨髓抑制不明显，主要引起神经毒性，长期应用可导致共济失调。

6. 参考答案：E
答案解析：环磷酰胺为烷化剂，与肿瘤细胞的DNA发生烷化作用，破坏DNA。

7. 参考答案：A
答案解析：多柔比星等蒽环类抗生素和放线菌素D可嵌入DNA碱基对之间，干扰转录过程，阻止mRNA的合成，属于DNA嵌入剂。

8. 参考答案：E
答案解析：紫杉醇诱导和促进微管蛋白装配成微管，防止解聚，从而导致微管束的排列异常，使细胞在有丝分裂时不能形成纺锤体和纺锤丝，抑制细胞的有丝分裂。

9. 参考答案：D
答案解析：氟尿嘧啶在细胞内经酶转变为5-氟尿嘧啶脱氧核苷而竞争性抑制脱氧胸苷酸合成酶，阻止脱氧尿苷酸甲基化为脱氧胸苷酸，从而影响DNA的合成。

10. 参考答案：B
答案解析：托泊替康是由喜树碱结构改造而来，是拓扑异构酶Ⅰ的抑制剂。

11. 参考答案：C
答案解析：依托泊苷为植物西藏鬼臼的有效成分鬼臼毒素的半合成衍生物。作用于DNA拓扑异构酶Ⅱ。

12. 参考答案：C
答案解析：顺铂口服无效，需静脉注射。与DNA链上的碱基形成交叉联结。抗瘤谱广、作用强，对卵巢癌及睾丸癌疗效显著。不良反应主要包括骨髓抑制、胃肠道反应和肾脏毒性等。

13. 参考答案：E
答案解析：抗代谢药主要作用于S期。

14. 参考答案：A
答案解析：紫杉醇抑制细胞的有丝分裂，使细胞阻滞于M期。

15. 参考答案：D
答案解析：甲羟孕酮为作用较强的孕激素，其抗癌作用可能与抗雌激素作用有关，主要用于治疗肾癌、乳腺癌、子宫内膜癌、前列腺癌及增强晚期癌症患者的食欲。

16. 参考答案：B
答案解析：紫杉醇是临床治疗卵巢癌和乳腺癌的一线药物。

17. 参考答案：E
答案解析：多柔比星的不良反应主要有骨髓抑制及心脏毒性，尤其应注意其心脏毒性。

18. 参考答案：A
答案解析：肺毒性是博来霉素最严重的毒性，可出现间质性肺炎和肺纤维化。

19. 参考答案：E
答案解析：伊马替尼作用于Bcr-Abl酪氨酸激酶，抑制淋巴细胞增殖并诱导其凋亡。

20. 参考答案：A
答案解析：曲妥珠单抗主要与表皮生长因子受体2结合，干扰其自身磷酸化，从而拮抗生长信号的传递。

21. 参考答案：E
答案解析：贝伐珠单抗选择性地与人血管内皮生长因子结合，减少肿瘤的血管形成，抑制肿瘤生长与转移。

B型题（配伍选择题）
[1～5]
参考答案：1. D 2.C 3.A 4.B 5.E
答案解析：见单选题解析。
[6～10]
参考答案：6. A 7.E 8. D 9.B 10.C
答案解析：见单选题解析。
[11～15]
参考答案：11. C 12. D 13. E 14. A 15. B
答案解析：他莫昔芬为化学合成的非甾体抗雌激素类抗癌药。利妥昔单抗是一种人鼠嵌合性单克隆抗体，能特异性地与跨膜抗原CD20结合。

X型题（多项选择题）
1. 参考答案：ABCDE
答案解析：药物分别通过破坏DNA结构或抑制拓扑异构酶活性而影响DNA的结构和功能，包括：①DNA交联剂，如氮芥、环磷酰胺等烷化剂；②破坏DNA的铂类，如顺铂、卡铂等；③破坏DNA的抗菌药，如丝裂霉素和博来霉素等；④拓扑异构酶抑制剂，如托泊替康、依托泊苷等。

2. 参考答案：BCE
答案解析：见单项选择题解析。

3. 参考答案：ABC
答案解析：他莫昔芬是抗雌激素类抗癌药。甲羟孕酮为孕激素，可以抗雌激素。依西美坦为甾体芳香酶抑制剂，可降低雌激素水平。

二、简答题

1. 细胞毒类抗肿瘤药物按生化机制分为哪几类? 有哪些代表药。

参考答案:

①影响 DNA 结构和功能的药物:烷化剂,如氮芥;铂类化合物,如顺铂;抗生素类,如博来霉素;拓扑异构酶抑制剂,如鬼臼毒素。②影响核酸生物合成的药物(抗代谢药):甲氨蝶呤。③干扰转录过程和阻止 RNA 合成的药物:多柔比星。④抑制蛋白质合成与功能的药物:紫杉醇。

2. 简述紫杉醇抗肿瘤的作用机制及主要适应证。

参考答案:

①作用机制:紫杉醇破坏微管和微管蛋白二聚体之间的动态平衡,诱导和促进微管蛋白装配成微管,防止解聚,抑制细胞的有丝分裂,使细胞阻滞于 M 期。②临床应用:紫杉醇是临床治疗卵巢癌和乳腺癌的一线药物。对头颈部癌、食管癌、胃癌、非小细胞肺癌等也有一定的疗效。

3. 简述顺铂抗肿瘤的作用机制及临床应用。

参考答案:

①作用机制:顺铂先将所含氯解离,然后与 DNA 链上的碱基形成交叉联结,从而破坏 DNA 结构和功能。②临床应用:抗瘤谱广、作用强,对卵巢癌及睾丸癌疗效显著。对肺癌、膀胱癌、宫颈癌、乳腺癌、前列腺癌、黑色素瘤、头颈部肿瘤及各种鳞状上皮癌和恶性淋巴瘤也有疗效。

4. 简述环磷酰胺抗肿瘤的作用机制及临床应用。

参考答案:

①作用机制:环磷酰胺在体内分解出磷酰胺氮芥而发挥烷化作用,明显使 S 期的肿瘤细胞的 DNA 发生烷化,形成交叉联结,抑制肿瘤细胞的生长繁殖。②临床应用:抗瘤谱广,对恶性淋巴瘤疗效显著,对多发性骨髓瘤、急性淋巴细胞白血病、卵巢癌、乳腺癌等也有效;对淋巴细胞有明显的抑制作用,可作为免疫抑制剂治疗自身系统免疫性疾病如系统性红斑狼疮、类风湿性关节炎等。

三、论述题

1. 列举三个不同作用机制的抗代谢药,并叙述它们的临床应用。

参考答案:

①甲氨蝶呤为二氢叶酸还原酶抑制剂,临床上用于儿童急性淋巴细胞白血病,对乳腺癌、膀胱癌、睾丸癌也有一定疗效。②氟尿嘧啶为胸苷酸合成酶抑制剂,临床上主要用于治疗实体瘤,如消化道肿瘤、乳腺癌、卵巢癌、绒毛膜癌、子宫颈癌、膀胱癌和头颈部肿瘤等。③吉西他滨为 DNA 聚合酶抑制剂,临床上与其他药物联合用于卵巢癌、非小细胞肺癌、乳腺癌、胰腺癌的治疗,也用于膀胱癌、骨癌、子宫颈癌、头颈部癌、肝胆肿瘤等的治疗。

2. 叙述抗肿瘤药的联合应用原则。

参考答案:

①从抗肿瘤药的作用机制考虑,一般分为序贯阻断、同时阻断和互补性阻断。序贯阻断即阻断同一代谢物合成的不同阶段,如甲氨蝶呤与巯嘌呤合用可增加疗效。同时阻断即阻断产生某一代谢物的几条不同途径,如阿糖胞苷与巯嘌呤合用,前者可阻断 DNA 聚合酶,后者可阻断嘌呤核苷酸互变,合用使疗效增强。互补性阻断即直接损伤生物大分子的药物与抑制核苷酸生物合成的药物合用,如阿糖胞苷与烷化剂合用可增加疗效。②从药物的毒性考虑,多数抗肿瘤药物均可抑制骨髓,而泼尼松、长春新碱、博来霉素的骨髓抑制作用较小,可进行合用以降低骨髓毒性并提高疗效。③从细胞增殖动力学规律考虑,增长缓慢的实体瘤,其 G_0 期细胞较多,一般先用周期非特异性药物,杀灭增殖期及部分 G_0 期细胞,使瘤体缩小而驱动 G_0 期细胞进入增殖周期,继而用周期特异性药物杀灭。相反,对生长比率高的肿瘤如急性白血病,则先用 S 期或 M 期的周期特异性药物,再用周期非特异性药物杀灭其他各期细胞。

(彭 芳)

参 考 文 献

陈建国，吕延杰，2016. 药理学实验指导. 北京：人民卫生出版社.

赖泳， 2011. 药理学实验指导. 昆明：云南科技出版社.

吕延杰，2008. 药理学实验指导. 北京：人民卫生出版社.

马剑茵，2012. 药理学实验与学习指导. 杭州：浙江大学出版社.

闵清，2018. 药理学实验教程. 北京：科学出版社.

秦川，2010. 实验动物学. 北京：人民卫生出版社.

叶春玲，2007. 药理学实验教程. 广州：暨南大学出版社.

张大方，金若敏，2013. 药理与中药药理实验. 上海：上海科学技术出版社.

附　录

附录一　BL-420 生物机能实验系统的使用方法

BL-420 生物机能实验系统是配置在微机上的 4 通道生物信号采集、放大、显示、记录与处理系统。它由以下三个主要部分构成：①电脑；②BL-420 系统硬件；③BL-NewCentury 软件。

BL-420 系统硬件是一台程序可控的，带 4 通道生物信号采集与放大功能，并集成高精度、高可靠性及宽适应范围的程控刺激器于一体的设备。

BL-NewCentury 软件利用微机强大的图形显示与数据处理功能，可同时显示 4 通道从生物体内或离体器官中探测到的生物电信号或张力、压力等生物非电信号的波形，并可对实验数据进行储存、分析及打印。

一、BL-420 系统硬件

BL-420 生物机能实验系统的前面板。

1. CH1、CH2、CH3、CH4　5 芯生物信号输入接口（可连接引导电极、压力传感器、张力传感器等，4 个输入通道的性能完全相同）。

2. 全导联心电输入口　用于输入全导联心电信号（BL-420 系统独有）。

3. 触发输入　2 芯外触发输入接口，触发输入接口用于在刺激触发方式下，外部触发器通过这个输入口触发系统采样。

4. 刺激输出　3 芯刺激输出接口。

5. 记滴输入　2 芯记滴输入接口。

6. 电源指示　发光二极管。

BL-420 生物机能实验系统的背面板中包含有电源开关、电源插座、接地柱、监听输出和 USB 接口 5 个部分。

二、BL-420 系统软件

BL-NewCentury 生物信号显示与处理软件以图形化的 WinXP 操作系统为基础，采用图形化的程序设计方法，在出色完成各项功能的基础上，通过直接点击直观的、有意义的图标为主要操作手段，来完成大部分的功能，部分功能仍然保留有菜单操作。

BL-420S生物机能实验系统

（一）启动软件

1. 进入 WinXP 操作系统。

2. 如果使用者已经在计算机上安装了 BL-420 生物机能实验系统，那么在 WinXP 操作系统的桌面上将出现启动图标，参见图附 1-1。双击软件的启动图标即可以启动该软件。

图附 1-1　WinXP 桌面上的 "BL-420S 生物机能实验系统" 启动图标

（二）退出软件

选择软件 "文件" 菜单中的 "退出" 命令即可退出软件。

三、BL-NewCentury 软件主界面

BL-NewCentury 生物信号采集与分析软件的主界面如图附 1-2 所示。

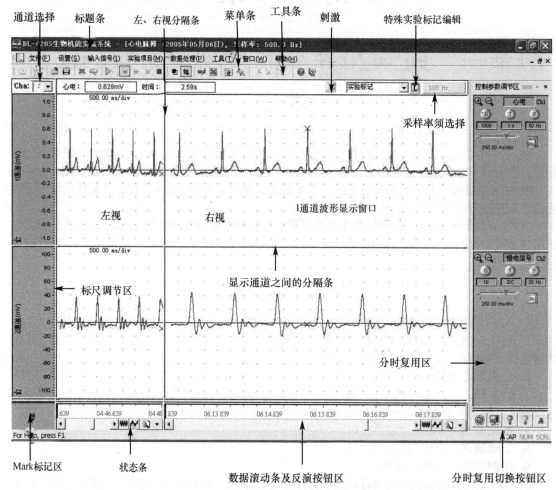

图附 1-2　BL-NewCentury 生物信号采集与分析软件主界面

BL-NewCentury 生物信号采集与分析软件的主界面是使用者与 BL-420 生物机能实验系统打交道的唯一手段，为了使使用者尽快地掌握 BL-420 生物机能实验系统来完成自己的生物机能实验，使用者首先需要掌握 BL-NewCentury 软件的主界面，熟悉主界面上各个部分的用途（表附 1-1）。

表附 1-1　BL-NewCentury 软件主界面上各部分功能一览表

名称	功能	备注
标题条	显示 TM-WAVE 软件的名称及实验相关信息	软件标志
菜单条	显示所有的顶层菜单项，可以选择其中的某一菜单项以弹出其子菜单。最底层的菜单项代表一条命令	菜单条中一共有 8 个顶层菜单项
工具条	一些最常用命令的图形表示集合，它们使常用命令的使用变得方便与直观	共有 22 个工具条命令
左、右视分隔条	用于分隔左、右视，也是调节左、右视大小的调节器	左、右视面积之和相等

续表

名称	功能	备注
特殊实验标记编辑	用于编辑特殊实验标记，选择特殊实验标记，然后将选择的特殊实验标记添加到波形曲线旁边	包括特殊标记选择列表和打开特殊标记编辑对话框按钮
标尺调节区	选择标尺单位及调节标尺基线位置	
波形显示窗口	显示生物信号的原始波形或数据处理后的波形，每一个显示窗口对应一个实验采样通道	
显示通道之间的分隔条	用于分隔不同的波形显示通道，也是调节波形显示通道高度的调节器	4/8 个显示通道的面积之和相等
分时复用区	包含硬件参数调节区、显示参数调节区、通用信息区、专用信息区和刺激参数调节区 5 个分时复用区域	这些区域占据屏幕右边相同的区域
Mark 标记区	用于存放 Mark 标记和选择 Mark 标记	Mark 标记在光标测量时使用
时间显示窗口	显示记录数据的时间	在数据记录和反演时显示
数据滚动条及反演按钮区	用于实时实验和反演时快速数据查找和定位，可同时调节四个通道的扫描速度	
分时复用切换按钮	用于在五个分时复用区中进行切换	
状态条	显示当前系统命令的执行状态或一些提示信息	

四、BL-NewCentury 软件菜单说明

在顶级菜单条上一共有 8 个菜单选项，它们是文件、设置、输入信号、实验项目、数据处理、工具、窗口及帮助（图附 1-3）。下面对主要菜单项做简要介绍。

文件(F)　设置(S)　输入信号(I)　实验项目(M)　数据处理(P)　工具(T)　窗口(W)　帮助(H)

图附 1-3　顶级菜单条

菜单操作的总原则：

1. 当使用者打开某一个顶级菜单项之后，会发现其中有一些菜单项以灰色浮雕方式显示，这种灰色浮雕方式显示的菜单项表示在当前的状态下这些菜单命令不能被使用。

2. 当使用者打开某一个顶级菜单项之后，可能会在该菜单的最下面发现两个向下指的黑色小箭头，表明该菜单中有一些不常用的命令被隐藏，这是 WinXP 的风格。如果使用者想看见这个菜单中所有的命令项，只需将鼠标移动到这两个向下指的小箭头上，菜单将自动展开以显示这个菜单上的全部命令。

（一）文件菜单

当使用者用鼠标单击顶级菜单条上的"文件"菜单项，"文件"下拉式菜单将被弹出。

文件菜单中包含有打开、另存为、保存配置、打开配置、打开上一次实验配置、高效记录方式、安全记录方式、打印、打印预览、打印设置、最近文件和退出等 12 个命令（图附 1-4）。

下面选择介绍几个主要菜单命令

1. 保存配置　配置是指用户在预实验过程中获得的仪器较理想的配置条件，通过自定义可形成实验模块文件，用此命令保存配置。

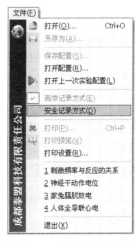

图附 1-4　文件下拉式菜单

在 BL-420 生物机能实验系统中，用户可以自定义自己的实验模块。方法如下：

首先根据用户自己设计的实验模块，通过通用"输入信号"菜单选择相应通道的相应生物信号，然后启动波形采样并观察实验波形，通过调节增益、时间常数、滤波和刺激器等硬件参数及扫描速度来改善实验波形，在使用者满意于自己的实验波形后，选择"保存配置"命令，系统会自动弹出"另存为"对话框，参见图附 1-5，使用者只需在这个对话框中输入自定义实验模块的名字，然后按下"保存"命令按钮，则使用者当时选择的实验配置就被保存起，以后使用者可以通过"打开配置"来启动自定义实验模块。

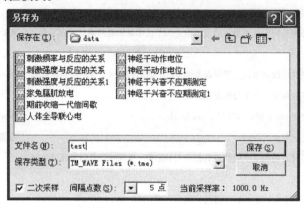

图附 1-5　"另存为"对话框

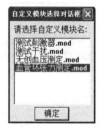

图附 1-6　自定义模块选择对话框

2. 打开配置　选择该命令后，会弹出一个"自定义模块选择"对话框，参见图附 1-6。

使用者从自定义模块名下拉列表中选择一个原来存储的实验模块，然后按"确定"按钮，系统将自动按照这个实验模块存储的配置进行实验设置同时启动实验。

（二）设置菜单

当使用者用鼠标单击顶级菜单条上的"设置"菜单项时，"设置"下拉式菜单将被弹出，参见图附 1-7。设置菜单中包括工具条、状态栏、实验标题、实验人员、实验相关数据、记滴时间、光标类型和定标等 17 个菜单选项，其中工具条、显示方式、显示方向和定标等子菜单下还有二级子菜单。使用时根据需要进行设置，必要时进行定标调零操作。

（三）输入信号菜单

当使用者用鼠标单击顶级菜单条上的"输入信号"菜单项时，"输入信号"下拉式菜单将被弹出。

输入信号菜单中包括 1~4 通道 4 个菜单项，它们与硬件输入通道相对应，每一个菜单项又有一个输入信号选择子菜单，每个子菜单上包括多个可供选择的信号类型，参见图附 1-8。

根据需要选择与所做实验相对应的输入信号类型，当使用者为某个输入通道选择了一种输入信号类型之后，这个实验通道的相应参数就被设定好了，这些参数包括采样率、增益、时间常数、滤波、扫描速度等。使用者可以为不同的通道选择不同的信号，当选定所有通道的输入信号类型之后，使用鼠标单击工具条上的"开始"命令按钮，就可以启动数据采样，观察生物信号的波形变化。

（四）实验项目菜单

当使用者用鼠标单击顶级菜单条上的"实验项目"菜单项时，"实验项目"下拉式菜单将被弹出，参见图附 1-9。

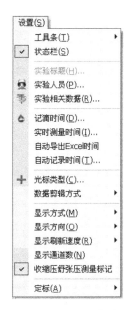

图附 1-7　设置菜单

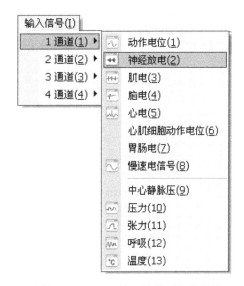

图附 1-8　BL-420 输入信号下拉式菜单

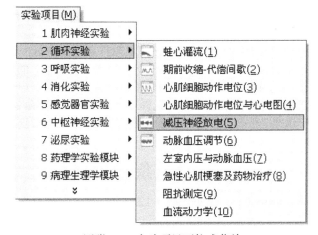

图附 1-9　实验项目下拉式菜单

实验项目下拉式菜单中包含有 9 个菜单项，它们分别是肌肉神经实验、循环实验、呼吸实验、消化实验、感觉器官实验、中枢神经实验、泌尿实验、药理学实验模块和病理生理学模块。

这些实验项目组将生理及药理实验按性质分类，在每一组分类实验项目下又包含有若干个具体的实验模块，当使用者选择了一个实验模块之后，系统将自动设置该实验所需的各项参数，包括采样通道、采样率、增益、时间常数、滤波及刺激器参数等，并且将自动启动数据采样，使实验者直接进入到实验状态。当完成实验后，根据不同的实验模块，打印出的实验报告包含有不同的实验数据。

（五）数据处理菜单

当使用者用鼠标单击顶级菜单条上的"数据处理"菜单项时，"数据处理"下拉式菜单将被弹出。

数据处理菜单中包括有微分，积分，频率直方图，频谱分析，三维频谱分析图，记滴趋势图，计算直线回归方程，计算 PA_2、PD_2、PD_2'，计算药效参数 LD_{50}、ED_{50}，计算半衰期、t 检验，细胞放电数测量、心肌细胞动作电位测量和血流动力学参数测量等命令。使用者可根据需要利用此功能进行相关参数的测量和计算（图附 1-10 ）。

（六）工具菜单

当使用者用鼠标单击顶级菜单条上的"工具"菜单项时，"工具"下拉式菜单将被弹出（图附 1-11 ）。

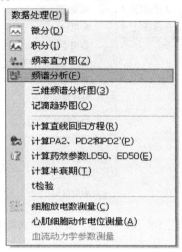

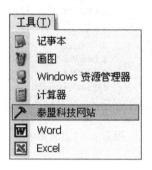

图附 1-10　数据处理下拉式菜单　　　　　　　　图附 1-11　工具下拉式菜单

工具菜单的作用是集成 Windows 操作系统中的工具软件和其他 Windows 应用软件，如记事本、画图、Windows 资源管理器，计算器、Excel、Word 等。选择工具菜单上的某一个命令，将直接从 BL-NewCentury 软件中启动选择的 Windows 应用程序。例如，使用者要启动画图软件，然后将区域选择的图形复制到画图软件中进行拼接，那么选择工具菜单中的画图命令将直接进入画图程序，在画图的"编辑"菜单中选择"粘贴"命令，即可以将使用者选择的图形连同数据一起复制到画图软件中。

五、工具条说明

首先对整个工具条进行简单介绍，参见图附 1-12。

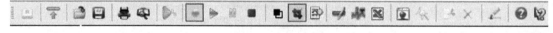

图附 1-12　工具条

工具条和命令菜单的含义相似，它也是一些命令的集合。但是它和命令菜单又有些差异，具体来讲，它是把一些常用的命令以方便、直观（图形形式）的方式直接呈现在使用者面前，它所包含的命令可以和命令菜单中的重复，也可以不同，但是它所包含的命令应该是常用的，这是图形化操作系统提供给使用者的另一种命令操作方式。

工具条上的每一个图形按钮被称为工具条按钮，每一个工具条按钮对应一条命令，当工具条按钮以雕刻效果的图形方式显示时，表明该工具条按钮不可使用，此时，它对使用者的输入没有反应；否则，它将响应使用者输入。

BL-NewCentury 软件的工具条上一共有 24 个工具条按钮，也就是说它们代表着 24 条不同的命令。这些命令（从左向右）分别代表着系统复位、拾取零值、打开、另存为、打印、打印预览、打开上一次实验设置、数据记录、开始、暂停、停止等命令。使用者在做实验时，可能更多的是使用工具条命令。

六、实验标记编辑区

实验标记编辑区包括实验标记编辑组合框和实验标记编辑对话框两个项目。

实验标记编辑组合框的功能非常强大，既可以从中选择已有的实验标记，也可以按照自己的需要随时输入，然后按"Enter"键确认新的输入，新的输入自动加入标记组中，参见图附 1-13。

如果某个实验模块本身预先设置有特殊实验标记组，那么，当选择这个实验模块时，实验标记编辑组合框就会列出这个实验模块中所有预先设定的特殊实验标记。

单击打开"实验标记编辑对话框"按钮，将弹出实验标记编辑对话框。使用者可以在这个对话框中对实验标记进行预编辑，包括增加新的实验标记组，增加或修改新的实验标记；使用者可以直接从中选择一个预先编辑好的实验标记组作为实验中添加标记的基础，选择标记组中所有的实验标记将自动添加到特殊实验标记编辑组合框中（图附 1-14）。

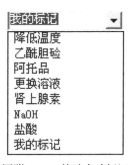

图附 1-13　特殊实验标记
编辑组合框

（一）特殊实验标记组的添加、修改和删除

特殊实验标记组的添加、修改和删除由对话框中的三个对应功能按钮完成，它们分别是添加、修改和删除按钮。下面对它们做详细介绍（图附 1-14）。

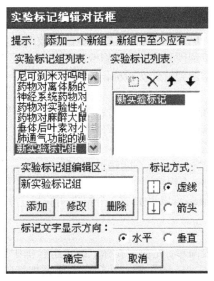

图附 1-14　特殊实验标记编辑对话框

1. 添加　添加按钮用于添加一组新的特殊实验标记组，当使用者按下"添加"按钮后，将在实验标记组列表的最下方出现一个"新实验标记组"选项，并且该新实验标记组以蓝底白字形式显示，表示它为当前选中的实验标记组。同时在实验标记列表中自动为该实验标记组添加一个名为"新实验标记"的新标记，因为在每个实验标记组中至少需要有一个特殊实验标记。此时，在实验标记组编辑区中也显示"新实验标记组"，使用者可以在编辑区中改变实验组的名称，然后按修改按钮生效。

2. 修改　使使用者修改后的特殊实验标记组的组名修改生效。

3. 删除　删除使用者选择的整个特殊实验标记组，包括它内部的所有特殊实验标记，一般不轻易使用该命令。

（二）特殊实验标记组组内标记的编辑

特殊实验标记组组内标记的编辑将在"实验标记列表"框中全部完成，实验标记列表框是一个特殊的列表框，它不仅具有普通列表框的列举数据功能，同时还具有在列表框中加入新列表数据、修改和删除列表数据等功能，其功能非常强大。在该列表框第一个列举数据项的顶部，一共有 4 个功能按钮。它们依次是添加、删除、上移和下移功能按钮。下面对每一个功能进行详细描述。

添加按钮用于在数据列表框中添加一个列表数据项，它在这里的作用是添加一个组内特殊标记。当使用者选择添加按钮后，在实验标记列表框最后一行将出现一个空白的编辑框，并且其中有一个文本编辑光标在闪动，表示使用者现在可以编辑这个新添加的特殊实验标记。

删除按钮用于删除列表框中的一个列表数据项，使用者只需选择要删除的特殊标记，当前选择的特殊标记以蓝底白字形式显示，然后按下删除按钮即可删除该特殊标记。

上移按钮将当前选择的特殊标记上移一个位置。这个按钮和下面讲的下移按钮一起可以对实验标记组内的特殊标记列表顺序进行重新排列，使用者可以将这个实验组中常用的实验标记排列在列表的上面，不常用的实验标记则排列在列表的下面。

下移按钮将当前选择的特殊标记下移一个位置。

在实验标记编辑组合框中除了这些显式的命令按钮之外，还有一些隐式的功能。例如，使用者想要修改标记组内的某个特殊实验标记，只需在该实验标记上双击鼠标左键，该实验标记所在的列表项将变成一个文本编辑框，此时，使用者可以在这个文本编辑框中对该特殊实验标记进行修改，修改完成后，用鼠标左键在实验标记列表框中空白处单击鼠标左键，文本编辑框消失，本次修改生效。

当使用者修改完所有特殊实验标记之后，如果按"确定"按钮，那么使用者新做的修改将被保存到硬盘上的 label.txt 文件中，下次实验时，这些新做的修改都将生效；如果选择"取消"按钮，那么使用者所做的修改不会存储到硬盘上，这些修改将不生效。按"确定"按钮的另一项功能是将使用者选择的特殊实验标记组添加到特殊实验标记选择区中。

注意：

1. 前 8 个实验标记组是系统自定义的，使用者不能对其进行修改或删除。
2. 添加实验标记组后，实验标记组的总数不得超过 50 组。
3. 实验标记组的组名称不能超过 30 个汉字。
4. 一个实验标记组内的实验标记总数不能超过 50 个。
5. 实验标记名称不能超过 30 个汉字。
6. 在一次实验中，使用者最多可以添加 200 个特殊实验标记。

（三）实验标记的标记方式

添加特殊实验标记的方法很简单，先在实验标记编辑组合框中选择一个特殊实验标记，或者直接输入一个新的实验标记并按下"Enter"键；然后在需要添加特殊实验标记的波形位置单击鼠标左键，实验标记就添加完成了。

注意：使用这种方式添加特殊实验标记只能在实时实验过程中使用，并且添加一个标记后，如果要添加同样标记还需要再选择一次。以后，使用者可以通过显示窗口快捷菜单上的命令修改或删除已添加的特殊实验标记。

实验标记在标记处除了有文字说明之外，还有一个标记位置指示，使用者可以选择以虚线或箭头方式进行标记，参见图附 1-15。

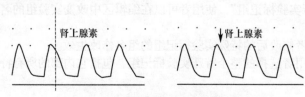

图附 1-15　特殊实验标记的标记方式

附　怎样开始一个实验，如何暂停或结束实验

当使用者安装好 BL-420 生物机能实验系统的软、硬件之后，只要知道怎样开始和结束实验，已经可以使用该系统来完成自己的生物机能实验了。

首先使用者需要进入到 BL-NewCentury 软件系统中，在 BL-NewCentury 生物信号显示与处理软件中有 4 种方法可以启动 BL-420 系统进行生物信号采样与显示。

第一种方法是从 BL-NewCentury 软件的"输入信号"菜单中为需要采样与显示的通道设定相应的信号种类，然后从工具条中选择"启动波形显示"命令按钮。

第二种方法是从"实验项目"菜单中选择自己需要的实验项目。

第三种方法是选择工具条上的"打开上一次实验设置"按钮。

第四种方法是通过 BL-NewCentury 软件"文件"菜单中的"打开配置"命令启动波形采样。

无论使用者使用哪种方法启动 BL-420 生物机能实验系统工作，BL-NewCentury 生物信号显示与处理软件都将根据使用者选择的信号种类或实验项目为每个实验通道设置相应的初始参数，包括实验通道的采样率、增益、时间常数、滤波、扫描速度等。该初始参数的设置是在基本的生理理论基础及大量的生理实验基础上获得的，基本上能够满足使用者完成相应实验的要求，但实验生物机体本身存在个体差异，为了让使用者能够获得最佳的实验效果，在实验过程中其仍然可以调节各个实验通道的实验参数，至此，使用者已经开始了自己的生物机能实验。

如果使用者想暂停一下波形观察与记录，如在配制新药时，为了减少记录的无效数据占据磁盘空间，可以暂停实验，只需从工具条上选择"暂停"命令按钮即可。

当使用者完成本次实验之后，可以选择工具条上的"停止"命令按钮，此时，BL-NewCentury 软件将提示使用者为本次实验得到的记录数据文件取一个名字以便于保存和以后查找，然后结束本次实验。

结束本次实验后，使用者又可以选择开始其他实验或者退出 BL-NewCentury 软件。退出 BL-NewCentury 软件的方法很简单，从"文件"菜单中选择"退出"命令或者单击窗口左上角的"关闭"命令（为一小叉按钮）均可以退出软件。

以"传出神经系统药物对大鼠血压的影响"实验为例，BL-420 生物机能实验系统操作步骤如下所示。

1. 启动计算机，打开 BL-420 生物机能实验系统硬件电源，启动 BL-NewCentury 生物信号系统软件（双击图标）。

2. 点击"实验项目"，在下拉菜单中选择"药理实验模块"，在子菜单中选择"传出神经系统药物对大鼠血压的影响"(压力换能器通过插管接入颈总动脉)。血压波形曲线出现在"1"通道。为方便观察，选择扫描速度(右侧"▲"，推荐最低一挡)，其他参数不用改。

3. 点击菜单中的"设置"，对其中的"实验人员"和"实验相关数据"进行修改。在"通用实验标记"栏输入本实验中需用药物的名称及剂量，以作为实验标记。特殊实验标记点击一次只能在屏幕曲线上标记一次，如重复同一实验标记时，需再点击"特殊实验标记"中的相应内容。

4. 在整个实验项目完成后，点击"停止"，按钮("■")弹出存盘对话框，起一个特征明显的文件名，将实验结果存盘。注意实验项目没做完时不要点击"停止"按钮("■")，需先保存文件，否则一次实验课的实验波形曲线将不能在一个数据文件中，这对数据处理不利；如果选择取消，实验数据（曲线）将不能存盘(无实验数据)。打开所保存的实验结果文件，反演实验过程，根据需要选择不同时间段，不同药物作用的数据、图形进行观察分析，统计处理、波形压缩或扩展等操作。

5. 打印实验结果：对编辑整理好的实验结果进行直接打印，也可以把实验结果中所需要的图形编辑整理拼接为一幅简洁完整的图形于记事本中再进行打印，或将编辑整理好的实验结果复制到 Word 文档中再进行打印。

（沈　磊）

附录二　全自动生化分析仪系统的使用方法

　　全自动生化分析仪基本原理是利用自动化设备完成传统分光光度检测中，由实验人员手工操作完成的加样品、加试剂及测定等各环节的实验操作，进行样品检测，其本质还是分光光度检测法。由于传统手工操作完成的检测步骤由仪器自动完成，提高了分析检测的效率、减少了手工操作造成实验结果的偶然误差，具有灵敏、准确、高效及标准化的特点，非常适合实验室大样本量的生化检测及分析。

　　罗氏 Cobas c311 全自动生化分析仪是由瑞士罗氏（Roche）诊断产品集团生产的，共有 12 个检测波长：340nm、376nm、415nm、450nm、480nm、505nm、546nm、570nm、600nm、660nm、700nm、800nm。其特点为：一机多用，检测范围广，可检测 170 多个项目，覆盖生化、特定蛋白质、药物浓度及电解质检测；检测速度快，光学检测速度 300 检测/小时，离子选择性电极（ion selective electrode，ISE）450 检测/小时；采用非接触式超声波样品混匀技术，防止样品交叉污染，无须人工干预。

一、罗氏 Cobas c311 全自动生化分析仪组成

　　罗氏 Cobas c311 全自动生化分析仪主要由控制单元、检测单元，以及附属设备组成（图附 2-1）。

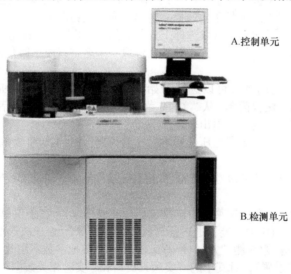

A.控制单元

B.检测单元

图附 2-1　罗氏 Cobas c311 全自动生化分析仪总览

（一）控制单元

　　控制单元是保证检测单元按实验设定自动完成相关操作进行检测分析的控制系统，如图附 2-1 中的 A 部分。控制单元主要由计算机及控制软件构成，其控制软件主界面如图附 2-2 所示，是利用生化分析系统完成相关检测分析的核心系统。我们利用全自动生化分析仪进行的生化检测分析工作大多都是利用控制单元的人-机交流界面来完成的。

（二）检测单元

　　检测单元是全自动生化分析仪构成的主体部分，图附 2-1 中的 B 部分，即全自动生化分析仪主机。为实现自动样品检测，检测单元包含多个子系统，主要由加样系统、反应与检测系统、试剂系统及相关清洗装置组成（图附 2-3）。

　　1. 加样系统　主要由样品盘和样品加样针组成，主要功能是按实验预设顺序将样品精确的加入样品反应池，配有真空取样装置及相应的清洗装置，保证加样的准确性及防止样品交叉污染。

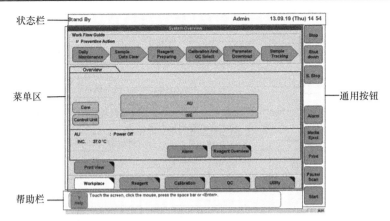

状态栏

菜单区

通用按钮

帮助栏

图附 2-2　罗氏 Cobas c311 生化分析仪控制软件主界面

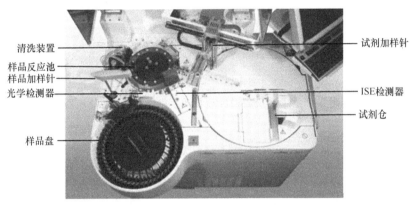

清洗装置

试剂加样针

样品反应池
样品加样针
光学检测器

ISE检测器

试剂仓

样品盘

图附 2-3　检测单元主要组成装置

2. 反应与检测系统　主要由样品比色皿、光学检测器的 ISE 检测器及相关的清洗装置、样品超声波混匀装置组成，比色皿位于样品反应池的 37℃水浴中，生化反应就在其中进行。检测装置包含光学检测（即比色）器及 ISE 检测器两套装置。

3. 试剂系统　由试剂仓和试剂加样针组成。试剂仓是日常存放检测试剂盒的装置，其 4℃保存条件可以较长时间安全保存试剂盒，无须移入冰箱保存。试剂加样针可以按实验需要自动将所需的反应试剂精确加入反应器，与样品加样针一样配有真空取样装置。

（三）附属设备

为保证生化分析仪系统正常工作时对电源、实验用水、数据分析处理等工作环境的要求，必须有相应的设备来满足其正常工作的环境要求。

1. 纯净水系统　生化分析仪对用水要求比较高，必须配置纯净水系统进行供水，要求供水量 40L/h 以上，电阻率 12MΩ·cm 以上。

2. UPS 电源　为生化分析系统提供不间断供电的装置，要求功率 3kW，断电后供电大于 30min，使能在断电后正常关闭系统，保障系统安全。

3. LIS 系统　即实验信息系统（laboratory information system，LIS），可完成对实验数据的分析、存储及检测报告的生成等工作。

二、检 测 步 骤

使用罗氏 Cobas c311 全自动生化分析仪进行样品检测主要有样品准备、设备准备、检测项目注册、试剂准备、检测定标、质控检测、样品检测、数据输出、设备维护保养等步骤。总工作流程如图附 2-4 所示：

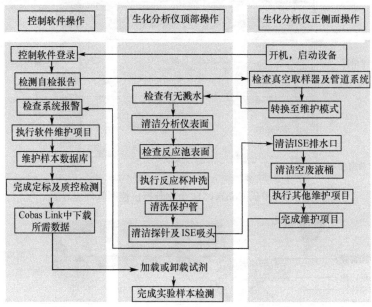

图附 2-4　罗氏 Cobas c311 全自动生化分析仪总工作流程

（一）样品准备

罗氏 Cobas c311 全自动生化分析仪可以检测的样品类型包括血清、血浆、尿液、脑积液及组织提取液，所有样品要求没有固体颗粒物，否则会造成加样针阻塞，使加样量减少或不能加样，影响检测结果。因此，要求各类型样品都需 1000r/min 离心 10min 以上（具体离心参数可根据具体实验要求确定），除去固体颗粒物。

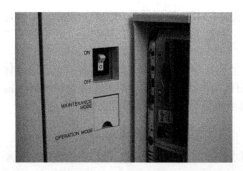

图附 2-5　罗氏 Cobas c311 全自动生化分析仪电源开关

（二）设备准备

1. 设备开关机及唤醒　正确的设备开关机是保证设备安全的重要手段，罗氏 Cobas c311 全自动生化分析仪开机前必须先检查 UPS 供电是否正常，UPS 不能有报警信息。打开纯水仪，确定纯水供水正常，纯水电阻率在 12MΩ·cm 以上水质满足要求。先打开设备主机右侧的电源开关（如图附 2-5 所示），再打开控制单元计算机的开关。设备启动并开始自检测，需要 6min 左右，设备启动完成，主控软件界面"状态栏"显示"Stand by"，完成孵育水更换及其他日常维护项目，设备准备完成。

2. 设备关机　当完成了所有的检测工作，在较长时间内没有检测任务，设备需要关机时按以下程序进行关机。软件主界面通用按钮处点击"关机"（Shut Down），在弹出的对话框中再次点击"关机"，分析仪的控制电脑完成关机；在分析主机上关闭主机开关，整个系统完成关机；关闭纯水系统、打印机等附属设备电源。注意：UPS 不能关闭！

（三）检测项目注册

罗氏 Cobas c311 全自动生化分析仪所有的检测项目必须先注册才能使用。

1. 确认"E-Library"已经打开并与生化分析仪控制电脑正确连接。

2. 在软件主界面中点击"Utility"→"Application"→"Download"，选择所需项目名称。

再点击"Search"→"Download"→"OK"就成功注册了新的检测项目。

3. 修改项目参数：对于罗氏原装试剂盒，所需改变参数主要是检测数据含量的单位，其他参数不必修改，修改方法为："Utility"→"Application"，选择相应的检测项目点击"Range"修改相应参数即可；使用非罗氏原装开放检测试剂盒，需按要求填写所有必需参数。修改方法：① "Utility"→"Application"→"Range"，可修改项目名称、单位及自动重测参数；② "Utility"→"Application"→"Analyze"可修改分析方法、反应时间、读光点、标本及试剂量等参数；③ "Utility"→"Application"→"Calib"可修改定标方法、定标点、跨度等定标参数。

4. 选择项目按键：点击"Utility"→"System"→"Page1/4"→"Key Setting"添加项目或组合，保存。

（四）试剂准备

先注册的检测项目或者原有检测项目的"试剂准备"（Reagent Preparing）按钮出现紫色、黄色或红色表示试剂处于短缺或缺失状态，必须加入新的试剂盒才能保证实验正常进行。加入试剂前，除去检测试剂盒的包装，注意不要使试剂盒上的条码破损，按下列程序装载检测试剂。

1. 主界面上点击"试剂"（Reagent）按钮，进入试剂管理界面，此界面上除了可以加载或卸载试剂盒外，还可以查看所有检测试剂的余量（图附 2-6）。

Workplace	Reagent		Calibration		QC			Utility	
Setting	Status								
							Empty : 9 Positions		
Pos.	Test	Available Tests	Type	Remaining Tests	Reagent Code	Lot No.	Sequence No.	Expiration Date	
16	SAMY2	260	ASSAY	260	0766097	00686175	012767	08.03	
10	SCRE2	479	ASSAY	479	0769282	00699499	008455	09.03	
1	SI2	2250	ASSAY	2250	0768707	00677227	003181	07.10	
26	SLAC2	5	ASSAY	5	0766062	00687162	004151	08.04	
21	TRIGL	162	ASSAY	162	0767107	00686760	015153	08.03	
30	UA2	80	ASSAY	80	0766151	00678619	008896	07.06	
15	A1CD2	31	(10) mL DIL	31 mL	0768731	00677012	001220	07.03	
35	NACL	3	(10) mL DIL	3 mL	0768693	00677234	002563	07.10	
23	NAOHD	30	(10) mL D1	0 mL	0768715	00677230	000835	07.04	
6	NAOHD	30	(10) mL D1	30 mL	0768715	00689008	005048	08.06	
24	SMS	40 mL	D2	40 mL	0768723	00679485	000590	08.06	
2	Hiter	35 mL	BathDet	35 mL	0769460	00690083	000440	08.11	
	ISE	178 mL	DIL						
	ISE	59	(20) mL IS						
	ISE	279 mL	REF						
* Development Channel					Reserved Development Channel:				
Loading					Reagent Prime	Unloading		Development Channel	

图附 2-6　罗氏 Cobas c311 全自动生化分析仪试剂管理界面

2. 点击"加载"（Loading）按钮，在弹出的对话框上再点击"执行"（Execute）按钮，进行加载试剂盒界面，同时生化分析仪开始工作，进行试剂加载程序，等待设备运行，大约 1min，听到"哒"一声响，试剂仓门解锁，打开试剂仓门。

3. 如图附 2-7 所示，将试剂盒条码置于条码阅读器前方导轨上，使试剂盒有条码一面朝向条码阅读器。将试剂盒沿导轨推向远方直到终点。仪器会自动扫描试剂盒信息，核对信息无误后，不要改变试剂盒方向，将试剂放入正对仓口的试剂位上，关上仓门。

切记：放入试剂盒时不能改变试剂盒方向，否则错误的试剂盒放入方向会导致检测错误或设备损坏。

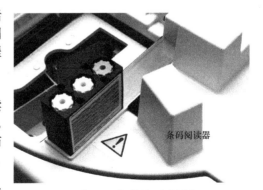

条码阅读器

图附 2-7　加装检测试剂盒

4. 如果有多个试剂盒需要加入，待仓门打开后重复第 3 步。

5. 所有试剂盒装载完成，点"结束"（End）按钮。设备接受试剂盒并进行试剂盒试剂量的检查，并在试剂列表中显示试剂余量。

因生化分析仪的试剂仓存放位置限制，当试剂用完或者因其他项目需要存放大量试剂盒时，必须将试剂盒卸载出试剂仓，试剂盒卸载按以下方法进行。

（1）在"试剂"管理界面上，按下键盘上的"Ctrl"键并用鼠标在试剂列表上选择需要卸载的试剂，选中的试剂以蓝底高亮度显示（图附 2-6）。

（2）点击"卸载"（Unloading），在弹出的对话框中点击"执行"按钮，等待设备运行，直到听到"哒"一声响，试剂仓门解锁，打开试剂仓门，取出正对仓门的试剂盒，关闭仓门。

（3）重复（2）步，直到所有试剂盒均取出。

（4）点击"结束"按钮，完成试剂卸载。

如果取出的试剂盒还剩余试剂，需要 4℃冷藏保存，空试剂盒按医疗垃圾处理。

（五）定标

罗氏 Cobas c311 全自动生化分析仪提供了四种定标方法：空白法、两点法、全点法和量程定标法，它们之间的区别在于标准曲线的形式（直线或曲线）和使用标准品的数量。对于原产的封闭试剂盒，分析仪会自动确定推荐定标方法；但对于开放试剂盒则需要手动选择定标方法。

新注册检测项目必须先定标后才能进行检测实验，原有检测项目当更换不同批号的试剂盒、质控偏离及定标时间过长等，此时在软件主界面上"定标与质控选择"（Calibration And QC select）显示为黄色，也需要重新定标后才能进行检测实验。点击主界面上的"定标与质控选择"按钮进入定标界面（图附 2-8），进行定标。

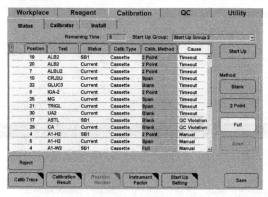

图附 2-8　罗氏 Cobas c311 全自动生化分析仪定标控制界面

（1）确定在定标控制界面上以绿色纹底标记需要定标的项目，准备相应的标准品。注意检查标准品是否在有效期内，过期的标准品会导致检测结果偏离。

（2）将标准品，放入样品盘的指定位置（图附 2-9），可以点击"位置分配按钮"（Position Assignment）重新分配标准品对应的试剂盘位置。

图附 2-9　标准品及对应的试剂盘位置

（3）点击"开始"（Start）按钮，启动检测，进行定标。

（4）等待定标结束，查看定标结果，注意"原因"（Cause）栏内，如果显示为空白，则表示定标成功，否则定标失败，应根据相应的原因，调整实验后重新定标。

（六）质控检测

质控检测的目的是监测生化仪的性能是否能满足检测分析的准确性要求。因此，每天进行样品检测前及实验结束时、加载新试剂盒及故障处理后都需要进行质控检测。

（1）在主界面上点击"定标与质控选择"按钮，进入如图附 2-10 的定标界面后点击菜单栏"质控"（QC）按钮进入质控界面。

（2）选择"原因"（Cause）一栏内不为空的（即需要质控检测，如图附 2-10 所示）的项目进行质控检测，也可以手动添加新的质控检测项目。确认检测项目后点击"保存"（Save）按钮，激活质控检测。

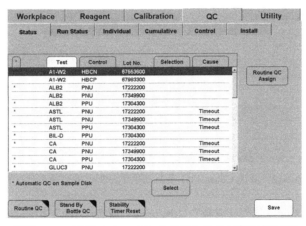

图附 2-10　罗氏 Cobas c311 全自动生化分析仪质控界面

（3）按所需质控检测项目准备相应的质控品，确认所有质控品均在有效期，超过有效期的质控品会导致质控检测失败。

（4）点击"开始"按钮，启动质控检测。

（5）点击子菜单栏上的"运行状态"（Run Status）按钮可以查看质控检测运行情况，如图附 2-11 所示。

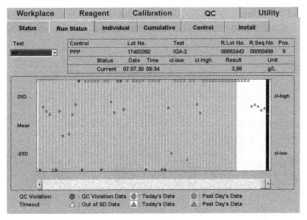

图附 2-11　质控检测状态

（6）质控检测结束后，如"原因"一栏为空，表示质控检测成功，项目检测质量"在控"，可以进行相应项目的样品检测，否则为质控检测失败，项目检测质量"失控"，必须根据原因提示，调整质控品或重新定标后再进行质控检测，直到质控检测成功。

（七）样品检测

样品检测是生化分析仪应用的核心任务，罗氏 Cobas c311 全自动生化分析仪可接受的样品类型包括血清、血浆、尿液、脑积液、全血及经适当处理的组织提取液。样品检测按以下步骤进行。

（1）样品编号：样品在上机检测前必须完成编号。为了提高检测效率，最好采用数字连续编号。

（2）预订检测项目：在控制软件主界面在点击"工作区"（Workplace）进入样品检测预订操作界面，如图附 2-12 所示。

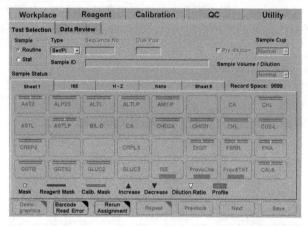

图附 2-12　罗氏 Cobas c311 全自动生化分析仪检测项目预订界面

（3）在"Test Selection"选择"常规"（Routine）或者"Stat"检测选项，不同的是"常规"是按样品在样品盘的顺序进行检测的，而"Stat"则需插入检测，类似于临床上的急诊样品检测。使用"Stat"会临时中断常规样品检测优先检测插入样品，样品序列切换需要较长时间，影响检测效率，教学及科研中的样品应事先安排好检测顺序，尽量不使用"Stat"检测。

（4）在预订检测项目界面上分别填写样品信息，其中顺序号（sequence No.）系统会默认给出当样品数据库内最后一个编号，可以不用更改，但如果浏览过样品数据库，则此编号为当前浏览样品的顺序号，预订新样品检测时必须手动添加比样品数据库内样品数大 1 的顺序号。样品盘位置（Disk Pos）填写与顺序号对应的样品在样品盘的位置号，如图附 2-13 所示。样品号（Sample ID）填写对应样品的编号。

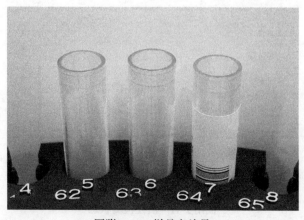

图附 2-13　样品盘编号

（5）为第一个样品选择需要的检测项目，选中后该指标将以高亮方式显示，所有指标选择完成后，点击"保存"（Save）。

（6）点击"下一个"（Next）按钮，录入另一个样品的信息。如此重复，直到所有样品检测项目预订完成。

（7）为提高检测效率，减少人工录入的工作量，对于检测项目完全相同的系统样品，推荐使用数字连续样品编号，并在样品盘上按连续编号放置样品，确定起始顺序号和样品盘位置号后，预订全部检测项目后，点击"重复"（Repeat）按钮，输入样品数，可以完成系统样品的检测项目预订。

（8）点击"数据浏览"（Data Review）定位到相应顺序号的样品上，确认检测指标是否正确，如图附 2-14 所示。

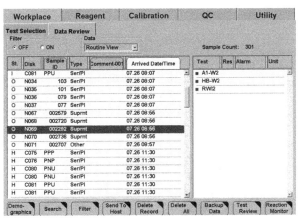

图附 2-14　样品数据浏览

（9）确认所有样品均已正确预订检测项目并与样品盘位置一致，点击"开始"（Start）进入启动检测界面，如图附 2-15 所示。

（10）在"自动重测"（Automatic Rerun）选项，当样品检测失败后是否需要重测，可根据需要进行选择，一般科研中的动物样品相应项目的检测值与人的正常指标差距较大，经常被误判检测失败，故不推荐重测，否则会消耗大量的检测试剂。

（11）其他项目一般不用更改，默认即可，点击"Start"按钮开始样品检测，等待全自动生化分析仪自动完成所有样品全部指标的检测。

（12）在检测过程中可以按键盘上的"F11"功能键，调出"样品跟踪"（Sample Tracking）界面，查看样品检测状况，如图附 2-16 所示。

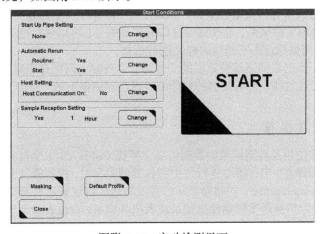

图附 2-15　启动检测界面

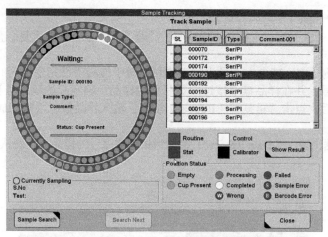

图附 2-16　样品跟踪界面

（13）当检测完成，所有的检测数据可在数据浏览区选择样品编号进行查看。

（14）检测完成后，样品盘指示灯绿灯亮起（图附 2-17），将所有样品从样品盘上卸下，并按医疗垃圾进行处理。

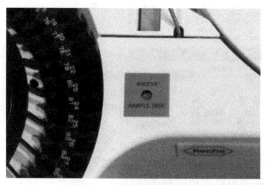

图附 2-17　样品盘指示灯

（八）检测数据输出

如果配备了 LIS 系统，罗氏 Cobas c311 全自动生化分析仪可以自动通过 R232 接口将检测数据传送到 LIS 系统中进行数据分析及报告生成，如果没有 LIS 系统，则通过打印机输入检测结果。

（1）使用打印机输出实验结果，选择需要打印的样品编号，可用鼠标拖动选择连续样品或按下键盘上的"Ctrl"键，用鼠标点击不连续的样品进行选择。

（2）选定样品后，点击右侧通过按钮栏的"打印"（Print）调出打印对话框。

（3）确认打印机已经打印，并有足够的打印纸，点击对话框上的"打印"（Print）就可以完成检测结果的打印输出。

（九）设备的维护及保养

为保障设备的正常使用及检测结果的准确可靠，罗氏 Cobas c311 全自动生化分析仪要求按照规程进行相应的维护和保养。当有需要进行维护和保养的项目时，控制软件的主界面上状态栏上的"日常维护"（Daily Maintenance）按钮会显示红色或黄色。红色表示有至少一项维护项目超过维护级别，如不进行相应维护会严重影响检测结果或者损坏设备；黄色表示至少有一项维护项目超过警告级别，建议尽快完成维护保养。

点击主界面上的"日常维护"就可以进入维护界面（图附 2-18）。选择所需的保养维护项目，点击"选择"（Select）按钮，在弹出的对话框上点击"执行"（Execute）就可进行相关的维护操作。

　　进行保养维护时要保证维护项目所需的试剂、清洗液等耗材充足，样品维护项目需要手工使用75%的乙醇溶液探试样品针。手工维护过程中，维护人员戴口罩、手套等防护用具，保证安全。

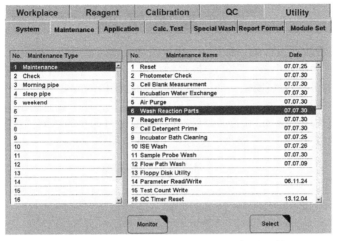

图附 2-18　罗氏 Cobas c311 全自动生化分析仪维护管理界面

三、报警信息的处理

　　罗氏 Cobas c311 全自动生化分析仪检测试剂不足，样品异常及设备异常或故障，均会显示报警信息，同时通过蜂鸣器发出报警声。

　　生化分析仪报警的两个级别，黄色级别为警示级别，设备尚可进行操作；红色为停止级别，设备无法继续操作。为保证设备安全运行及实验结果的准确可靠，所有的报警都必须及时处理。

　　有报警信息时，控制软件界面右侧的"报警"（Alarm）按钮依据报警级别出现红色或黄色闪烁，点击即可进入报警界面（图附 2-19）查看报警信息了。

　　在报警界面上，可以看到报警代码（Code）、报警级别（Level）、报警描述及处理提示（Description And Remedy）等信息。应根据推荐的处理措施，排除报警原因。如果无法排除警报，则必须联系厂家工程师进行检修，保障设备安全运行。

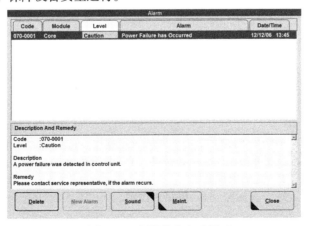

图附 2-19　报警信息查看界面

（杨仁华）

附录三 热板仪的使用方法

一、基 本 原 理

热板仪是根据热板法而设计的一种仪器。热板法是镇痛药物筛选、检测中常用的一种方法。具体方法是将实验动物(大鼠、小鼠、豚鼠)足底接触热板，动物受热刺激后产生疼痛反应，以产生疼痛反应所需的时间(潜伏期)为痛阈值，通过测量给药动物阈值的改变(潜伏期的长短)而反映药物的镇痛作用。热板仪使用简便，指标明确，痛反应潜伏期较长，便于观察测出药物之间的较小差异，有利于比较药物镇痛作用的强弱、快慢及持续时间，同时可打印出原始测试数据。热板仪型号较多，但操作基本相似，现以 YLS-6A 智能热板仪为例，就其应用作一介绍。

二、操 作 步 骤

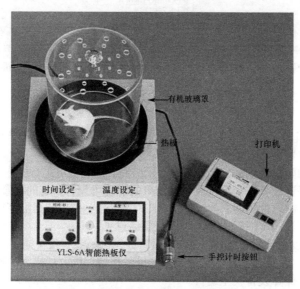

图附 3-1　热板仪示意图

（一）开机

打开后面板上的电源开关，时间显示屏显示"0.00"，温度显示屏显示当前环境温度并开始设定温度升温，仪器进入工作准备状态（参看图附 3-1 热板仪示意图）。

（二）时钟设定

按住"计时"键"T"不松手 5s 之后，进入时间设定程序，时间显示屏显示年(闪动)，再按"T"键，时间屏显示月、日，温度屏显示时、分，按动"T"键切换位置，闪动项可用"升温""降温"键调整。设定完成后按"T"键结束设定。

如果时钟先前已设定好，直接按"T"键结束设定。

（三）温度设定

按动"升温"或"降温"键，温度显示屏内的数字闪动，再按"升温"或"降温"键调整至实验要求温度。每按动一下，调整 0.1℃，若按住"升温"或"降温"键超过 2s，温度快速调整，松开后自动停止。设定完成后显示窗内数字闪动 5s 后自动转换成显示当前温度。

如果温度不需调整，直接进入下一步。

（四）升温

温度设定好后自动升温，达到设定值时，即可进行实验。

（五）测试

（1）按一下"分组"键"G"之后，拿掉热板仪上的有机玻璃罩，一手捉拿动物，一手将其后足贴于热板，同时按动计时按钮，当看到动物舔后足时，再按动一次计时按钮，时间记录停止，时间显示屏显示所用时间。人工记录或用打印机打印所用时间，取两次所用时间平均值即为给药前的痛阈值(两次测试间隔应大于 15min)。

（2）同样方法测定给药后的痛阈值。

三、注意事项

1. 清洗鼠粪尿时不要用水冲洗避免渗漏到仪器内部造成损坏。
2. 仪器温度较高时，避免烫伤。避免动物长时间置于温度高的热板上。
3. 若无打印机，也可人工记录时间（痛阈值）。

（纳　鑫）

附录四　常规生理缓冲溶液的成分和配制（每 1000ml 所需量）

成分	生理盐水（normal saline）	林格液（Ringer's solution）	磷酸盐缓冲液（PBS）	林格-罗克液（Ringer-Locke's solution）	台氏液（Tyrode's solution）	克氏液（Krebs' solution）	戴雅降液（De Jalon's solution）
NaCl	9g	6.50g	8.00g	9.00g	8.00g	6.90g	9.00g
KCl		0.14g	0.20g	0.42g	0.20g	0.35g	0.42g
$MgSO_4 \cdot 7H_2O$					0.26g	0.29g	
NaH_2PO_4		0.0065g			0.065g		
Na_2HPO_4			1.44g				
KH_2PO_4			0.24g			0.16g	
$NaHCO_3$		0.20g		0.50g	1.00g	2.10g	0.50g
$CaCl_2$		0.12g		0.24g	0.20g	0.28g	0.06g
葡萄糖		2.00g		1.00g	1.00g	2.00g	0.50g

（陶　剑）

附录五　常用实验动物的主要生理常数

	小鼠	大鼠	豚鼠	家兔	猫	狗
适用体重（kg）	0.018～0.025	0.1～0.2	0.2～0.5	1.5～2.5	2～3	5～15
寿命（年）	1.5～2.0	2～3	6～8	4～9	7～10	10～15
平均体温（℃）	37.4	38.0	39.5	39.0	38.5	38.5
呼吸（次/分）	136～216	100～150	100～150	55～90	25～50	20～30
心率（次/分）	400～600	250～400	180～250	150～220	120～180	100～180
血压（mmHg）	110/80	130/90	100/75	110/70	120/90	120/80
血量（ml/100g 体重）	7.8	6.0	5.8	7.2	7.2	7.8

附录六　常用动物与人体表面积比值表

	20g 小鼠	200g 大鼠	400g 豚鼠	1.5kg 家兔	2.0kg 猫	12.0kg 犬	70.0kg 人
20g 小鼠	1.0	7.0	12.25	27.8	29.7	124.2	387.9
200g 大鼠	0.14	1.0	1.74	3.9	4.2	17.8	56.0
400g 豚鼠	0.08	0.57	1.0	2.25	2.4	4.2	31.5
1.5kg 家兔	0.04	0.25	0.44	1.0	1.08	4.5	14.2
2.0kg 猫	0.03	0.23	0.41	0.92	1.0	4.1	13.0
12.0kg 犬	0.008	0.06	0.10	0.22	0.23	1.0	3.1
70.0kg 人	0.0026	0.018	0.031	0.07	0.078	0.32	1.0

注：若已知某药大鼠灌胃给药剂量 250mg/kg，可粗略估计犬灌胃给药时可以试用的剂量：200g 大鼠实际给药量为 250×0.2=50 (mg)；查表得知，12kg 犬的体表面积为 200g 大鼠的 17.8 倍，故犬的试用剂量为 50× 17.8÷12 =74.2mg/kg。

附录七　种属间等效剂量的折算表

	20g 小鼠	200g 大鼠	400g 豚鼠	1.5kg 家兔	12kg 犬	70kg 人
小鼠	1.0	7.0	12.25	27.8	124.2	387.9
大鼠	0.14	1.0	1.74	3.9	17.8	56.0
豚鼠	0.08	0.57	1.0	2.25	10.2	31.5
家兔	0.04	0.25	0.44	1.0	4.5	14.2
犬	0.008	0.06	0.10	0.22	1.0	3.1
人	0.0026	0.018	0.031	0.07	0.32	1.0

（周轶平）